Mosaik
bei GOLDMANN

Buch

Millionen Leser auf der ganzen Welt haben inzwischen das Ernährungskonzept »Fit fürs Leben« für sich entdeckt. Sie erfahren dadurch, wie Sie durch das Befolgen dreier wichtiger Regeln eine robuste Vitalität und eine Steigerung Ihres Leistungsvermögens erreichen und auf schonende, harmonische Weise zu einer schlankeren Linie finden können. Die hier vorgestellte Diät räumt auf mit Kalorienzählen und kulinarischer Enthaltsamkeit; an deren Stelle tritt eine Ernährung, welche die natürlichen Verdauungszyklen unterstützt und den Körper damit gesund erhält.
»Fit fürs Leben« widerspricht den medizinischen Dogmen über die grundlegenden vier Nahrungsgruppen und dem Glauben an die Bedeutung von Milch und Eiweiß in unserer Ernährung; statt dessen wird erklärt, welche Lebensmittel am besten miteinander harmonieren.

Autoren

Harvey Diamond ist Direktor der Abteilung für Ernährung des Internationalen Gesundheitssystems in Santa Monica, Kalifornien. Neben seiner Praxis, seinen Vorträgen und Kursen sowie seiner schriftstellerischen Arbeit unterrichtet er Ernährungslehre am »Institut für ganzheitliche Studien«, ebenfalls in Santa Monica.
Marilyn Diamond ist eine international bekannte Ernährungswissenschaftlerin, die über dreißig Jahre lang die Zusammenhänge von Ernährung und Gesundheit erforscht hat.

Bei Mosaik bei Goldmann außerdem erschienen:

Fit fürs Leben. Fit for Life 2 (13621)
Fit fürs Leben – Das Fit-for-Life-Kochbuch (13735)
Fitonics fürs Leben (16112)
Fit for Life – Köstliche Rezepte (16269)

Harvey und Marilyn Diamond
Fit fürs Leben
Fit for life

Aus dem Amerikanischen
von Irmingard Hagen

bei GOLDMANN

Dieser Titel ist bereits als Goldmann Taschenbuch Nr. 13533 erschienen.

Die Verfasser geben weder direkt noch indirekt medizinische Ratschläge noch verordnen sie die Anwendung einer Diät als Behandlungsform für Krankheiten ohne medizinische Beratung. Ernährungsfachleute und andere Experten auf dem Gebiet der Gesundheit und Ernährung vertreten unterschiedliche Meinungen. Es liegt nicht in der Absicht der Verfasser, Diagnosen zu stellen oder Verordnungen zu erteilen. Ihre Zielsetzung besteht lediglich darin, Informationen auf dem gesundheitlichen Sektor anzubieten und die Zusammenarbeit mit Ihrem Arzt im gegenseitigen Suchen nach Gesundheit zu unterstützen. Wenn Sie die vorliegenden Informationen ohne Einschaltung eines Arztes anwenden, so verordnen Sie sich eine Selbstbehandlung – ein Recht, das Ihnen zusteht. Herausgeber und Verfasser übernehmen jedoch keine Verantwortung.

Umwelthinweis:
Alle bedruckten Materialien dieses Taschenbuches
sind chlorfrei und umweltschonend.

Einmalige Sonderausgabe zum Welttag des Buches
Wilhelm Goldmann Verlag, München,
in der Verlagsgruppe Bertelsmann GmbH
© 1986 der deutschsprachigen Ausgabe
Waldthausen Verlag, in der Natura Viva Verlags GmbH,
71263 Weil der Stadt bei Stuttgart
© 1985 der Originalausgabe Harvey und Marilyn Diamond
Originalverlag: Warner Books, New York
Originaltitel: Fit for Life
Umschlaggestaltung: Design Team München
unter Verwendung folgender Fotos:
Umschlag: Ulla Mayer-Raichle, Kempten
Umschlaginnenseiten: Guido Pretzl
Buchgestaltung: Hanns-Christoph Adams
Druck: Elsnerdruck, Berlin
Verlagsnummer: 16363
Kö · Herstellung: Sebastian Strohmaier
Made in Germany
ISBN 3-442-16363-3
www.goldmann-verlag.de

Widmung

Wir widmen dieses Buch in liebevoller Zuneigung unseren drei bezaubernden Kindern Greg, Lisa und Beau sowie allen Kindern dieser Welt, deren Gesundheit uns am Herzen liegt.

**Im „Fit für's Leben"-Ernährungsprogramm
finden Sie viele Früchte und Gemüsesorten.
Einige davon sind Ihnen möglicherweise
unbekannt oder in Ihrer Gegend nicht
erhältlich. Denken Sie immer daran,
daß es die Einhaltung der grundlegenden
Prinzipien des „Fit für's Leben"-Programms
ist, die den Erfolg garantiert.
Sie können die gleichen Ergebnisse
erzielen, wenn Sie einheimische
Früchte und Gemüse verwenden.**

**Auf den Seiten 184–198 finden Sie
eine reichhaltige Auswahl
von Früchten und Gemüsen und anderen
wichtigen Grundnahrungsmitteln.
Es handelt sich hierbei sozusagen
um das vitale Rohmaterial des
„Fit für's Leben"-Programms.
Co-Autorin Marilyn Diamond stellt Ihnen
anheim, daraus Ihre eigene Auswahl
zu treffen. Bedenken Sie, daß Obst- und
Gemüsegeschäfte, Naturkostläden,
Reformhäuser, inzwischen auch viele
Supermärkte ihre Auswahl an Früchten,
Gemüsen und anderen Naturprodukten
erweitern, um das Angebot der Nachfrage
nach gesunder Ernährung anzupassen.**

Inhaltsverzeichnis

Vorwort von Dr. Edward Taub 11

Teil I – Die Grundsätze **17**

Einleitung........................... 19

Kapitel
1 Abmagerungskuren nützen nichts 27
2 Natürliche Gesundheit 32
3 Die natürlichen Körperzyklen................ 44
4 Die Theorie des gestörten Stoffwechsels 47
5 Grundsatz I – Nahrung mit hohem Wassergehalt.... 52
6 Grundsatz II – Richtige Lebensmittelkombination ... 65
7 Grundsatz III – Richtiger Obstverzehr 81
8 Die Entgiftungstheorie 100
9 Eiweiß (Protein) 108
10 Milch und Milchprodukte.................. 128
11 Bewegung......................... 140
12 Sie sind, was Sie denken, was Sie sind 145
13 Die am häufigsten gestellten Fragen 148

Teil II – Das „Fit für's Leben"-Programm **167**

Einführung 168

Kapitel
1 Frühstück......................... 175
2 Frisches Obst und frisch gepreßte Säfte 180
3 Energieleiter........................ 182
4 Einkaufsliste........................ 184
5 Salat als Hauptgericht 199
6 Grundsätzliche Verhaltensregeln 204

Ein Vierwochenplan für das „Fit für's Leben"-Programm . 209

Schlußwort 317

Bibliographie......................... 320

Stichwortverzeichnis 333

Vorwort

„Fit für's Leben" ist wie eine Offenbarung. Es gibt keine Schuldgefühle, keine Gebote, keine Verbote. Sie werden rasch gesund, schlank und voller Energie. Den Rhythmus bestimmen Sie selbst. Sie können den Weg, der zur Gesundheit führt, schnell oder langsam gehen, ganz wie Sie wollen. Sie brauchen Ihre bisherigen Lieblingsspeisen und -getränke wie Schokolade, Steaks, Kekse und Bier nicht zu verschmähen. Das ist alles erlaubt, sagen Harvey und Marilyn Diamond. Aber schon kleine Veränderungen in Ihrer Lebensweise, kleine ständige Bemühungen werden mit einer besseren Gesundheit und einem besseren Wohlbefinden belohnt.

Meine eigene Erfahrung? Ich habe in zwei Monaten 18 Pfund abgenommen. Gelegentlich esse ich Fisch oder Geflügel, trinke auch mal ein Bier und esse Brezeln dazu. Endlich kann ich auch einen Fernsehfilm anschauen, ohne Schokolade, Kekse oder Chips in der Hand haben zu müssen.

„Fit für's Leben" ist ein wichtiges Buch. Ihm gebührt ein Platz im Bücherregal neben anderen Büchern der ganzheitlichen Medizin.

Ganzheitliche Medizin ist eine Wissenschaft, die auf der Förderung der Gesundheit und des Wohlbefindens basiert, die eine natürliche Behandlung des Patienten erlaubt, ihn nicht als Kranken oder Problemfall einstuft, sondern als einen Menschen, der beim Ausgleich seiner physischen, emotionalen, geistigen und seelischen Ordnung Hilfe braucht. Wenn diese Bereiche harmonisch aufeinander abgestimmt sind, fügen sie sich zu einer Einheit von Gesundheit, Fitneß und Wohlbefinden, zu einem Gefühl des Wohlseins. Bisher sah der Arzt seine höchste Berufung dann erfüllt, wenn er einen krankhaften Prozeß in seinem frühesten Stadium durch sein Geschick, seine Urteilsfähigkeit und seine Weisheit zu erkennen vermochte und dem Problem dann durch chirurgische und medizinische Maßnahmen oder Bestrahlung begegnen konnte. Der Arzt von heute benutzt seine Kenntnisse, Krankheiten gar nicht erst entstehen zu lassen, er arbeitet auf die Gesundheit hin orientiert. Er unterstützt Faktoren, die zur Homöostase, dem natürlichen, dynamischen Gleichgewicht des Körpers beitragen. Anstatt sich auf die medizinische Behandlung körperlicher Krankheitserscheinungen zu konzentrieren oder schlecht funktionierende Organe zu entfernen und es dabei zu belassen, sieht der Naturarzt seine Aufgabe darin, dem Patienten dabei zu helfen, seine Gemütsruhe, geistige Gelassenheit, sein körperliches Leistungsvermögen und seinen Seelenfrieden wiederzugewinnen.

Der menschliche Körper kann eine Lebensdauer von 140 Jahren erreichen, oder anders ausgedrückt, zweimal so lang wie unsere gegenwärtige Lebenszeit.

Trotz großer medizinischer Fortschritte haben wir dieses Ziel erst zur Hälfte erreicht. **„Fit für's Leben"** und die Diamonds haben uns auf diesem Weg ein großes Stück weitergebracht, sowohl bei der Verlängerung der Lebensdauer, als auch bei der Verbesserung der Lebensqualität – ein perfektes Beispiel ganzheitlich verstandener Medizin. **„Fit für's Leben"** sieht in der Aufnahme der Nährstoffe ein Mittel zum Energieausgleich. Eine wirkungsvolle Nahrungsaufnahme und ebenso wirkungsvolle Ausscheidung der Nahrungsreste schaffen für den Körper ein Gleichgewicht. Er wird dann weder zu dünn noch zu dick und erhält sich ein Höchstmaß an Kräften, das ihn in die Lage versetzt, die Gesundheit wiederzugewinnen oder Krankheiten abzuwehren.

„Fit für's Leben" entkräftet die orthodoxen medizinischen Dogmen über die vier Grundnahrungsgruppen sowie die Ansichten, Milch sei gesund, Eiweiß von großer Bedeutung und Kalorienzählen notwendig, um abzunehmen.

In unserem streßgeplagten Zeitalter ist das Wissen um richtige Ernährung von allergrößter Bedeutung. Nahrungsmittel werden durch chemische Zusätze, Konservierungsstoffe, künstliche Geschmackszutaten, durch Entwässerung, Konzentrieren, Tiefkühlen und durch die Behandlung mit Mikrowellen verändert. Auf dem Ernährungssektor ist eine Neuorientierung erforderlich, die nicht weniger bedeutsam ist als Ignaz Semmelweis' Forderung an die Ärzte, sich vor chirurgischen Eingriffen und bei der Geburtshilfe die Hände zu waschen.

Es ist erst hundert Jahre her, seit diese Erkenntnis der Wissenschaft zugänglich wurde. Nur hundert Jahre sind vergangen, seit die Wissenschaft den Aderlaß, das Abführen und die Blutegelbehandlung, die ein fester Bestandteil des Lebens unserer Großeltern waren, gestoppt hat. Unsere heutigen Versuche, Kalorien zu zählen und abzunehmen, werden vielleicht von unseren Enkelkindern als die Narretei unserer Generation angesehen.

„Fit für's Leben" ist das Beispiel für ganzheitliche Medizin als eine Wissenschaft, die der Energie grundlegende Bedeutung beimißt. Sowohl die ganzheitliche Medizin als auch dieses Buch sind verbraucherorientiert, beide bemühen sich, die Kluft zwischen früherem biologischem Verständnis und neuen psychologischen Erkenntnissen zu überbrücken. Diese Erkenntnisse haben ans Tageslicht gebracht, daß unser Körper heilende Substanzen selbst produziert. Endlich sind wir fähig zu begreifen, wie ungeheuer mächtig die Heilkräfte unseres Körpers sind, daß sie uns gesund machen und gesund erhalten können. Die ganzheitliche Medizin verschmilzt das Wissen jahrhundertealter vorbeugender medizinischer Konzepte aus hunderten verschiedener Kulturen mit dem modernen Bedürfnis, Streß zu reduzieren, Konflikte zu lösen, schädliche Lebensweisen zu vermeiden und Verhaltensmuster zu ändern, die zu Übergewicht und Fettsucht geführt haben und dadurch Erkrankungen der Herzkranzgefäße, hohen Blutdruck, Magengeschwüre, Rückenschmerzen, Migräne, Arthritis, Schlaganfälle und Krebs mitverursachen.

Die ganzheitliche Medizin setzt sich zum Ziel, Gemütsruhe und Seelenfrieden mit körperlichem Leistungsvermögen zu vereinen. Sie verbindet die holistischen (ganzheitlichen) Konzepte der Lebensart des „Lotuslandes" Kaliforniens mit den Konzepten der vorbeugenden Medizin, die im „Mekka" der Medizin in Boston entstanden sind.

Die Ärzte an der Ostküste der Vereinigten Staaten, von der Harvard-Universität geprägte Traditionalisten, weisen darauf hin, daß die Ärzte bei 80 % aller Krankheitsfälle nicht mehr helfen können, daß die Internisten und Chirurgen nur noch 10 % ihrer Patienten heilen können, die restlichen 10 % aller Erkrankungen Folgeerscheinungen chirurgischer Fehler darstellen oder als Folge der Nebenwirkung von Medikamenten auftreten. Sie erklären, daß der Gesundheitszustand der Menschen in den 80iger Jahren nicht davon abhängig sein wird, was andere für sie tun, sondern davon, was sie bereit sind, selbst für sich zu tun. Die Ärzte aus dem Westen der USA in Los Angeles, Stanford und Berkeley pflichten dem aus ganzem Herzen bei und weisen beständig auf Lachen, Hoffnung, Glaube und Liebe als die grundlegenden Voraussetzungen der Gesundheit hin. Durch die ganzheitliche Medizin werden beide Richtungen miteinander verbunden. Die ganzheitliche Medizin bietet den Patienten eine Kombination von traditioneller und holistischer Richtung: Diät, Bewegungstraining, Sonneneinwirkung, Ruhe, Massagen und Gebet stehen in enger Verbindung mit medikamentöser und chirurgischer Behandlung sowie dem Einsatz von technisch hochentwickelten medizinischen Apparaten.

Es wurde mir die Ehre zuteil, Wesen und Art ganzheitlicher Medizin der kalifornischen Ärztegesellschaft, der amerikanischen Akademie für Kinderheilkunde in Detroit und der nationalen Akademie der Wissenschaften in Washington D.C., vorzustellen. Die ganzheitliche Medizin ist ein Ansatz, Gesundheit biosozial und seelisch-geistig zu verstehen und mit Krankheit umzugehen. Persönliches Verantwortungsgefühl, Selbstwertgefühl sowie hohe Achtung vor dem Leben werden als primäre

(Fußnote: Kaliforniens beste Vertreter der ganzheitlich ausgerichteten Gesundheitsvorsorge sind u.a. Norman Cousins, George Leonard, David Harris, Dr. Charles Kleeman, Dr. Karl Pribram, Dr. Harold Bloomsfield, Dr. Paul Brenner, Dr. Brugh Joy und Dr. Ron Pion. Die Vertreter der Bostoner Richtung der vorbeugenden Medizin sind u.a. Dr. Julius Richmond, Dr. Franz Inglefinger, Dr. Rick Ingrasci und Dr. Herbert Benson.)

Voraussetzungen für Gesundheit angesehen. In der ganzheitlichen Medizin wird den wunderbaren Selbstheilkräften des Körpers die Fähigkeit zugesprochen, jede Art von Krankheit zurückbilden zu können. Sie versteht den Körper als ein Energiesystem und glaubt, daß Gesundheit zu wichtig ist, um sie einfach der Wissenschaft zu überlassen, aber auch zu wichtig, um unwissenschaftlich damit umzugehen.

Wissenschaft ist nur der Versuch des menschlichen Geistes, Naturgesetze zu erklären. „**Fit für's Leben**" erklärt Ernährung in naturgesetzlichen Begriffen und nicht in Vorstellungen, die sich der menschliche Geist bis jetzt davon gemacht hat. Als Harvey Diamond mich bat, das „**Fit für's Leben**"-Manuskript durchzulesen, sagte er mir, daß ich berechtigt sei, alles das zu ändern, was meine Mediziner-Kollegen in irgendeiner Weise vor den Kopf stoßen könnte. Seine Absicht sei nicht, Widerstand zu erzeugen, sondern Verständnis zu fördern. Nun gut, das Buch ist ein Rippenstoß gegen viele medizinische Theorien, aber keine Beleidigung. Es erklärt die Lehren der Schulmedizin über Ernährung für veraltet, ja sogar gefährlich und kennzeichnet die uns lange gelehrten Dogmen als reine, ungesunde Beeinflussung, die aus kommerziellen Gründen von der Milchwirtschaft, der Zucker- und Fleischindustrie und der Gastronomie verbreitet worden sind.

Meinen Kollegen kann ich nur sagen, daß sich unter dem Wust chemischer Gleichungen, die wir gelernt haben, Energie befand. Alles ist Energie. Der Körper ist ein Energiesystem. Unsere Organe sind Ansammlungen von Zellen mit gleichen Schwingungen. Die Zellen haben nicht nur histologische Ähnlichkeit, sie haben die gleiche energetische Frequenz. Homöostase hält sie zusammen. Wird die Zellenergie gestört, sprechen wir von Krankheit.

Auf Energie basierende Systeme funktionieren optimal, wenn sie den richtigen Brennstoff bekommen. Ein gesundes, dynamisches Zellgleichgewicht wird durch Energieaufnahme, die der Energieabgabe entspricht, aufrechterhalten. Der Brennstoff der Nahrungsmittel hat die größte Wirkung in seiner von der Natur gegebenen Form, denn auch unser Körper ist von der

Natur gegeben. Es gibt keine wogenden Weißbrotfelder. In Dosen konserviert, mit Mikrowellen behandelt und gekocht, ist Nahrung nicht mehr natürlich. In der Natur schwimmt Obst nicht in Zuckersirup, der mit Chemikalien und Konservierungsmitteln durchsetzt ist. In unseren Flüssen fließen keine „soft drinks" (Limonaden). So wie wir heute Nahrungszustände und „junk food" (Imbißnahrung) als selbstverständlich hinnehmen, haben wir auch das Rauchen jahrelang als selbstverständlich hingenommen und die Gefahr ignoriert. Energie, die uns durch natürlich vorkommende Nahrung in unverfälschtem Zustand zur Verfügung steht, ist die Energie, die von unserem Körper gebraucht wird. Ein neues Gesundheitsbewußtsein verbreitet sich im Land, getragen von Verbraucherbewußtsein, Bedürfnis nach körperlicher Bewegung, Streßreduzierung, einer Nichtraucherkampagne und der Erkenntnis, wie wichtig eine richtige Ernährung ist. **„Fit für's Leben"** kommt im richtigen Moment. Es stellt einen wichtigen Beitrag dar zu gesünderem Leben und für die Medizin der Zukunft – ein System, das die Gesundheit und nicht die Krankheit in den Mittelpunkt stellt.

Dr. Edward A. Taub
Präsident der Stiftung für Gesundheitsbewußtsein,
(Foundation for Health Awareness)
Assistent-Professor der Universität
von Kalifornien,
Irvine-Gründer,
Ganzheitsmedizin.

Teil I

„Fit für's Leben"
GRUNDSÄTZE

Harvey Diamond

Fit für's Leben

Einleitung

Gehören Sie zu jenen, die versuchen, abzunehmen, das Gewicht zu halten und trotzdem Freude am Essen behalten möchten? Wenn Ihre Antwort auf diese Frage „Ja" ist, dann können Sie sich jetzt freuen, denn dieses Buch wird Ihnen die Möglichkeit dazu geben.

Dieses Buch ist das Ergebnis einer über 15jährigen intensiven Forschung über die Zusammenhänge zwischen unserer Ernährung und unserer körperlichen Gestalt und Beschaffenheit. Wenn Sie vom Karussell der Diätkuren genug haben und nach einer praktischen und vernünftigen Lösung suchen, die Ihnen eine absolute Kontrolle über Ihr Gewicht gestattet, finden Sie hier aufregend Neues. Sie werden erfahren, wie man dauerhaft abnehmen und trotzdem essen kann. Ich weiß, daß einige von Ihnen jetzt denken werden, das ist zu schön, um wahr zu sein. Mir ging es ebenso, aber ich habe durch Erfahrung gelernt, daß man sich tatsächlich zu seinem Wunschgewicht hinessen kann – ohne vorherige Hungerkur!

Wäre es nicht herrlich, mit Genuß essen zu können, sich immer satt zu fühlen, sich auf eine Mahlzeit zu freuen und – als das Wichtigste – immer ein vernünftiges Gewicht zu haben? Genau darum geht es in „Fit für's Leben". Hier handelt es sich um *keine Diät*, sondern um eine Art zu essen, die als Lebensweise in Ihren Lebensstil eingebaut werden kann. Keine dogmatischen Verhaltensregeln, kein Kalorienzählen, keine Hungerkur, keine Mengenbeschränkung, keine Verhaltenstherapie, keine Pillen oder Pülverchen, keine nur zeitweilige Maßnahme. Es handelt sich um Ernährungsgrundsätze, die Sie nach Lust und Laune – wie Sie es wünschen – anwenden können. Es wird kein Druck ausgeübt. Sie werden sich wohl fühlen, und Sie werden Erfolg haben.

Durch „**Fit für's Leben**" erzielen Sie **dauerhafte Ergebnisse**. Wenn Sie diesen Richtlinien folgen, werden Sie essen, um zu leben, und nicht leben, um zu essen. Möglicherweise erscheint es Ihnen unglaublich, gut essen zu dürfen, keine Kalorien zählen zu müssen, Ihren Kühlschrank nicht abschließen zu müssen, keine Diät halten zu müssen, und doch ist es so. Es ist kein Traum, es funktioniert.

Vielleicht sind Sie es müde geworden, ständig gegen Ihr Gewicht zu kämpfen. Sie möchten ein für alle Mal eine Ernährungsweise finden, die funktioniert, auf die Sie vertrauen können. Sie möchten sicher sein, daß Ihr Körper alle notwendigen Nährstoffe erhält, Ihnen gleichmäßig ausreichend Energie zur Verfügung steht und Ihr Gewicht – nach vielen Schwankungen – endlich stabil bleibt. Kurz gesagt, Sie wollen regelmäßig und gut essen, sich aber gleichzeitig nicht ständig um Pfunde und Zentimeter sorgen müssen.

In diesem Buch finden Sie dazu die erforderlichen Informationen. Keine Angst, es bedeutet nicht, daß Sie in Zukunft Ihren Speiseplan auf Körnerbrei, Salat und Weizenkeime umstellen müssen, daß der Nachtisch aus geriebenen Karotten zu bestehen hat. Dieser Schule gehören wir nicht an! Um Sie zu beruhigen, werden wir Ihnen einen typischen Speiseplan vorstellen.

Gleich nach dem Aufwachen essen Sie **frische** Früchte oder trinken ein großes Glas frischen Fruchtsaft. Sie können nach Geschmack auswählen, was die Jahreszeit zu bieten hat: Orangen, Tangerinen oder Grapefruit. Wenn Sie eine Saftpresse besitzen, können Sie das Angebot erweitern auf Apfelsaft, Apfel-Erdbeer-Saft, Wassermelonensaft oder eine Mischung verschiedener Melonenarten. Wichtig ist nur, daß Sie den Tag mit frischen Früchten oder mit einem Fruchtsaft beginnen. **Sie können soviel Obst essen, wie Sie wollen, mit Ausnahme von Dosenobst.** (Darauf werden wir später noch zurückkommen.)

Achten Sie darauf, Fruchtsäfte *langsam* in kleinen Schlückchen zu trinken. *Fruchtsäfte niemals hinunterstürzen!*

Nehmen wir an, Sie haben zum Frühstück Obstsaft getrunken und eine halbe Melone gegessen. Gegen 10 Uhr sind Sie wieder hungrig. Sie können dann wieder frisches Obst essen, z. B. ein bis zwei Apfelsinen, einen Apfel, frische Pfirsiche, nochmal Melone, Nektarinen, Mandarinen oder einige Kirschen oder Trauben, je nach Jahreszeit. Sollten Sie nach den saftigen Früchten immer noch Hunger haben, können Sie ein oder zwei Bananen essen. Wichtig ist lediglich, daß Sie bis Mittag nur Obst essen, wenn Sie Appetit haben.

Zum Mittagessen gibt es eine große Schüssel Salat aus frischem Gemüse nach Wahl mit einer schmackhaften Salatsoße und, wenn Sie wollen, etwas Vollkorn-Toast mit Butter oder etwas Suppe. Auch ein Avocado-Sandwich mit Tomate, Gurke, Kopfsalat und Keimlingen, dazu etwas Mayonnaise oder Butter, wäre eine köstliche Bereicherung Ihres Speisezettels.

Zum Abendessen gibt es einen Salat aus frischem Gemüse oder einen großen Cocktail daraus, den Sie mit einer Saftpresse selbst herstellen können. Danach Süß-Kartoffeln mit Butter, Reis oder im Ofen gebackene Kartoffeln, dazu eine Auswahl von gedünstetem Gemüse und Salat oder als Hauptgericht einen Reissalat à la Mediterrain oder Fleisch, Huhn, Fisch nach Wahl mit Gemüse und Salat. Zur Abwechslung eine köstliche Suppe mit getoastetem gebutterten Vollkornbrot. Es gibt unzählige Möglichkeiten und Ideen zum Ausprobieren. Es ist nicht langweilig! Es gibt genug zu essen, aufregend köstliche Mahlzeiten, die durch ihren Abwechslungsreichtum und ihre hochwertigen Nährstoffe zu Wohlbefinden und gutem Aussehen beitragen. Die meisten Gerichte werden Ihnen vertraut sein, so daß Sie keine Schwierigkeiten haben werden, dem Programm zu folgen. Neue und originelle Zubereitungen bringen Abwechslung.

Absolut neu in diesem Programm ist folgendes: *Nicht nur, was Sie essen, ist von Bedeutung, sondern von besonderer Wichtigkeit ist, wann Sie essen und wie die Mahlzeiten zusammengestellt sind.* Dieses „was", „wann" und „wie" ist der entscheidende Faktor, der Faktor, nach dem Sie bis jetzt gesucht haben und der den Erfolg garantiert.

Das Aufregende an der Sache ist, daß hier ein vernünftiges Programm zum Abnehmen und zur Erhaltung der Gesundheit angeboten wird, eine Lebensweise, die zur täglichen Gewohnheit werden kann. Es funktioniert! Es ist neu und macht Spaß! Sie werden Erfolg haben! Keine Modediät, die nur für eine kurze Zeit wirkt. Nie wieder werden Sie die Enttäuschung erleben, mühsam heruntergehungerte Pfunde wieder zuzunehmen. Wann immer unerwünschte Pfunde sich einschleichen wollen, von jetzt an haben Sie es selbst in der Hand, Ihr Gewicht zu steuern. Im Gegensatz zu den sogenannten Wunderdiäten, deren Versagen vorprogrammiert ist, ist das Übergewicht, das Sie nach unserem System verlieren, für immer fort.

„Fit für's Leben" bietet ein sicheres und ausgewogenes Programm, das auf den natürlichen, physiologischen Gesetzen und Abläufen des menschlichen Körpers beruht. Darin liegt sein Erfolg. Alles im Leben – auch Ihr Körper – wird durch natürliche physikalische Gesetze reguliert, und nur im Einklang mit diesen natürlichen Gesetzen kann eine wirkungsvolle Gewichtsabnahme erfolgen.

Unser System basiert auf einer universellen Wahrheit, die bisher zu wenig verstanden wurde: **Eine sichere und dauerhafte Gewichtsabnahme steht in direkter Beziehung zu der Ihnen zur Verfügung stehenden Lebensenergie und zur wirksamen Verwendung dieser Energie, um Abfallprodukte (überschüssiges Gewicht) aus Ihrem Körper zu entfernen.** Der Schlüssel zu diesem System ist, daß dieses System mit Ihrem Körper arbeitet, um Energie freizusetzen. Mit dieser neuen Ansammlung von Energie arbeitet Ihr Körper automatisch, um Übergewicht loszuwerden. Je mehr Energie freigesetzt wird, um so mehr Gewicht werden Sie verlieren. Da Sie in Zukunft essen werden, um Energie freizusetzen, werden Sie mehr Energie als jemals zuvor zur Verfügung haben. Somit ist es ein wesentlicher Teil unseres **„Fit für's Leben"**-Programms, Ihre Energiereserven zu mobilisieren.

Wir haben uns nicht nur die Gewichtsabnahme zum Ziel gesetzt, sondern auch die Behebung der persönlichen Energiekrise, von der so viele befallen sind, weil sie den richtigen Ablauf ihrer Körperfunktionen ständig behindern. Selbst wenn Sie es nicht nötig haben sollten, Gewicht zu verlieren, so werden Sie durch dieses Programm einen bedeutenden Energieaufschwung erleben und Ihren Körper gesund erhalten.

Hören Sie auf, an Abmagerungskuren zu denken. Geben Sie die Diät-Mentalität auf. Wenn Sie aus irgendeinem Grund mit dem Programm nicht weiter machen können, machen Sie sich keine Sorgen. Wichtig ist nur, daß Sie so bald wie irgend möglich das Programm wieder aufnehmen. Da unser System kein zeitweiliges Verhaltensmuster, sondern ein Lebensstil ist, können Sie es nicht torpedieren. Sie können es zu jeder Zeit wieder aufnehmen, an jedem Punkt, und Sie werden sofort Resultate sehen. Je enger Sie sich jedoch an die empfohlenen Richtlinien halten und je weniger Sie vom Wege abgehen, um so schneller werden Sie an Gewicht verlieren und die besten Ergebnisse erzielen.

Dr. Ralph Cinque vom Gesundheits-Sanatorium in Yorktown, Texas, schreibt im Gesundheits-Reporter: „Die Amerikaner haben sich an Beleibtheit gewöhnt, trotzdem handelt es sich keinesfalls um einen allgemein akzeptierten Zustand. Alle langlebigen Menschen auf der Welt, von Asien bis Südamerika und Neuseeland, sind in der Regel schlank. In Amerika zeigen die Statistiken der Lebensversicherungen, daß beste Gesundheit, langes Leben und Freisein von degenerativen Krankheiten unter denjenigen zu finden sind, die 15 % unter dem üblicherweise angegebenen Standardgewicht liegen. Ohne Zweifel sind die Normen für Körpergewicht zu hoch, wenn man den gegenwärtigen Gesundheitszustand der Bevölkerung ansieht!"

Anmerkung der Redaktion:
„Üblicherweise angegebenes Standardgewicht" ist eine sehr ungenaue Angabe. Die bei uns üblichen Standardgewichte (nach Broca cm-Körperlänge über 100 abzüglich 10 % = optimales Gewicht in kg) basieren auf früheren Statistiken

amerikanischer Versicherungen. Erneute statistische Nachuntersuchungen derselben amerikanischen Versicherungen ergaben bei dem Gewicht in kg = 10% unter cm-Zahl über 100 Körperlänge ein deutlich erhöhtes (!) Krankheits- und Todesrisiko, dieses Gewicht war also gesundheitsschädlich zu niedrig. Nach diesen neuen Statistiken aus den USA ist im Durchschnitt das optimale Gewicht Körperlänge in cm minus 100, in kg; bis 10% darüber (!) ist ohne eindeutigen Gesundheitsschaden. Dabei werden immer noch nicht die unterschiedlichsten Körperbautypen berücksichtigt. Mit Sicherheit hat ein Mensch mit ganz zartem, grazilem Körper- und Knochenbau ein deutlich niedrigeres Normalgewicht als ein Mensch mit stämmigem Körperbau.

Eine Lebensweise, die Übergewicht begünstigt, ist eine Lebensweise, die meistens in die Krankheit führt. Das **„Fit für's Leben"**-Programm wurde entworfen, um den Menschen einen neuen Lebensstil zu vermitteln. Viele durch Übergewicht verursachte Probleme und Gesundheitsstörungen entstehen durch Unwissenheit. Unwissenheit über die Art und Weise, wie der menschliche Körper funktioniert, über die kritische Rolle, die die Energie beim Gewichtsverlust spielt, und nicht zuletzt durch einige sehr falsche Vorstellungen über richtiges Eßverhalten. Joy Gross sagt in ihrem Buch „Positive Kraftmenschen", daß das Leben auf unveränderlichen Naturgesetzen basiert. Die Unkenntnis dieser Naturgesetze ist keine Entschuldigung für deren Nichtanwendung oder deren Bruch und den daraus entstehenden Konsequenzen.

Das vorliegende Programm gründet sich auf universelle Gesetze und physiologische Wahrheiten, die Sie in Ihrem Leben anwenden sollten. Sie werden reichlich belohnt werden mit einem jugendlichen, schlanken Körper, mit Schönheit, Vitalität . . . und physischer, seelischer und geistiger Gesundheit.

Vor ungefähr 17 Jahren sagte ein guter Freund in einem ärgerlichen Moment zu mir: „Hör mal, Dicker, du bist nun mal fett und solltest dich damit abfinden!" Dicker! Ich? Dieser Satz meines Freundes traf mich, als hätte jemand einen großen Kochtopf auf meinen Kopf gestülpt und mit einem Metalllöffel draufgeschlagen. Es gab mehrere Gründe dafür, daß ich so betroffen war. Einerseits war ich überzeugt, daß es mir immer gut gelungen war, meine Taille mit modischer, locker fallender

Kleidung zu verstecken, wenn Sie verstehen, was ich meine. Was mich jedoch noch mehr frustrierte, war die Tatsache, daß ich eine „Diät-Karriere" hinter mir hatte und die Bemerkung meines Freundes mir klar machte, wie erfolglos ich gewesen war. Jedes Diät-Programm, von dem ich erfahren hatte, hatte ich ausprobiert. Ob es 30 Tage Eier und Käse waren oder Sellerie und Frikadellen, ich lebte danach und verlor Gewicht. Aber, kaum war das Programm zu Ende, und ich zu meinen alten Eßgewohnheiten zurückgekehrt war, kehrte auch das alte Gewicht wieder zurück. Wenn Sie selbst je Abmagerungskuren gemacht haben, dann wissen Sie genau, was ich meine, denn – machen wir uns doch nichts vor – woran denkt man die ganze Zeit? An Essen! Kaum war die Leidenszeit überstanden, rannte ich aus dem Haus, um den Entbehrungen ein Ende zu setzen. Ich fand heraus, daß ich, egal wieviel Gewicht ich auch verloren hatte, es in weniger Zeit, als ich zum Abnehmen gebraucht hatte, wieder zugenommen hatte und noch ein paar Pfunde dazu.

Ich war kein dickes Kind gewesen. Erst nach meiner Entlassung aus der Luftwaffe, Anfang 20, begann der Kampf mit meinem Gewicht. Erfolglos. Zu einer Zeit, in der ich eigentlich aktiv und unternehmungslustig sein sollte, hatte ich fast 50 Pfund Übergewicht. Als ich schließlich die gefürchtete 200-Pfund-Grenze erreicht hatte und dann sogar überschritt, war ich verzweifelt. Zur selben Zeit starb mein Vater – verhältnismäßig jung – an Magenkrebs. Es war eine schreckliche, lang andauernde Leidenszeit, die ich nie vergessen werde. In seiner Jugend war er Boxer gewesen, von Beruf Hafenarbeiter, ein kräftiger und stattlicher Mann, mit einem Gewicht von über 200 Pfund. Bei seinem Tod wog er keine 100 Pfund mehr. Kurz nachdem er gestorben war, erwachte ich eines Nachts, schreckerfüllt, mit der Erkenntnis, daß ich bei einer Größe von 1,78 m und einem Gewicht von 200 Pfund, aber von zartem Knochenbau, die gleichen Probleme hatte, die ihn sein Leben lang geplagt hatten. Auch er wog über 200 Pfund, und genau wie er fühlte ich mich nie richtig wohl. Meine Studien in den folgenden Jahren zeigten, daß auch andere Probleme auftreten, wenn man an die 50 Pfund Übergewicht mit sich herumträgt. Mein Vater war oft erkältet gewesen, hatte an Kopfschmerzen gelitten und Magenbeschwerden gehabt. Ständig hatte er über mangelnde Energie geklagt. Auch ich hatte diese Probleme. Ich nahm weder an sportlichen noch an gesellschaftlichen Aktivitäten teil. Ich schämte mich, am Strand mein Hemd auszuziehen. Hatte ich einen Arbeitstag hinter mich gebracht, reichte meine Energie gerade noch zum Essen und zu Selbstmitleid. Die Kraft zum Essen war immer vorhanden. Als mein Vater starb, tat ich mir nicht mehr nur leid . . . ich hatte Angst.

Diese Angst war der Anstoß zum Wendepunkt in meinem Leben. Die Furcht, jung zu sterben, der Wunsch nicht mehr „Dicker" genannt zu werden, veranlaßten mich schließlich, energisch etwas zu unternehmen. Ich war bereit, die „Big Mac's" und Colas aufzugeben und mich mit der Rettung meines Körpers zu befassen. Mit Begeisterung stürzte ich mich in eine Reihe von Abmagerungskuren, die versprachen, mein Gewicht endlich zum Verschwinden zu bringen. Nach meiner ersten, zweiten und dritten Kur, die nichts als Frustration und Enttäuschung hinterließen, erkannte ich:

Kapitel I

Abmagerungskuren nützen nichts!

Eine der wirkungslosesten und seltsamsten aller menschlichen Erfahrungen ist der Verlauf einer Abmagerungskur. Wann sonst unterwerfen Menschen sich mit großer Disziplin, tagelang, wochenlang, ja sogar monatelang, Entbehrungen und Einschränkungen, um ein bestimmtes Ziel zu erreichen, das kaum erlangt, schon in Gefahr ist, sabotiert zu werden? Und nicht genug damit, unterziehen sich viele dieser enttäuschenden Prozedur regelmäßig. Begeistert verlieren sie ein paar Pfunde (für kurze Zeit), die sie ebenso schnell wieder zunehmen. Sie treiben Raubbau an sich selbst, geistig, physisch und seelisch, immer auf der Suche nach einem dauerhaften Ergebnis, das sie doch nie erreichen. Dieses häufige, erfolglose Suchen erzeugt jenen schrecklichen Streß und die seelische Belastung, die Abmagerungswillige nur allzu gut kennen.

Was genau ist denn so eine Diät? Die Leute frönen ihrer Eßlust, bis sie sich im Spiegel nicht mehr sehen können oder bis ihre Kleider nicht mehr passen. Dann zwingen sie sich widerwillig zum Abspecken, um die Sünden der Vergangenheit wieder gut zu machen. Man schließt, sozusagen, die Garage, nachdem das Auto gestohlen wurde. Zu spät, der Schaden ist schon geschehen. Als „Heilmittel" für die Eßsünden folgt die „Entbehrung". Fast jede heute auf dem Markt befindliche Diät fordert vom Diätwilligen, Pfunde um jeden Preis zu verlieren. So sind Diätsysteme eine sehr teure Angelegenheit auf dem Weg zur Gewichtsreduzierung, und viele Male bedeuten sie den Verlust des allgemeinen Wohlbefindens.

Warum funktioniert eine Diät nicht? Die Antwort ist eigentlich ganz einfach. An was denken Sie während des Abnehmens? Genau wie ich wahrscheinlich an das, was Sie essen werden, wenn die Plage vorbei ist. Wie aber können Sie mit einer Diät Erfolg haben, wenn Sie nur ans Essen denken? Zu einem gesunden, dauerhaften Gewichtsverlust kommt man nicht durch Entbehrungen. Sie verführen lediglich dazu, nach Beendigung der Diät drauf los zu essen, es entsteht ein Teufelskreis aus Entsagung und Eßlust, ein Teufelskreis, der nur eines der vielen Probleme bei einer Diätkur darstellt.

Ein anderes Problem liegt darin, daß eine Diät zeitlich begrenzt ist und aus diesem Grund auch nur zeitlich begrenzte Ergebnisse bringen kann. Möchten Sie für immer oder nur auf Zeit schlank sein? Dauer-Maßnahmen bringen auch dauerhafte Resultate, zeitlich begrenzte Maßnahmen können nur kurzzeitige Ergebnisse bringen. Haben Sie auch schon jemanden sagen hören, er habe jede auf dem Markt befindliche Diät versucht und keine habe funktioniert? Warum hat er *jede* versucht? Weil jede erfolglos war, weil die Methode falsch ist. Diäten sind wegen der dabei erforderlichen strengen Reglementierung unserer Eßgewohnheiten erfolglos.

Nur wenige von uns können sich für lange Zeit einer solchen Disziplin unterwerfen. Und doch unterziehen sich viele Leute nach wie vor einer Abmagerungskur, weil ihnen nie jemand eine brauchbare Alternative angeboten hat. Sie fahren fort, nach dem Allheilmittel zu suchen, das ein für alle mal ihren Kampf gegen das Übergewicht beenden soll.

Wenn wir eine Abmagerungskur machen, gerät unser Körperhaushalt in Aufruhr, während er versucht, sich der neuen Lage anzupassen. Ist die Reglementierung beendet, muß er sich wieder nach den alten Eßgewohnheiten richten. Es ist, als wenn Sie einen Metallstab immer wieder biegen, allmählich wird er schwach und bricht. Wenn Sie Ihren Körper einem ständigen Hin und Her durch wechselnde Eßgewohnheiten unterwerfen, wird er ebenso geschwächt und schließlich zusammenbrechen.

Es ist mir klar, daß ich, wenn ich gegen Abmagerungskuren zu Felde ziehe, Institutionen angreife. Nach einer amerikanischen Umfrage sind 62% der Amerikaner übergewichtig. Über 44 Millionen Amerikaner gelten als klinisch fettleibig, d. h., sie haben 20 Pfund oder mehr Übergewicht. Mehr als die Hälfte der Nation unterzieht sich Abmagerungskuren oder hat sich in der Vergangenheit solchen Kuren unterzogen. Ähnlich sieht es in den meisten europäischen Industrieländern aus.

Das ändert nichts an der Tatsache, daß diese Kuren erfolglos sind und erfolglos bleiben werden. Die Zahlen beweisen es. Wie viele Abmagerungskuren hat es in den letzten 20 Jahren gegeben. Fünfzig? Einhundert? Wären sie erfolgreich gewesen, gäbe es nicht immer wieder neue Diät-Vorschläge. Warum werden die Übergewichtigen nicht weniger, sondern mehr? 1982 wurden 15 Milliarden Dollar für gewichtsreduzierende Programme allein in den USA ausgegeben. 15 Milliarden Dollar! Wenn Sie 15 Milliarden Dollar auszugeben hätten, könnten Sie 40 Jahre lang jeden Tag eine Million Dollar ausgeben und immer noch 400 Millionen Dollar übrig haben. Wenn Diätkuren Erfolg hätten, würde diese riesige Geldsumme das Problem sicher beenden, nicht wahr? Tatsache ist jedoch, daß diese unglaubliche Summe jährlich um eine Milliarde zunimmt. Trotz ständig neuer Diätsysteme, die kommen und gehen, wird das Problem immer größer.

Es ist offensichtlich, daß die Leute von der Diätmentalität genug haben. Verwirrung und Frustration nehmen überhand, denn die meisten Diätpläne widersprechen einander. Wenn die sogenannten Autoritäten sich nicht einig sind, was soll dann der Laie glauben? In einer bekannten Diätvorschrift heißt es, man müsse viel Eiweiß zu sich nehmen und wenig Kohlenhydrate. In einer anderen, ebenso bekannten ist es genau umgekehrt.

Können beide recht haben? Ein anderes System schreibt vor, so viel zu essen, wie man will und es dann mit Ananas und Papayas wieder auszugleichen. Oder, man esse kleine Mengen irgendeines Gebräus nach Wunsch, ergänzt durch Gymnastik und positiver Lebenseinstellung. Oder: Essen Sie, was Sie wollen, aber wiegen Sie es zuerst. Nach einem anderen Vorschlag gilt das Gesagte jeweils nur immer für zwei Wochen. Viele Diäten bestehen nur aus lästigem Kalorienzählen. Die gefährlichste von allen ist die jüngst erschienene, die vorschlägt, die Nahrung weitgehend durch Pillen und Pulver zu ersetzen. Welche Nachteile sich durch all dies für unsere Gesundheit ergeben, wird sich erst noch herausstellen. Da wir uns in der Vergangenheit so sehr auf diese Diätsysteme verlassen haben, wir aber nur wissen, daß sie nicht funktionieren, stellt sich die Frage, welche Alternative wir haben.

Nun, hier ist die Lösung! Was wir Ihnen hier anbieten, ist eine Information, die von gesundem Menschenverstand geprägt ist. Jeder kann für sich entscheiden und auswählen, was am besten für ihn ist. Es ist an der Zeit, jenen die Kontrolle und Verantwortung zu entziehen, die sich darüber streiten, wer recht hat. Was wir vorlegen, ist eine neue Idee, eine neue Denkungsweise, eine neue Art zu essen, die Abmagerungskuren überflüssig macht. Da sie nicht funktionieren, ist es an der Zeit, sie loszuwerden, sich von ihnen zu befreien. Warum nicht aus erster Hand erfahren, daß die einzigen und dauerhaften Resultate beim Abnehmen dann erzielt werden, wenn wir *mit den Diätkuren Schluß machen*. Das ist genau das, was ich getan habe. Ich habe es schließlich geschafft. Ich gab die sinnlosen Diätkuren auf und entschloß mich, eine Antwort zu finden, die sinnvoll und vernünftig erschien und dauerhafte Ergebnisse versprach. Nachdem ich mich drei Jahre lang mit Diätkuren verrückt gemacht hatte, wurde mir klar, daß ich lernen mußte, mit meinem Körper richtig umzugehen. Ich mußte herausfinden, was ich zu tun hatte, um diesen schlanken und gesunden Körper, von dem ich wußte, daß er in mir steckte, zu erlangen und zu erhalten.

Eines Abends hörte ich bei einem Musikfest, wie sich zwei gesund aussehende Leute über die seltsamen Praktiken eines Freundes in Santa Barbara, Kalifornien, unterhielten. Sie erwähnten seine ausführlichen Erläuterungen über die Schönheit guter Gesundheit. Ich spitzte die Ohren. „Entschuldigen Sie", unterbrach ich sie, „wer ist der Mann, von dem Sie sprechen?" In weniger als 24 Stunden war ich auf dem Weg nach Santa Barbara. Ich hatte keine Ahnung, daß ich vor einer der tollsten Entdeckungen meines Lebens stand. Ich war auf dem Weg, in die außergewöhnliche uralte Wissenschaft, bekannt als „natürliche Gesundheitslehre", eingeführt zu werden.

Kapitel II

Natürliche Gesundheit

„Natürliche Gesundheit" (amerikanisch: „Natural Hygiene") – als ich diesen Begriff zum ersten Male hörte, dachte ich wie viele andere, das bedeute Zähneputzen und sich hinter den Ohren zu waschen. In Wirklichkeit umfaßt dieser Begriff in bemerkenswerter Weise die Pflege und Gesunderhaltung des menschlichen Körpers in seiner Gesamtheit. „Natural Hygiene" ist die Lehre von der natürlichen Gesundheit. Als ich diesen Begriff kennenlernte, stand ich vor der gesündesten Person, die ich je gesehen hatte. Ein Blick auf diesen Mann genügte mir, um zu erkennen, daß er etwas darüber wissen müsse, wie man seinen Körper pflegte. Als ich seine strahlenden Augen sah, seine klare Haut, seine gelassene Haltung, seinen gut proportionierten Körper, konnte ich nicht umhin, an all die medizinischen Fachleute zu denken, deren Rat ich in der Vergangenheit gesucht hatte. Sie hatten genau so wenig wie ich einen idealen Körper. Bei unserer Begegnung sagte er: „Sie sind dabei, sich umzubringen, und das ist ganz und gar nicht notwendig." Ich leuchtete auf wie ein Weihnachtsbaum. Dieser Satz war meine Einführung in die Lehre von der natürlichen Gesundheit und der Beginn einer fruchtbaren Freundschaft. In wenigen Stunden erklärte mir Mr. Jensen (Pseudonym auf seine Bitte) in knapper, bündiger und leicht verständlicher Weise, warum ich dick war, warum ich solche Schwierigkeiten hatte, Gewicht zu verlieren, und warum ich mein Gewicht nicht halten konnte. Es klang so vernünftig und so einfach, daß ich sprachlos war. Schon bei seiner einleitenden Erklärung darüber, wie man einen vitalen Körper, auf den man stolz sein könne, gewinnen und erhalten könne, war ich derart mit Freude und Erleichterung erfüllt, wie ich sie nie zuvor gekannt hatte. Hier bekam ich endlich die Information, von der ich gewußt hatte, daß ich sie eines Tages finden würde.

Ich hatte das große Glück, bei Mr. Jensen während der nächsten dreieinhalb Jahre lernen zu dürfen. Wie gingen mir die Augen auf! Ich profitierte nicht nur täglich von seinem Wissen, ich verschaffte mir auch alles, was ich über die Lehre von der natürlichen Gesundheit in Erfahrung bringen konnte. Ich beschloß, das Studium, die Ausübung und die Unterrichtung dieser Lehre zu meiner Lebensaufgabe zu machen. Nachdem ich Santa Barbara verlassen hatte, befaßte ich mich zehn Jahre lang intensiv mit dem Studium der natürlichen Gesundheit. Seit mehreren Jahren berate ich meine Mitmenschen darüber, wie sie die Prinzipien der natürlichen Gesundheit in ihren Lebensstil einbauen können. 1981 begann ich mit Seminaren, die unter dem Begriff „Diamond Methode" bekannt wurden. Seither habe ich zu Tausenden von Leuten gesprochen. Hunderte von begeisterten Briefen, die ich aus allen Schichten erhielt, bestätigen die Wirksamkeit dieser Ernährungsweise. 1983 wurde mir der Doktortitel in Ernährungswissenschaften von der Akademie für Gesundheitswissenschaft in Austin, Texas, verliehen. Diese Institution ist die einzige in den Vereinigten Staaten, die berechtigt ist, einen akademischen Grad in natürlicher Gesundheitslehre zu verleihen.

Bereits einen Monat, nachdem ich mit der natürlichen Gesundheitslehre bekannt geworden war, hatte ich die 50 Pfund verloren, mit denen ich so lange gerungen hatte. Das war 1970. Seitdem habe ich mein Gewicht gehalten. Ich esse gerne. Ich gehöre zu der Art von Leuten, die schon zunehmen, wenn sie eine Feinschmecker-Zeitschrift nur in die Hand nehmen. Der Unterschied in meinen Eßgewohnheiten besteht jedoch darin, daß ich gelernt habe, *wie* zu essen. Ich befriedige nicht nur mein Verlangen nach Nahrung, sondern ich helfe meinem Körper, sich bei dem Gewicht zu halten, das mir am besten zusagt. Ich habe gelernt, zu essen, um zu leben, und nicht zu leben, um zu essen. In anderen Worten, ich habe das Gewicht, das ich verloren hatte, nur deshalb in all der Zeit nicht wieder zugenommen, weil ich es nicht durch eine Diät verloren hatte. *Ich änderte meine Eßgewohnheiten, das ist alles.*

Gewichtsverlust ist jedoch nur eine der Wohltaten, die man erfährt, wenn man die Lehre von der natürlichen Gesundheit in seine Lebensweise einbaut. Energie-Steigerung und allgemeines Wohlbefinden sind willkommene Zugaben in meinem Leben geworden. Nicht einmal im Traum hatte ich daran gedacht, jemals über ein derart beständiges, hohes Energieniveau verfügen zu können. Einigen meiner Bekannten gehe ich mit meinem Energieüberschuß bereits auf die Nerven! In einem Alter von über 40 Jahren kann ich nur mit Freude feststellen, wieviel gesünder ich bin als mit 25 – dank der Lehre von der natürlichen Gesundheit.

Diese Lehre kann ihre Geschichte bis ins alte Griechenland zurück verfolgen. 400 Jahre vor Christi Geburt erklärte Hippokrates bereits seine Philosophie, als er sagte: „Eure Nahrung sei euer Heilmittel!" Die moderne Geschichte der Lehre von der natürlichen Gesundheit begann in den Vereinigten Staaten im Jahre 1830, als eine Organisation gegründet wurde, die sich amerikanische physiologische Gesellschaft nannte. Acht Jahre später gründete die Gesellschaft eine Bibliothek und eröffnete einen Laden in Boston, den man mit Fug und Recht den ersten Gesundheitsladen des Landes nennen konnte.

Um 1850 entstand durch die Initiative von Dr. Sylvester Graham, Dr. William Alcott, Dr. Mary Gove und Dr. Isaac Jennings die erste größere Bewegung für natürliche Gesundheit. Schnell schlossen sich andere Mitglieder des ärztlichen Berufsstandes an, die eine natürlichere Ausrichtung der traditionellen Medizin wünschten. 1862 gründete Dr. Russell Trall eine nationale Gesundheitsgesellschaft. 1872 publizierte Dr. Trall „Das Gesundheitssystem", eine Arbeit, die sehr gut aufgenommen wurde. Sie war der Vorläufer vieler Veröffentlichungen über natürliche Gesundheit, die alle die Wichtigkeit einer bestimmten Ernährungsform zur Rückgewinnung und Erhaltung eines hohen gesundheitlichen Niveaus zum Thema hatten.

Einer der meist respektierten und kenntnisreichsten Gesundheitswissenschaftler unserer Zeit war Dr. Herbert M. Shelton, der von 1928 bis 1981 eine Gesundheitsschule mit Klinik, Labor und Lehrprogramm in San Antonio, Texas, leitete. Dr. Shelton gilt allgemein als bekannteste Fachgröße auf dem Gebiet der natürlichen Gesundheit, ihrer Philosophie, ihrer Prinzipien und praktischen Ausübung. Wie kein anderer bereicherte er die Lehre von der natürlichen Gesundheit durch eine Fülle von Veröffentlichungen mit neuen Erkenntnissen und Gedanken. Er sagte: „Die Gesetze der Natur, die Wahrheiten des Universums, die Prinzipien der Wissenschaft sind genau so wahr, so unveränderlich und so unverletzbar in ihrer Beziehung zu allem anderen. Die Lehre von der natürlichen Gesundheit ist jener Zweig der Biologie, der die Bedingungen erforscht, von denen Leben und Gesundheit abhängen, und der die Mittel anwendet, durch die Gesundheit in all ihrer Vollkommenheit und Reinheit erhalten bzw. wiederhergestellt werden kann, wenn sie verloren oder geschädigt worden ist."

Einer der bedeutendsten, aktiven Vertreter der natürlichen Gesundheitslehre* ist heutzutage mit Sicherheit T. C. Fry, Dekan der amerikanischen Akademie für Gesundheitswissenschaften, ein glänzender Fürsprecher in Sachen Gesundheit. Er sagt: „Die natürliche Gesundheit befindet sich in Harmonie mit der Natur, im Einklang mit den Prinzipien einer vitalen, organischen Existenz, ist wissenschaftlich korrekt, fest in Philosophie und Ethik verwurzelt, befindet sich in Übereinstimmung mit dem gesunden Menschenverstand, ist erfolgreich in der Praxis und ein Segen für die Menschheit." Sein Glaubensbekenntnis lautet: „Gesundheit entsteht nur durch eine gesunde Lebensweise."

Dr. K. R. Sidhwa, ein führender Gesundheitsarzt in London, beschrieb kürzlich die Lehre von der natürlichen Gesundheit auf dem dritten Weltkongreß für alternative Medizin „als die höchste Philosophie oder Technik des Heilens".

Was bedeutet der Begriff natürliche Gesundheit genau? Sie waren am Anfang schon auf der richtigen Spur, als Sie an das Zähneputzen dachten. Das Wort Hygiene bedeutet auch Reinlichkeit. Der Ausdruck „natürlich" beschreibt einen Prozeß ohne künstliche Beeinflussung.

---

* *Die „Natürliche Gesundheitslehre" wird in Deutschland durch die „Gesellschaft für natürliche Lebenskunde e.V." Postfach 99, 27718 Ritterhude, vertreten, die u. a. Studienbriefe für Gesundheitspraktiker herausgibt.*

Die fundamentale Aussage der Lehre von der natürlichen Gesundheit ist, daß der Körper sich ständig um Gesundheit bemüht, und daß er dies durch ständige Reinigung seiner selbst von schädlichen Abfallprodukten erreicht.

Diese Lehre bemüht sich, die Auswirkungen der Nahrung auf Dauer und Qualität unseres Lebens zu ermitteln. Ihr Hauptanliegen ist Vorbeugung und gesunde Lebensweise. Sie lehrt die Menschen, die *Verursachung* ihrer gesundheitlichen Probleme auszuschalten, anstatt ständig mit den Auswirkungen der Verletzungen der Naturgesetze zu kämpfen. Der der natürlichen Gesundheitslehre zugrunde liegende Leitgedanke ist, daß der Körper selbstreinigende, selbstheilende und selbsterhaltende Kräfte besitzt, daß alle Heilkräfte des Universums sich innerhalb des menschlichen Körpers befinden, daß die Natur immer recht hat und nicht verbessert werden kann. So wird die Natur niemals ihren eigenen Gesetzen zuwiderhandeln. Wir werden nur dann von Gesundheitsproblemen heimgesucht (d. h. Übergewicht, Schmerzen, Streß), wenn wir die Naturgesetze des Lebens verletzen. Das Schönste an der Lehre von der natürlichen Gesundheit ist, daß Sie Ihnen Gelegenheit gibt, Ihr Gewicht dadurch zu kontrollieren, daß Sie ihnen das dazu notwendige Rüstzeug zur Verfügung stellt. Ein Teil davon ist von Geburt an in uns vorhanden: Gesunder Menschenverstand, Instinkte, Logik und Vernunft. Diese kritischen Hilfsmittel sind zwar angeboren, aber, aus diesem oder jenem Grund, verlassen wir uns im Laufe unseres Lebens immer weniger auf sie. Unzählige Male habe ich Leute nach einem Vortrag sagen hören: „Wissen Sie, ich hatte schon immer das Gefühl, daß es so sein sollte . . . aber . . .!" Ihre Instinkte zeigten den richtigen Weg, aber durch Druck von außen wurden sie dazu verleitet, sich anders zu verhalten. Im Laufe der Zeit verließen sie sich immer weniger und weniger auf ihre Instinkte, bis sie sie schließlich gar nicht mehr beachteten. In diesem Buch wird Ihnen an Hand vieler Beispiele gezeigt, wie Sie gesunden Menschenverstand, Instinkt und Logik einsetzen können, um Ihr Körpergewicht kontrollieren zu können und auf Dauer gesund bleiben.

Der menschliche Körper mit der überragenden Weisheit, die ihn leitet, ist das wunderbarste Gebilde, in der Tat das größte Geschenk, er ist der Natur herrlichste Schöpfung. Nichts kommt ihm gleich an Kraft, Leistungsvermögen und Anpassungsfähigkeit. Die unserem Körper innewohnende Intelligenz ist überwältigend. Das menschliche Herz schlägt ungefähr hunderttausendmal in 24 Stunden. Bedenken Sie, daß das Herz und seine Pumpanlage – die Wissenschaftler vergeblich nachzuahmen versucht haben 5–6 Liter Blut durch über 150 000 km Blutgefäße pumpt. Das entspricht einer Menge von 9000 Litern täglich. Das sind fast 165 Millionen Liter in 50 Jahren.

Die 5–6 Liter Blut bestehen aus über 24 Billionen Zellen, die sich täglich durch unseren Körper bewegen. Sieben Millionen neue Blutzellen werden in jeder Sekunde produziert. Dieses Pumpsystem hat die Fähigkeit – nonstop – jahrzehntelang zu arbeiten, ohne jemals einen Schlag auszulassen. Und das ist nur das Kreislaufsystem.

Bedenken Sie die Wärme, die in dieser Maschine durch den Ablauf dieser Funktionen entstehen muß, und doch wird die Körpertemperatur konstant auf ca. 37 °C gehalten. Das größte Organ des Körpers, die Haut, besteht aus über 4 Millionen Poren, die als konstantes Kühlsystem für diese Maschine fungiert. Das Verdauungs- und Stoffwechselsystem hat die Fähigkeit, die aufgenommene Nahrung in gesundes Blut, Knochen und Zellstrukturen umzuwandeln. Ein perfektes Gleichgewicht ist ständig gewährleistet. Ein Abweichen von nur einem Bruchteil würde das Gleichgewicht zerstören. Die Lungen versorgen das Blut mit dem notwendigen Sauerstoff. Ein komplettes Knochengerüst gibt den stützenden Rahmen und ermöglicht damit dem Körper, aufrecht zu stehen und zu gehen. Dieses Knochengerüst arbeitet harmonisch mit einem erstaunlichen Muskelsystem zusammen, wodurch der Bewegungsablauf ermöglicht wird.

Diese ,,Maschine" kann sich erstaunlicherweise selbst erneuern. Die Kraft und Weisheit, die nötig sind, ein befruchtetes Ei in einen ausgewachsenen Mann oder eine Frau zu verwandeln, übersteigen unser Vorstellungsvermögen. Es geht fast über unseren Verstand, die Fähigkeiten unserer fünf Sinne zu begreifen. Die Liste der Aktivitäten, die in unserem Körper regelmäßig ablaufen, könnten viele Bücher füllen. Gesteuert wird dieses absolut perfekte System vom Gehirn, das alle diese wunderbaren Aktivitäten überwacht und sicherstellt, mit einer Präzision, die einen Meisteruhrmacher unbeholfen erscheinen läßt. Das Gehirn besteht aus mehr als 25 Milliarden Zellen, die am höchsten entwickelten Zellen, die wir kennen.

Bei der Betrachtung einer einzelnen Zelle werden Sie noch mehr beeindruckt sein. Man kann sie ohne Hilfe eines Mikroskops nicht sehen und doch ist das, was in ihr vorgeht, erstaunlich. Die Weisheit einer einzigen Zelle – so wird gesagt – übertrifft alles bis heute angesammelte Wissen der menschlichen Rasse. Sogar die kleinste Zelle in Ihrem Körper ist ungefähr eine Milliarde mal größer als ihr kleinster Teil. Die Zelle ist der Schauplatz von mehr chemischen Reaktionen als in allen Chemiefabriken der Welt zusammengenommen. Eine Zelle hat Tausende von Bestandteilen: Chromosome, Gene, DNS, Organellen, Mitochondrien, Enzyme, Hormone, Aminosäuren sowie Tausende von verschiedenen chemischen Stoffen und Verbindungen, zu zahlreich, um sie alle zu erwähnen. Und doch hat keiner auf dieser Welt eine Erklärung dafür, wodurch die Zelle arbeitet. Ihre Funktionen können benannt werden, doch die Kraft, die sie in Bewegung setzt, geht über unseren Verstand. Mit anderen Worten, die angeborene Intelligenz des Körpers ist ungleich größer als unser denkender Verstand. Dazu muß man sich vorstellen, daß über 75 Billionen (75 000 000 000 000) dieser erstaunlichen Zellen Jahr für Jahr mit nadelscharfer Perfektion arbeiten.

In jeder Zelle ist ein Kern, der Chromosome enthält, die wiederum Gene enthalten. Und in den Genen befindet sich der Lebenscode: DNS (Desoxyribosenukleinsäure). Die DNS bestimmt die Augenfarbe, den Duft einer Blume, oder das Farbenspiel der Vogelfedern. Wenn Sie alle DNS aus allen Genen Ihrer 75 Billionen Zellen herausnehmen würde, so paßte sie in eine Schachtel von der Größe eines Eiswürfels. Und doch, wenn alle diese DNS abgewickelt und aneinandergereiht werden würde, würde die Schnur 400mal von der Erde zur Sonne und zurück reichen. Das sind 130 Milliarden Kilometer!

Um Ihnen verständlich zu machen, welche Größenordnungen nötig sind, um die Zusammenarbeit in derart riesigen Ausmaßen zu ermöglichen, wird folgender Vergleich gemacht: Es gibt ungefähr 5 Milliarden Menschen auf der Erde. Es dürfte schon schwierig sein, sich vorzustellen, daß ein paar Millionen dieser Erdbewohner zusammenkommen und in allen Bereichen harmonisch zusammenarbeiten würden. Nun stellen Sie sich aber 5 Milliarden Einzelwesen auf dieser Erde im Einklang vor! So unmöglich Ihnen das erscheinen mag, im Vergleich mit der inneren Arbeit unseres Körpers ist es nichts! Stellen Sie sich 18 000 Erdbälle vor, jeden mit 5 Milliarden Menschen und jeder einzelne davon in Zusammenarbeit und im Einklang mit allen anderen! Alle haben dieselbe politische Überzeugung, dieselbe Religion, dieselbe intellektuelle Einstellung und alle arbeiten für das gleiche Ziel! Ja, da wäre es wirklich leichter zu glauben, daß der Mond aus grünem Käse besteht! Und trotzdem, genau das geschieht täglich mit den Billionen Zellen in unserem Körper.

Eine einzige Zelle, isoliert in einem Labor, frei von jeder körperlichen Beeinflussung, wird sich ungefähr 50mal teilen, ehe sie stirbt. Würden sich alle unsere Zellen derart oft teilen, würden wir ein Gewicht von mehr als 80 Billionen Tonnen erreichen. Nur mit Hilfe solch schwindelerregender Zahlen ist es möglich, sich eine Vorstellung von der unendlichen Intelligenz zu machen, die notwendig ist, die Aktivitäten einer derart astronomischen Anzahl zusammenarbeitender Zellen zu koordinieren.

Als letztes Beispiel stellen Sie sich vor, daß Sie einen äußerst wichtigen Brief an einen Freund zu schreiben hätten und dabei gleichzeitig Ihr Lieblingsprogramm im Fernsehen anschauen würden. Doch nicht genug, auch ein Tonband über positive, geistige Einstellung müßte gleichzeitig abgehört werden. Wie gut würden diese drei Aufgaben gelingen? Wahrscheinlich nicht besonders gut. Aber nun bereiten Sie auch noch gleichzeitig das Abendessen zu und putzen den Boden! Vergessen Sie es! Keine dieser fünf Aufgaben könnte von Ihnen mit Gründlichkeit ausgeführt werden, wenn Sie sie gleichzeitig zu erfüllen hätten. Nicht einmal fünf! Ihr Körper führt aber in 24 Stunden Quadrillionen verschiedener Prozesse durch! Nicht Millionen oder Milliarden oder Trillionen, nein, Quadrillionen! Alle für den Stoffwechsel und die Erhaltung Ihrer Existenz lebensnotwendigen Prozesse werden nicht etwa wahllos, sondern mit äußerster Präzision durchgeführt. Wenn wir uns das ungeheure Ausmaß der Fähigkeiten unseres Körpers und der darin ablaufenden Prozesse vergegenwärtigen, müssen wir in Ehrfurcht vor dieser gewaltigen Intelligenz erstarren.

Ist es mit diesen Tatsachen vor Augen vorstellbar, daß diese wahrhaftig großartige „Maschinerie" ohne Mechanismus zur Erhaltung des richtigen Körpergewichts arbeiten könnte? Nein! Das ist unvorstellbar! Die notwendigen Mechanismen zur Erhaltung der Körperfunktionen sind von Geburt an vorhanden. **Gesundheit ist Ihr Recht von Geburt an! Übergewicht und Krankheit ist nicht Gesundheit!** So wie eine Pflanze sich immer nach dem Licht streckt, egal, wo sie im Zimmer steht, so wird Ihr Körper sich ständig um Perfektion bemühen. Automatisch, biologisch, wie Atmen und Blinzeln mit den Augen, bemüht sich der menschliche Körper, fit zu sein. *Das Geheimnis besteht darin, diesen Prozeß zu fördern, statt ihn zu behindern.* Jede Einwirkung auf unseren Lebensbereich beeinflußt unser Wohlbefinden, aber nirgendwo werden die biologischen Erfordernisse offenkundiger verletzt, als in unseren Eßgewohnheiten. Wenn Sie ein Gewichtsproblem haben, ist zweifellos die Nahrung, die Sie Ihrem Körper zuführen, der Hauptgrund für dieses Problem. Aus allen Bereichen der Heilberufe kommen mehr und mehr Informationen ans Licht, die die Beziehung zwischen richtiger Nahrung und Wohlbefinden zum Thema haben.

Dr. David Reuben schreibt in einem Brief an seine Kollegen in seinen Bestseller: „Alles, was Sie schon immer über Ernährung wissen wollten", folgendes: „Es gibt eine ganze Reihe von Substanzen, die eine weit intensivere Wirkung auf unsere Patienten haben als Medikamente, nämlich unsere Nahrungsmittel. Ohne eigene Schuld haben wir diesen speziellen Bereich in der Medizin vernachlässigt.

Er wurde in unserer medizinischen Ausbildung, sowohl an den Universitäten als auch an den Krankenhäusern vernachlässigt. Aus gutem Grunde – wir mußten uns um sehr viele kranke Leute kümmern.

Aber jetzt geht aus jeder neuen Ausgabe unserer verantwortungsbewußten medizinischen Fachzeitschriften immer deutlicher hervor, daß viele dieser ‚Kranken' besonders deshalb krank sind, weil ihre Ernährungsgewohnheiten falsch sind." Er fügte dann hinzu: ,,Leute von Amerika, die größte Bedrohung für Euer und Eurer Kinder Überleben ist nicht irgendeine Atomwaffe, sondern das, was Sie heute abend von Ihrem Teller essen."

Die vom Komitee über Ernährung und Lebensgewohnheiten des US-Senats herausgegebenen „Ernährungsregeln für die Vereinigten Staaten" führen aus: „Als Nation sind wir zu der Überzeugung gekommen, daß die Medizin und die medizinische Technologie unsere größten Gesundheitsprobleme lösen können. Die Rolle eines so wichtigen Faktors wie der Diät bei Krebs und Herzerkrankungen wurde in den Hintergrund gedrängt durch den Wunderglauben an die moderne Medizin. Nicht die Vermeidung der Krankheit, sondern ihre Behandlung war die Parole.

Diese Probleme können niemals nur durch vermehrte medizinische Betreuung gelöst werden. Die Gesundheit des einzelnen und der Bevölkerung wird durch eine Vielfalt biologischer, verhaltensmäßiger und umgebungsmäßiger Faktoren bestimmt, *deren wichtigster die Nahrung ist, die wir zu uns nehmen!"*

Man kann davon ausgehen, daß Menschen, die über richtige Ernährung Bescheid wissen (wie man ißt und was man ißt), in der Lage sind, das Auftreten der ,,Killer" Nr. 1 und 2, nämlich Herzerkrankungen und Krebs, herabzusetzen. Wie gut könnte dieses Wissen bei Übergewicht – oft ein Vorläufer dieser Krankheiten – angewandt werden. Ein Glücksfall! Da es offenkundig ist, daß die Nahrung, die wir zu uns nehmen, mit Fettsüchtigkeit und degenerativen Erkrankungen in gegenseitiger Beziehung steht, können wir diese Erkenntnis mit dem ganzen Reichtum an Wissen über die Wirkung der Nahrung auf den menschlichen Körper in Einklang bringen.

Interessant ist, daß die natürliche Gesundheitslehre in USA seit über eineinhalb Jahrhunderten existiert und von Tausenden ausgeübt wurde, und doch wenig Leute je von ihr gehört haben. Auch Sie machen wahrscheinlich erst jetzt ihre Bekanntschaft. Während meiner Seminare fragte ich jedesmal das Publikum: ,,Wie viele von Ihnen haben schon von der natürlichen Gesundheitslehre gehört?" *Weniger als 1 % hob die Hand!* Ist es nicht seltsam, daß eine so einfache, praktische und erfolgreiche Methode so unbekannt ist? Abgesehen davon, daß die Medien wenig Interesse zeigten, liegt es wohl auch daran, daß die Richtlinien der Bewegung bisher zu keinem allgemeinverständlichen Programm zusammengefaßt worden waren.

Diese Aufgabe haben Marilyn und ich übernommen. Wir haben die grundlegenden Aussagen der natürlichen Gesundheitslehre in eine Reihe vernünftiger, leicht zu befolgender, diätischer Richtlinien gefaßt, die auf einfache Weise zum Ziele führen, nämlich Fettsucht abzubauen und Gewichtsabnahme zu erleichtern.

Jack D. Trop, früherer Präsident der amerikanischen Gesellschaft für natürliche Gesundheit (gegründet 1948), sagt: ,,**Fit für's Leben**" vereinfacht die grundlegenden Aussagen der natürlichen Gesundheitslehre und bringt sie zum erstenmal in der Geschichte vor ein großes öffentliches Forum."

Die natürliche Gesundheitslehre bietet dem ernsthaft interessierten Anhänger eine Fülle von Anregungen und in die Tiefe gehenden Informationen in Büchern, Zeitschriften und einem – meiner Meinung nach – der besten Fernkurse, die es überhaupt gibt.

Informationen erhalten Sie in Deutschland durch die ,,Gesellschaft für natürliche Lebenskunde e.V." Postfach 1214, 27718

Ritterhude, oder direkt bei „American College of Health Science", 6600-D Burleson Road, Austin/Texas 78744, USA.

Lassen Sie uns nun ein wenig tiefer in die Philosophie der natürlichen Gesundheitslehre eindringen, indem wir eines der interessanteren Phänomene des menschlichen Körpers betrachten. Wenn wir auf leichte Weise eine dauerhafte Gewichtsreduzierung erreichen wollen, müssen wir lernen, uns mit diesem Phänomen zu befassen. Obwohl Sie in der Vergangenheit sicherlich auch schon Diätkuren mitgemacht haben, sind Sie wahrscheinlich nie mit einem so faszinierenden und geheimnisvollen Konzept wie mit den **natürlichen Körperzyklen (Körperkreisläufen)** bekannt gemacht worden.

Kapitel 3

Die natürlichen Körperzyklen

Was sind das für Zyklen? Die meisten von uns wissen nicht einmal, daß sie existieren. Und doch gibt es über diese physiologischen Zyklen umfangreiche Forschungen. Besondere Beachtung verdienen in diesem Zusammenhang die Arbeiten des schwedischen Wissenschaftlers Are Waerland, T. C. Fry's von der amerikanischen Akademie für Gesundheitswissenschaft, die Schriften über den Bio-Rhythmus des Psychologen Gay Gaer-Luce sowie die Forschungen unzähliger Wissenschaftler über die circadianen Rhythmen. Informationen aus diesen Quellen sind die Grundlage für unsere Ansicht, daß die Fähigkeit des Menschen, Nahrung zu verarbeiten, vom wirksamen Funktionieren dreier, gewohnheitsmäßig ablaufender, täglicher Zyklen abhängt.

Diesen Zyklen liegen recht augenfällige Körperfunktionen zugrunde. Das heißt, einfach ausgedrückt, daß wir täglich Nahrung zu uns nehmen *(Aufnahme)*, einen Teil der Nahrung absorbieren und verwerten *(Ausnutzung oder Assimilation)* und ausscheiden, was wir nicht brauchen können *(Ausscheidung)*.

Obwohl jede dieser drei Funktionen in einem gewissen Ausmaß immer abläuft, hat jede einzelne dieser Funktionen während bestimmter Stunden des Tages ihre Hauptwirkzeit.

von mittags 12.00 bis abends 20.00 Uhr
Nahrungsaufnahme (Essen und Aufschließen)

von 20.00 bis morgens 4.00 Uhr
Ausnutzung (Absorption in die inneren Organe und Verwertung)

von 4.00 bis mittags 12.00 Uhr
Ausscheidung (von Schlacken und Nahrungsresten)

Durch einfaches Beobachten unserer Körpertätigkeit können wir uns unserer Körperzyklen bewußt werden. Während der Wachstunden nehmen wir Nahrung auf, verzichten wir aber aufs Essen, nimmt der Hunger im Verlauf des Tages zu. Wenn wir schlafen und der Körper keine Arbeit zu leisten hat, assimilieren wir, was wir während des Tages zu uns genommen haben. Wenn wir aufwachen, haben wir den sogenannten „Morgenatem" und vielleicht auch eine belegte Zunge, denn jetzt befindet sich unser Körper mitten in der Ausscheidungsphase all dessen, was er nicht gebrauchen kann – die Schlacken.

Haben Sie schon einmal beobachtet, was passiert, wenn Sie spät abends noch gegessen haben? Wie fühlen Sie sich am nächsten Morgen? Beim Aufwachen fühlen Sie sich benommen, wie betäubt. Die Umwandlungsphase, die beginnt, wenn die Nahrung den Magen verlassen hat, ist gestört worden. Physiologisch gesehen, will unser Körper seine Nahrung früh am Abend zu sich nehmen, so daß mindestens drei Stunden vergehen können, bis die Nahrung den Magen verlassen hat und dadurch gewährleistet ist, daß die Assimilationsphase rechtzeitig beginnen kann. Da aber die Nahrung der späten Mahlzeit wegen noch nicht verdaut ist, ist sie noch nicht für die Umwandlung bereit. Sie haben die Aufnahmephase weit über ihre Grenzen hinaus in die Länge gezogen und dadurch die Ausnutzungsphase weit in die Ausscheidungsphase hinein verlängert. Der reguläre Acht-Stunden-Zyklus ist deshalb durcheinander gebracht worden. Der natürliche Arbeitsrhythmus Ihres Körpers wurde gestört, daher fühlen Sie sich beim Aufwachen müde, schlapp und mißgelaunt (Morgenmuffel). Lassen Sie aber das Frühstück aus, kommen Sie wahrscheinlich bis Mittag ohne Essen aus, denn Ihr Körper befand sich in der Ausscheidungsphase und wollte sowieso nichts zu sich nehmen. Würden Sie nun jedoch noch länger ohne Nahrung bleiben, würden Sie sich unbehaglich fühlen, denn Ihr Körper ist inzwischen in die Aufnahmephase eingetreten und ist nun bereit, Nahrung aufzunehmen.

Das vorliegende Programm wurde entwickelt, Sie zu einem Lebensstil zurückzuführen, der auf Ihren natürlichen Körperzyklen aufgebaut ist. Je mehr Sie mit den Richtlinien dieses

Programms vertraut werden, um so mehr wird Ihnen die Nützlichkeit der Körperzyklen klar werden. Für den Augenblick genügt es, daß all die, die mit Übergewicht zu kämpfen haben, sich hauptsächlich mit der Ausscheidungsphase befassen. Wird diese Phase gefördert statt behindert, wird der Erfolg nicht ausbleiben und der in Ihnen vorhandene, schlanke Körper wird zum Vorschein kommen. Sie müssen wissen, daß Ausscheidung die Entfernung giftiger Schlacken und Abbau des Übergewichtes bedeutet. Der Grund, warum über 60% der Menschen übergewichtig sind, liegt darin, daß unsere traditionellen Eßgewohnheiten die so wichtige Ausscheidungsphase behindern. Anders ausgedrückt, wir haben Nahrung zu uns genommen, (in Rekordgeschwindigkeit) unser Körper hat alles, was er brauchen konnte, der Nahrung entnommen, aber wir haben Überflüssiges *nicht* ausgeschieden. Da die meisten Menschen ein kräftiges Frühstück, ein kräftiges Mittagessen und ein kräftiges Abendessen zu sich nehmen, wird viel mehr Zeit für die Aufnahme als für die Ausscheidung verwendet. Wen wundert es da, daß so viele von uns so viel Übergewicht mit sich herumtragen!

Das also ist das Geheimnis einer erfolgreichen Gewichtsreduzierung! Wir müssen die giftigen Abfallprodukte und Stoffwechselschlacken, die wir mit uns herumschleppen, wieder loswerden! Woher kommen nun diese Abfallprodukte in erster Linie, und wie wird man sie wieder los?

Kapitel 4

Die Theorie des gestörten Stoffwechsels

Toxämie – die Vergiftung des Blutes – wurde als Begriff von den Pionieren der natürlichen Gesundheitslehre geprägt, um zu beschreiben, was heute von der modernen Medizin als Stoffwechselstörung bezeichnet wird. Als erster berichtete der Arzt J. H. Tilden darüber. Der menschliche Körper ist so angelegt, daß das Gleichgewicht zwischen aufbauendem Stoffwechsel (Anabolismus) und abbauendem Stoffwechsel (Katabolismus) in wunderbarer Weise gewährleistet ist. Wird das Gleichgewicht verschoben, entsteht eine sogenannte Stoffwechselstörung.

1926 schrieb Dr. Tilden ein Buch mit dem Titel: „Erklärung der Toxämie". Im Gegensatz zu all den Diätbüchern, die ich gelesen hatte, fand ich hier zum ersten Male eine verständliche Erklärung über die Funktionen meines Körpers und über die Ursache seiner Weigerung, in Punkto Gewicht mit mir zusammenzuarbeiten. Auf einfachste Weise wird hier dargelegt, was falsch war und warum es falsch war. Was man dagegen tun kann, und wie man etwas dagegen tun kann. Zum ersten Mal hatte ich die Hoffnung, mein Watscheln in Gehen verwandeln zu können. Obwohl sich das Buch mit dem Thema Gesundheit im ganzen befaßte, erfuhr ich endlich genau, **warum man zu dick wird**!

Seither sind viele Bücher über Toxämie geschrieben worden, für die natürliche Gesundheitslehre gilt aber nach wie vor Dr. Tildens Buch als bahnbrechend. Dr. Tilden zufolge kann Toxämie als Ausgangssituation für die Entstehung von Übergewicht bezeichnet werden.

Hält man den Körper jedoch frei von Giftstoffen, erhöht sich die Chance, ein vernünftiges Körpergewicht zu halten, denn der Überschuß an giftigen Abfallprodukten im Körper gilt als Vorbote der Fettsucht.

Was ist also Toxämie? Woher kommt sie? Und was kann man tun, um sie einzuschränken? Entsprechend den Erkenntnissen der natürlichen Gesundheitslehre, gibt es zwei grundlegende Ursachen für die Entstehung der Toxämie im Organismus. Einerseits kann sie durch normale, natürliche Körperfunktionen entstehen, andererseits – wissentlich oder unwissentlich – durch unsere eigene Lebensweise. In beiden Fällen ist jedoch Energie nötig, um unser Blut wieder zu entgiften.

Im ersteren Fall wird das Blut durch den Stoffwechsel mit Schlacken belastet. Während Sie diese Seite lesen, ist Ihr Körperinneres keineswegs in Ruhestellung, es wird hart gearbeitet. Alte (verbrauchte) Zellen werden ständig durch neue ersetzt. Tatsächlich werden täglich dreihundert bis achthundert Milliarden alter Zellen durch neue Zellen ersetzt. *Die Anzahl von Zellen, die täglich ersetzt werden muß, hängt davon ab, wieviel gekochte oder kaustische Nahrung (scharfe, ätzende) gegessen wird. Diese Art von Nahrung verursacht Zellenverlust aus dem Verdauungskanal.* Diese alten Zellen sind für den Körper giftig und müssen so schnell wie möglich aus unserem Organismus durch eines der vier Ausscheidungsorgane, nämlich die Eingeweide, die Blase, die Lunge oder die Haut, ausgeschieden werden. Es handelt sich dabei um einen normalen, natürlichen Vorgang in unserem Körper, mit dem wir uns nicht zu befassen brauchen, es sei denn, die giftigen Abfallprodukte werden nicht ebenso schnell ausgeschieden, wie sie produziert werden. *So lange allerdings die körpereigene Energie ausreicht*, werden diese Abfälle einwandfrei ausgeleitet.

Im zweiten Fall wird die Vergiftung des Blutes (Toxämie) im Organismus durch Nebenprodukte der Nahrung herbeigeführt, die nicht richtig verdaut, nicht richtig assimiliert und nicht richtig in die Zellstruktur eingebaut werden. Wir haben die seltsame Angewohnheit, praktisch alles zu verändern, ehe wir es essen. Anstatt eine ausreichende Menge frischer Lebensmittel zu uns zu nehmen, essen wir einen zu großen Anteil an gekochter und denaturierter Nahrung. Was nicht schon in der Lebensmittelindustrie zu Tode behandelt worden ist, ehe es in unsere Hände kam, ändern wir auf irgendeine Weise selbst.

Wir braten, grillen, dünsten, schmoren, kochen fast alles, ehe wir es essen. Der Originalzustand der Nahrung wird verändert. Da unser Körper aber biologisch nicht darauf eingestellt ist, so viel veränderte (denaturierte) Nahrung aufzunehmen, ergeben sich durch die unvollständige Verdauung und Assimilation Rückstände und diese sind giftig. Besteht nun der **überwiegende** Teil unserer Ernährung aus denaturierter Nahrung, *wird der Organismus ständig überlastet.*

So sammelt unser Körper auf zweierlei Weise Giftstoffe, einerseits durch den normalen Stoffwechsel, andererseits durch Nahrungsrückstände, die nicht genügend ausgewertet wurden. Ihr gesunder Menschenverstand wird Ihnen sagen, daß sich Überschüsse bilden müssen, wenn mehr Abfallprodukte anfallen als ausgeschieden werden. Aus diesem Überschuß entsteht nun das *Übergewicht.* Noch größer wird das Problem dadurch, daß diese Giftstoffe saurer Natur sind. Ist aber ein Säureüberschuß vorhanden, hält der Organismus Wasser zurück, um die Säure zu neutralisieren. Der Körper wird aufgeschwemmt, und es entsteht noch mehr Gewicht.

Stellen Sie sich einmal vor, Sie arbeiten in einer großen Firma, wo Sie täglich 20 Kartons mit Schriftstücken zu zerreißen haben und wegwerfen müssen. Nehmen wir an, daß Sie – sei es aus Zeitmangel oder fehlender Energie oder beidem – täglich nur 15 Kartons aufarbeiten können. Am nächsten Tag werden Ihnen wieder 20 Kartons geliefert, aber Sie haben noch fünf Kartons vom gestrigen Tag übrig. Da Sie aber nur 15 Kartons aufarbeiten können, bleiben am zweiten Tag zehn Kartons übrig. Wenn Sie am Montag anfangen und sieben Tage gearbeitet haben, werden Sie am zweiten Montag nach Arbeitsbeginn 55 Kartons zu zerreißen haben und können doch täglich nur 15 verarbeiten. Nach nur einer Woche bleiben Ihnen 40 Kartons übrig. Diese Kartons müssen irgendwo gelagert werden, bis sie verarbeitet werden können. Aber wo? Wenn Sie also ein

Gewichtsproblem haben, gerät Ihr Körper in die oben beschriebene Notlage. Wenn Sie täglich mehr Schlacken produzieren, als Ihr Körper ausscheiden kann, müssen sie irgendwo gelagert werden. Ihr Körper, ständig bemüht, sich zu schützen und sich vor Schlacken zu bewahren, wird diesen Abfall nun keineswegs in die Nähe lebenswichtiger Organe transportieren. Er wird ihn in den Muskeln und im Fettgewebe deponieren, d. h. in den Oberschenkeln, am Gesäß, um die Körpermitte, an den Oberarmen, unter dem Kinn, überall dort, wo wir die Fettpolster am meisten beklagen. Wird das Problem nicht bewältigt, entsteht nicht nur Fettsucht, sondern auch ein allgemeines körperliches Unbehagen und Lethargie, denn der Körper verbraucht einen Großteil seiner Energie bei dem Versuch, sich von den angehäuften giftigen Schlacken zu befreien.

So berichtete Dr. Tilden seinen Lesern vor einem halben Jahrhundert: „Es sieht zwar so aus, als ob sich das Gewichtsproblem der Kontrolle des einzelnen entzöge, dem ist aber nicht so! Es handelt sich um kein Geheimnis, sondern um ein einfaches, physiologisches Phänomen. Jeder kann diese Situation meistern und sie auf sein Wunschmaß reduzieren. Es geht lediglich darum, die durch die Vergiftung des Blutes (Toxämie) entstehende Situation zu begreifen und das Nötige zu veranlassen, damit die bereits im Körper vorhandenen giftigen Schlacken ausgeschieden werden. Weiterhin ist darauf zu achten, daß Schlacken sich nicht schneller ansammeln, als sie ausgeschieden werden."

Wenn Sie das verstanden haben, werden Sie auch begreifen, wie wichtig es ist, die Ausscheidungsphase ungestört ablaufen zu lassen. Wenn Sie die Ausscheidungsphase stören – auch unwissentlich –, Ihren Körper also zwingen, giftige Abfallprodukte zurückzubehalten und abzulagern, so schaffen Sie damit **zunächst die** Voraussetzung für Gewichtsprobleme, die später in die Krankheit führen können.

So weit, so gut – alles, was zu tun ist, ist also, die Schlacken aus dem Körper zu entfernen und dafür zu sorgen, daß sie sich nicht wieder ansammeln. Aber wie geht das vor sich? Genau das ist das Problem. Wir haben erkannt, daß aus den Lehren der natürlichen Gesundheitslehre eine natürliche Lebensweise entwickelt werden kann, die auf der Erkenntnis beruht, daß man seinen Körper gleichmäßig von Schlacken reinigen und dabei auch verhindern kann, daß sich Schlacken im Übermaß wieder ansammeln. Das Schönste an diesem Programm ist, daß es Spaß macht und keine Einschränkungen damit verbunden sind. Essen bleibt Freude, es bekommt keinen klinischen Beigeschmack. Ich könnte niemals Eßgewohnheiten annehmen, die meinen Feinschmeckergaumen beleidigen würden.

Meine Frau Marilyn nahm dies zum Anlaß, ihre Erfahrungen als „Gourmet" in die Tat umzusetzen. Sie stellte Rezepte zusammen, die das Programm kulinarisch bereichern und es in ein köstliches Eßerlebnis verwandeln, das zum Lebensstil entwickelt werden kann. (Dieses Programm wird in Teil II vorgestellt.)

Wie kann man also den Stoffwechsel im Gleichgewicht halten, die Entfernung giftiger Abfallprodukte aus dem Organismus fördern und trotzdem gut essen? Es gibt drei leicht verständliche und leicht nachvollziehbare Regeln, die Ihnen dabei helfen werden. Die erste kritische und wichtige Richtlinie, die Ihnen zu einem dauerhaften Gewichtsverlust verhelfen wird, ist der . . .

Kapitel 5

Grundsatz I: Nahrung mit hohem Wassergehalt

Bevor wir Sie mit diesem Grundsatz bekannt machen, möchte ich Sie einladen, an einer einfachen und interessanten Übung teilzunehmen. Schreiben Sie alles auf ein Blatt Papier, was Sie heute gegessen haben. Wenn Ihr heutiges Eßprogramm noch nicht vollständig ist, so schreiben Sie auf, was Sie gestern gegessen haben. Am Ende dieses Kapitels wird diese Liste dazu dienen, auf eindrucksvolle Weise einen sehr wichtigen Punkt zu beleuchten. Schreiben Sie alles auf, auch wenn Sie nur mal probiert haben. Ihre Freundin hat z. B. ihr berühmtes Souflé gemacht, von dem Sie ein Häppchen versuchten. Schreiben Sie alles auf, was Sie Ihrem Körper zugeführt haben, soweit Sie sich erinnern können. Dann legen Sie die Liste für eine Weile beiseite, während wir uns mit dem obigen Prinzip näher befassen.

Unter den absolut lebensnotwendigen Stoffen steht Wasser neben Luft und Nahrung an oberster Stelle. Vom Augenblicke Ihrer Geburt an bis zum Tode verlangt Ihr Körper instinktiv nach Luft, Wasser und Nahrung, um überleben zu können. Sie wissen, was mit einer Pflanze passiert, wenn Ihr das Wasser entzogen wird. Sie welkt und stirbt. Ebenso erginge es Ihrem Körper, wenn er kein Wasser bekäme. Seine Bedeutung ist also klar.

Was versteht man nun aber unter Nahrung mit hohem Wassergehalt? Dazu müssen Sie wissen, daß wir auf einem Planeten leben, der zu über 70 % aus Wasser besteht. Wenn Sie auf dem Mond stünden und zur Erde blicken würden, könnten Sie erkennen, daß 71 % der Erdoberfläche aus Wasser besteht. Die restlichen 29 % sind Land. Alles ist ein Mikrokosmos (Kleinwelt, Welt der Einzelwesen) des Makrokosmos (Weltall).

Wenn wir uns noch näher mit dem Planeten Erde befassen und uns die Säugetiere ansehen, werden Sie feststellen, daß unsere Körper (die ja auch zu dieser Gattung gehören) ebenfalls mindestens zu 70 % aus Wasser bestehen. Als ich das zum ersten Mal hörte, konnte ich es fast nicht glauben. Ich konnte das Wasser in meinem Körper weder sehen noch hören. Und doch verhält es sich so, 70 % des menschlichen Körpers besteht tatsächlich aus Wasser. Erlauben Sie mir, Ihnen eine logische Frage zu stellen (darum geht es nämlich bei der natürlichen Gesundheitslehre, sie wendet sich an Ihren angeborenen Sinn für das Richtige). Wenn unser Planet zu 70 % aus Wasser besteht und diese Wassermenge braucht, um überleben zu können, erscheint es dann nicht logisch, Ihren Körper, der auch zu 70 % aus Wasser besteht, dadurch in bester Kondition zu erhalten, daß Sie ihm eine zu 70 % wasserhaltige Nahrung zuführen?

Wenn Ihr Körper zu 70 % aus Wasser besteht, woher soll er sonst das Wasser nehmen, wenn Sie es ihm nicht regelmäßig zuführen? Vom Augenblick Ihrer Geburt an bis zu Ihrem letzten Atemzug verlangt Ihr Körper nach diesem wesentlichen Bestandteil des Lebens. Sie müssen Wasser haben, um überleben zu können. Aber ich *spreche nicht vom Wassertrinken.*

Manche Leute werden jetzt sagen: „Prima, ich trinke meine acht Glas Wasser täglich." Aber Wasser trinken bringt Ihnen keineswegs den Erfolg, von dem ich spreche. Wenn ich von Nahrung mit hohem Wassergehalt spreche, meine ich damit zwei Arten von Nahrungsmitteln, die auf diesem Planeten wachsen und die einen natürlichen, hohen Wassergehalt besitzen, nämlich **Obst, Gemüse und Salate – das ist Sonnenkost.** Alles andere ist konzentrierte Nahrung. *Konzentriert* heißt, der Wassergehalt wurde reduziert, entweder durch bestimmte Behandlung, wie z. B. Konservierung usw., oder durch Kochen. Nun meine ich nicht etwa, daß Sie ausschließlich Obst, Gemüse und Salate essen müssen, um Gewicht zu verlieren und gesund zu bleiben. Aber Sie sollten eine Ernährungsweise anstreben, die annähernd 70 % Wassergehalt haben sollte, weil eben unser Körper zu 70 % aus Wasser besteht. Das bedeutet, *daß Obst, Gemüse und Salate in unserer Ernährung überwiegen* *sollten!* Die restlichen 30 % können aus konzentrierter Nahrung bestehen: Brot, Getreide, Fleisch, Milchprodukte, Hülsenfrüchte usw.

Es gibt zwei äußerst wichtige Gründe, weshalb wir gerade Wasser brauchen und weshalb das Trinken von Wasser oder anderen Getränken den Zweck nicht erfüllt: *Ernährung und Reinigung des Organismus.*

Wasser ist das Transportmittel für die Nährstoffe zu den Zellen des Körpers und für die Ausscheidung der Schlacken.

Der Körper findet in Obst, Gemüse und Salaten alle Nährstoffe wie z. B. Vitamine, Mineralstoffe, Proteine (Eiweiß), Aminosäuren, Enzyme, Kohlenhydrate und Fettsäuren, die es gibt und die er für sein Überleben braucht. Diese notwendigen Nährstoffe werden durch das in den Früchten und im Gemüse enthaltene Wasser in Ihren Magen und anschließend in die Därme gebracht, wo alle Nährstoffe aufgenommen werden. Wenn Sie also Nahrung mit hohem Wassergehalt zu sich nehmen, bedeutet das, daß Sie Nahrung zu sich nehmen, die allen Anforderungen des menschlichen Körpers genügt. Einige von Ihnen werden nun vielleicht sagen: „Ich nehme zusätzlich Vitamine und Mineralstoffe ein." Aber darum geht es nicht. Die Vitamine und Mineralstoffe, von denen ich spreche und die vom menschlichen Körper verwertet werden können, findet man reichlich in Obst- und Gemüsegärten, nicht aber in Apotheken.

Neben seiner Aufgabe, die Nährstoffe im Körper zu transportieren, hat Wasser noch die wesentliche Aufgabe, den Körper von Schlacken zu reinigen. Für unseren Sprachgebrauch ist „Reinigen" und „Entgiften" dasselbe. In der Frage der Gewichtsabnahme ist dieser Reinigungs- bzw. Entgiftungsprozeß von allergrößter Wichtigkeit.

Alles, was Sie besitzen, ganz gleich was es ist, muß gewaschen oder gereinigt werden, wenn es sauber sein soll. Sicher haben Sie heute ein Bad genommen oder sich geduscht. Wenn nicht heute, dann war es gestern oder wird morgen sein. Sie werden nur so lange warten, bis Sie wieder das Bedürfnis nach Sauberkeit haben. Genauso verhält es sich mit Ihrer Kleidung. Was wäre, wenn Sie die Kleider, die Sie jetzt tragen, sechs Monate lang anbehielten? Sie würden so etwas nicht tun. Die Kleidung würde derart schlecht riechen, daß Sie niemanden zu nahe kommen könnten. Was wäre, wenn Sie Ihr Auto sechs Monate nicht waschen würden und es würde nicht regnen? Sie könnten beim Fahren nicht mehr aus den Scheiben sehen, so schmutzig wären sie. Alles wird schmutzig, wenn es nicht gereinigt wird.

Raten Sie mal, was nicht regelmäßig gewaschen und gereinigt wird? Das Innere Ihres Körpers! Wir essen und leben auf eine Art und Weise, die unserem Körperinneren keine ausreichende Reinigung ermöglicht. Das ist der Grund, warum 62 % der Menschen übergewichtig sind. Dieser Umstand trägt auch dazu bei, daß drei von vier Personen eine Herzerkrankung oder Krebs bekommen. Das Äußere unserer Körper wird gereinigt, aber das Innere – was weit wichtiger wäre – wird nicht gereinigt. Es gibt Leute, die jahrzehntelang, ja **in ihrem ganzen Leben**, nicht einmal das tun, was notwendig wäre, um die giftigen Schlacken aus ihrem Körper herauszuwaschen. Dies ist nur möglich durch die Aufnahme von Nahrung mit hohem Wassergehalt, nicht jedoch durch Trinken von Wasser. Durch Wassertrinken werden keine Enzyme und andere lebenserhaltende Elemente im Körper transportiert. Das kann nur das Wasser, das in Obst und Gemüse enthalten ist.

Alle drei Körperzyklen funktionieren nur dann bestens, wenn sie regelmäßig mit diesem natürlichen, reinen Wasser versorgt werden, das in wasserhaltigem Obst, Gemüse und Salaten vorhanden ist.

Wir essen so, daß wir unseren Körper dabei nicht reinigen, sondern *verschmutzen*. Wir essen so, daß wir ihn verkleben und verstopfen. Von jetzt an möchten wir aber nicht mehr verkleistert und verschlackt sein, denn je mehr wir uns zuschlacken, umso mehr nehmen wir zu, und umso schwieriger wird es, dieses Gewicht wieder loszuwerden. Von jetzt an, wenn Sie Ihre Mahlzeiten anschauen, die Sie zu sich nehmen, tun Sie genau das – *schauen* Sie sich das Essen an, das Sie zu sich nehmen wollen und fragen Sie sich: „Ist diese Nahrung, die ich meinem Körper zuführen werde, gut für meine innere Reinigung, oder wird sie meinen Körper verkleistern und verstopfen?" Anders ausgedrückt: *„Überwiegen in dieser Mahlzeit Obst, Gemüse und Salat?"* Eine wichtige Frage, die Sie sich regelmäßig stellen sollten. Es ist sehr einfach. Esse ich jetzt etwas, was mich reinigt (entgiftet) oder wird es mich verstopfen und verschlacken?

Die meisten Mahlzeiten, die wir zu uns nehmen, haben eine verstopfende Wirkung (schlackenbildende Wirkung). Unsere Nahrung verschlackt unseren Körper und dann, weil wir verschlackt sind, fühlen wir uns schlecht. Wir nehmen etwas, um unser Befinden zu bessern, z. B. Kaffee, Alkohol, Magenbitter, aber gleichzeitig essen wir weiter das, was unseren Organismus verschlackt. Also, von jetzt an fragen Sie sich, wenn Sie Ihre Mahlzeiten betrachten: Enthält diese Mahlzeit etwa 70 % wasserhaltige Lebensmittel? Denn ich muß Ihnen rückhaltlos sagen: Wenn das nicht so ist, haben Sie nicht die geringste Chance, erfolgreich und auf Dauer abzunehmen und gesund zu bleiben. Wenn Sie wirklich gesund sein möchten, den Körper haben wollen, von dem Sie wissen, daß Sie ihn verdienen, dann ist es unerläßlich, daß Sie sich diese Frage vor jeder Mahlzeit stellen. In USA werden jährlich 200 000 „Bypass-Operationen" ausgeführt, weil die Arterien der Patienten verstopft sind. Ich bin bereit zu wetten, daß wenige, wenn überhaupt einer dieser unglücklichen 200 000 Menschen eine Kost mit überwiegend hoch-wasserhaltigen Bestandteilen eingehalten hat. Es ist schon seltsam: alles, was wir umsonst bekommen, mißbrauchen wir am meisten. Weil wir diesen wunderbaren Körper bei unserer Geburt umsonst bekommen haben, nehmen wir ihn als selbstverständlich hin und mißbrauchen ihn. *Wir müssen aber mit unserem Körper arbeiten, nicht gegen ihn.* Der richtige Weg liegt darin, ihn zu reinigen, nicht zu verschlacken.

Der Grund, warum wir so viel Nahrung zu uns nehmen, die verschlackt statt reinigt, ist, daß wir Gefangene unserer selbst sind. Jawohl, Gefangene! Sklaven unseres Gaumens! Wir tun alles für unseren Gaumen. Wir stopfen alles in uns hinein, was in unseren Mund paßt, was uns schmeckt, ohne darüber nachzudenken. Uns interessiert am Essen nur, **wie** es schmeckt. Aber wie ist es mit dem übrigen Körper? Wenn Sie den winzigen Bereich betrachten, den unser Geschmackssinn einnimmt und dann den Rest unseres Körpers, der ja schließlich die Nahrung verarbeiten muß, die über unsere Geschmackssinnesorgane gelaufen ist, sollten Sie sich wundern, weshalb die Menschen so viel Aufmerksamkeit auf diesen kleinen Teil Ihres Körpers richten und einen so großen Bereich ignorieren.

Wie oft haben Sie jemand sagen hören: „Heute morgen war ich spät dran, ich hatte keine Gelegenheit, auch nur einen Bissen zu essen, ehe ich aus dem Haus ging. Ich rannte aus dem Hause zur Arbeit. Ich hatte mehr zu tun, als ich bewältigen konnte, ich hatte nicht einmal Zeit für eine Kaffeepause. Ich hatte keine Zeit zum Mittagessen. Ich arbeitete den ganzen Tag durch." Sie haben das wahrscheinlich alle schon einmal gehört. Aber jetzt gegen 17.00 Uhr ist es Zeit, nach Hause zu gehen. Plötzlich merkt der Betreffende, wie hungrig er ist. Er reibt sich den Bauch und sagt: „Mensch, bin ich hungrig, den ganzen Tag habe ich nichts gegessen. Ich werde mir gleich etwas besorgen, etwas, was meine Därme durchwäscht und meinen Dickdarm reinigt." Keineswegs! Das haben Sie bestimmt nicht gehört! Schon eher: „Jetzt werde ich mir eine Pizza oder eine Bockwurst besorgen." Wenn die Leute hungrig sind, kaufen sie sich, was ihnen am besten schmeckt. Auf diese Weise geben sie ihrem Körper natürlich nie die Gelegenheit, sich zu reinigen oder zu entgiften. Sie essen, was gut schmeckt, verschlacken ihren Körper, nehmen dabei zu und machen alles nur noch schlimmer. Ich will damit nicht sagen, daß Ihnen das Essen keinen Spaß machen soll. Ich sage ja nicht, daß Sie etwas essen sollen, das Ihren Gaumen nicht erfreut. Nein! Ich sage, Sie können essen, was phantastisch schmeckt und gleichzeitig den Anforderungen Ihres Körpers genügt.

Wir schlagen lediglich vor, daran zu denken, daß Ihre Mahlzeiten zu 70 % wasserhaltige Nahrung (Obst und Gemüse) enthalten sollen und nur 30 % konzentrierte Nahrung. Sie werden staunen, welche herrlichen Mahlzeiten man aus Obst, Gemüse und Salaten zaubern kann, weitaus mehr, als die meisten von Ihnen sich vorstellen können. Wir werden Ihnen in **„Fit für's**

Leben" so kreative und neuartige Eßideen vorschlagen, daß Ihnen das Wasser im Munde zusammenlaufen wird und Sie Ihre Eßgewohnheiten für immer verändern werden. Immer wenn Sie hungrig sind und an Essen denken, werden Sie von jetzt an eine Auswahl köstlicher Rezepte haben, die Ihren Körper nicht belasten.

Dies alles kann in einem einzigen Satz zusammengefaßt werden. **Wenn Sie überschäumende Lebensfreude empfinden und sich in der bestmöglichen Verfassung befinden wollen, müssen Sie lebendige Nahrung zu sich nehmen.** Um das zu verstehen, brauchen Sie weder einen Doktortitel, noch müssen Sie ein Wissenschaftler sein. Ein lebendiger Körper kann nur auf lebendiger Nahrung aufgebaut sein. Lebendige Nahrung hat aber immer einen hohen Wassergehalt. Wenn sie keinen hohen Wassergehalt hat, ist sie auch nicht lebendig. Wenn 70 % oder mehr Ihrer Nahrung aus Lebensmitteln besteht, die tot sind, verändert und denaturiert wurden, überlasse ich es Ihnen, sich vorzustellen, was aus Ihrem Körper werden wird. Obst und Gemüse haben einen sehr hohen Wassergehalt. Andere Nahrungsmittel sind konzentriert, und das bedeutet, daß das Wasser entweder durch Kochen oder eine andere Behandlung entzogen wurde.

Ich vergleiche uns – als Art – gerne mit den Säugetieren, zu deren Gattung wir ja gehören, und die die Erde mit uns bewohnen. Sehen Sie sich all diese Säugetiere einmal an. Ich meine damit nicht die Tiere, die wir als Haustiere kennen oder die in zoologischen Gärten leben, denn sie leben unter unserer Herrschaft und teilen deshalb viele unserer Probleme. Aber, haben Sie jemals einen dicken Tiger oder eine dicke Antilope in der Wildnis gesehen? Haben Sie jemals in der freien Natur lebende Tiere gesehen, die ihre Zähne verloren haben und zum Fressen ein künstliches Gebiß benützen? Oder Hörgeräte trugen oder Brillen? Die Perücken tragen, weil sie kahl waren, oder Herzschrittmacher brauchten? Die Dialysemaschinen brauchten für ihre Nieren?

Haben Sie je gehört, daß pro Jahr eine Million Tiere an Herzerkrankungen sterben oder ½ Million an Krebs? Oder daß eine Viertelmillion Schlaganfälle erleiden oder Tausende zuckerkrank sind? Nein! Teilweise ist es darauf zurückzuführen, daß Tiere, die in der Wildnis leben, *nur* überleben können, weil sie sich richtig ernähren und deshalb fit bleiben. Andernfalls würden sie nach dem Gesetz der Auslese durch Stärkere getötet werden. Meistens jedoch besitzen wilde Tiere – im Gegensatz zu den menschlichen Erdenbewohnern – eine großartige Gesundheit. Und sie haben kein Übergewicht! Warum ist das so?

Um das zu verstehen, ist es lediglich nötig zu vergleichen, was wir essen und was die Tiere zu sich nehmen. Säugetiere, die in der freien Natur leben, nehmen lebendige Nahrung mit sehr hohem Wassergehalt zu sich. In freier Wildbahn gibt es keine Nahrung, der das Wasser durch Kochen oder eine andere Behandlung entzogen wurde. Deshalb haben sie eine weitaus bessere Gesundheit als wir. Sogar die ausschließlich fleischfressenden Tiere fressen Nahrung mit hohem Wassergehalt. Wenn Sie jemals Gelegenheit hatten, in der freien Natur oder in einem Film zu beobachten, wie ein Löwe ein Zebra oder ein Gnu reißt, werden Sie gemerkt haben, daß der Löwe unweigerlich die Unterseite seiner Beute aufreißt, den Bauch öffnet und die Eingeweide frißt. Ich weiß, das klingt nicht besonders appetitlich, aber so ist es nun mal in der Wildnis.

Warum frißt nun der Löwe zuerst die Eingeweide eines geschlagenen Zebras? Nun, fleischfressende Tiere fressen im großen und ganzen keine anderen fleischfressenden Tiere. Denken Sie mal nach! Löwen fressen keine Tiger, Bären keine Wölfe. Fleischfressende Tiere fressen pflanzenfressende Tiere! *Alle* Tiere brauchen Nahrung aus dem Pflanzenreich. Entweder frißt das Tier die Pflanzen direkt, oder es frißt pflanzenfressende Tiere. Der Löwe macht sich sofort an die Eingeweide, weil er dort vorverdaute Nahrung mit hohem Wassergehalt findet. Dann frißt er die Organe, denn auch sie enthalten viel Wasser. Dann leckt er das Blut auf, denn Blut besteht zu 90% aus Wasser. Mit anderen Worten, er geht vom Körperinneren zu den äußeren Teilen. Was zuletzt bleibt, ist Muskelfleisch.

So sollte auch bei uns der größte Teil unserer Ernährung aus wasserhaltigen, lebendigen Bestandteilen bestehen. Natürlich kann nicht immer alles perfekt ausbalanciert sein mit exakt 70 % wasserhaltiger und 30 % konzentrierter Nahrung. Das ist in Ordnung! Wir versuchen nicht, Ihnen eine Diät wie eine Gefängnisstrafe aufzubrummen. Manchmal wird die konzentrierte Nahrung dominieren. Sie brauchen deshalb kein schlechtes Gewissen zu haben! Dafür gibt es keinen Grund. Sie haben nun mal Gelüste, die sich im Laufe der Jahre entwickelt haben. Es wird einige Zeit dauern, bis Sie diese Gelüste überwunden haben. Sie sollten immer wieder für Ausgleich sorgen. An einem Tag haben Sie schwere Mahlzeiten zu sich genommen, aber dann kommt der nächste Tag. Ein neuer Tag! An diesem neuen Tag sollten Mahlzeiten mit hohem Wassergehalt überwiegen, um so den Ausgleich wieder herzustellen. Entscheidend ist, daß Sie regelmäßig Nahrung mit hohem Wassergehalt zu sich nehmen. Nur so wird es Ihnen gelingen, auf Dauer Gewicht zu verlieren und gesund zu bleiben.

Wie wichtig diese Ernährungsweise ist, kann am besten durch die Aussage eines Mediziners unterstrichen werden, der diese Prinzipien ein halbes Jahrhundert lang studiert hat. Dr. Norman Walker ist 116 Jahre alt geworden. Er lebte bis vor kurzem in Arizona. Er zog sein Gemüse selbst und schrieb viele Bücher. Niemand fuhr ihn im Rollstuhl oder fütterte ihn mit zerdrückten Bananen. Er war völlig unabhängig. Was war der Schlüssel zu seiner hervorragenden Gesundheit und Langlebigkeit? In seinem letzten Buch „Natürliche Gewichtskontrolle" schreibt Dr. Walker: „Jede Pflanze, alle Gemüse, Früchte, Nüsse und Samen sind in ihrem Rohzustand aus Atomen und Molekülen zusammengesetzt. Innerhalb dieser Atome und Moleküle befinden sich die lebenswichtigen Vitalstoffe, die wir Enzyme nennen. Enzyme sind keine Sache oder Substanzen. Sie stellen das Lebensprinzip in den Atomen und Molekülen jeder lebenden Zelle dar. Die Enzyme in den Zellen des menschlichen Körpers entsprechen genau den Enzymen der Vegetation, und die Atome im menschlichen Körper befinden sich in Übereinstimmung mit den gleichen Atomen in der Pflanzenwelt. Folglich findet, wenn für den Aufbau oder den Ersatz einer Zelle bestimmte Atome gebraucht werden, eine magnetähnliche Anziehung statt, bei der der von uns genossenen Rohkost das atomare Element entnommen wird, das in Art und Typ genau diesen Körperzellen entspricht. So ist jede Zelle im Gefüge unseres Körpers und jede Zelle in der uns von der Natur gegebenen Nahrung von diesem lautlosen Leben durchdrungen und belebt, das als Enzym bekannt ist. Diese magnetartige Anziehung ist jedoch nur in lebendigen Molekülen vorhanden. Enzyme sind hitzeempfindlich. Bei Temperaturen über 54 °C sterben sie ab. Erhitzt man Nahrung auf über 54 °C, wird über die darin enthaltenen Enzyme das Todesurteil gesprochen. Diese Nahrung ist tot.

Natürlich kann tote Materie nicht die Arbeit lebendiger Organismen leisten. Folglich hat Nahrung, die über 54 °C erhitzt wurde, ihren lebensspendenden Nährwert verloren. Zwar kann solche Nahrung das Leben im menschlichen Organismus erhalten, aber nur um den Preis fortschreitenden Verfalls von Gesundheit, Energie und Vitalität."

In diesem und allen anderen Büchern, die Dr. Walker geschrieben hat, betont er nachdrücklich die Wichtigkeit, die dem Verzehr von Lebensmitteln mit hohem Wassergehalt beizumessen ist, wenn sie einen schlanken und vitalen Körper anstreben. **Erfolg hinterläßt Spuren!** Dr. Walker ist 116 Jahre alt geworden und war bis zu seinem Tode überaus vital. Ich würde auf ihn hören!

1980 brachten sowohl die Los Angeles Times als auch die Weekly World News Artikel über einen in China lebenden Mann namens Wu Yunquing. Herr Yunquing war 142 Jahre alt und wird beim Radfahren abgebildet. Nach seiner Ernährung befragt, antwortete er: „Ich esse Mais, Reis, Süßkartoffeln, Obst, Gemüse und Salate." **Erfolg hinterläßt Spuren!**

Im Jahre 1973 brachte die Zeitschrift National Geographic einen Bericht eines Wissenschaftlers namens Alexander Leaf. Dr. Leaf hatte sich auf die Suche nach den ältesten Leuten der Welt gemacht. Er fand heraus, daß die Abkhazianen in Rußland, die Vilcabambanen in Ecuador und die Hunzukuten in Pakistan zu den langlebigsten Völkern gehörten. Abgesehen davon, daß er bei den Vilcabambanen und bei den Hunzukuten überhaupt keine Fettsucht und bei den Abkhazianen nur sehr wenige Fälle davon feststellen konnte, entdeckte er, daß diese Menschen in erstaunlichem Maße frei von Krankheiten waren. Kein Krebs! Keine Herzkrankheiten! Darüber hinaus wurden die meisten von ihnen über hundert Jahre alt und blieben körperlich sehr aktiv. Die Nachforschungen Dr. Leafs über die Eßgewohnheiten dieser Völker ergaben, daß die Abkhazianen ungefähr zu 70 % stark wasserhaltige Nahrung zu sich nehmen, die Vilcabambanen und die Hunzukuten sogar über 80 %. Er und viele andere Gerontologen (Alterswissenschaftler) waren in hohem Maße von der Langlebigkeit dieser Völker beeindruckt. Aber wie gesagt: **Erfolg hinterläßt Spuren**!

Haben Sie alles aufgeschrieben, was Sie an einem Tag gegessen haben und auf einer Liste aufgeführt? Dann nehmen Sie sich jetzt Ihre Liste vor, und schauen Sie sich diese an. Ich habe zwei Fragen an Sie. Erstens, was haben Sie an Nahrung zu sich genommen, die einen Wassergehalt von 70 % (frisches Obst, Gemüse und Säfte) hat? Und zweitens, ist das typisch für Ihre täglichen Mahlzeiten? Wenn die Liste keine 70 % wasserhaltige Nahrung enthält und es sich dabei um Ihr typisches tägliches Eßverhalten handelt, erklärt sich daraus die Hauptursache Ihres Gewichtsproblems und Ihrer Gebrechen. Natürlich tragen auch andere Faktoren zu einem Gewichtsproblem oder schlechtem Gesundheitszustand bei. Streß, psychologische Faktoren, der Beruf, Gefühle haben ihren Anteil daran. Den größten Einfluß auf unser Gewicht hat jedoch ohne Zweifel die Nahrung, die wir zu uns nehmen. Der alte englische Spruch: „Täglich einen Apfel und du brauchst keinen Arzt" trifft sicherlich den Kern der Sache. Noch besser sollte es heißen: „Täglich einen Apfel (eine Orange und ein paar andere Früchte), dazu einen Salat, und du brauchst keinen Doktor." Klingt ein bißchen ungewandter, ist aber goldrichtig.

Ehe wir weitermachen, lassen Sie mich die immer wieder gestellte Frage beantworten: „Wie ist es mit dem Trinken? Ich trinke am Tag 8 Glas Wasser, sollte ich das tun oder nicht?" Nun, sobald Sie mehr Nahrung mit hohem Wassergehalt zu sich nehmen, werden Sie kein großes Verlangen nach Getränken mehr haben. Mit anderen Worten, Menschen, die 8 Glas Wasser oder andere Getränke am Tag zu sich nehmen, tun das,

weil sie die notwendige Flüssigkeit nicht aus der Nahrung bekommen können. In ihrer Ernährung überwiegen die konzentrierten Bestandteile, so daß ihr Körper ständig nach Flüssigkeit verlangt und sie ständig Durst haben. Sie werden feststellen, daß Sie viel weniger Durst haben werden, wenn Sie Nahrung mit hohem Wassergehalt zu sich nehmen, als wenn Sie Dinge essen, die kein Wasser enthalten und Sie so das Wasser zusätzlich trinken müssen. Wenn Sie jedoch Wasser trinken wollen, dann sollten Sie dampfdestilliertes Wasser trinken, sofern es erhältlich ist. Sie können sich dampfdestilliertes Wasser selbst mit einem Heimdestilliergerät zubereiten. Nähere Auskünfte hierüber können Sie bei der Lebenskunde e. V. Postfach 1214, 27718 Ritterhude erhalten.
Mineralwasser ist nicht ideal für den menschlichen Körper, da es anorganische Mineralstoffe enthält, die der Körper weder verwenden noch ausscheiden kann. Diese anorganischen Materialien haben die Tendenz, sich im Organismus mit Cholesterin zu verbinden und sich als sogenannte dicke Placques (Ablagerungen) in den Arterien niederzuschlagen. Dampfdestilliertes Wasser hat diese Wirkung nicht. Wenn Sie Obst oder Gemüse essen, trinken Sie destilliertes Wasser. Pflanzen entnehmen dem Boden Mineralstoffe, die Sie dann in organischer Verbindung aufnehmen.

Sie haben vielleicht gehört, daß durch destilliertes Wasser angeblich Mineralstoffe aus dem Körper gezogen werden. Das ist nur teilweise richtig. Die Mineralstoffe, die durch destilliertes Wasser dem Körper entzogen werden, sind anorganisch. Der Körper kann diese sowieso nicht verwerten. So ist die Wirkung eine gesunde. Destilliertes Wasser wäscht organische Mineralstoffe nicht aus, die ein Teil der Zellstruktur des Organismus geworden sind. Ist ein Mineralstoff Teil der Zellstruktur geworden, kann er nicht mehr ausgewaschen werden.

Noch eine wichtige Bemerkung zum Wasser. Es ist sehr ungesund, zu den Mahlzeiten Wasser oder andere Getränke zu trinken. Viele Leute essen und trinken zur selben Zeit. Das ist nicht gut für die Verdauungssäfte, die die Nahrung aufschließen müssen. Wenn Sie während der Mahlzeiten trinken, verdünnen Sie diese Verdauungssäfte und verhindern so, daß die Nahrung richtig verdaut wird. Zudem werden sowohl die Aufnahmephase als auch die Ausnutzungsphase behindert, was wiederum eine negative Wirkung auf die besonders wichtige Ausscheidungsphase hat, da dadurch sehr viel Energie verschwendet wird.

Zusammengefaßt kann man sagen, daß Sie durch das Essen von Nahrung mit hohem Wassergehalt giftige Schlacken aus Ihrem Körper ausspülen und dabei Ihr Gewicht verringern. Wenn Sie das kontinuierlich tun, vermeiden Sie eine neuerliche Anhäufung von Giftstoffen, und Sie werden nicht wieder zunehmen. Wir haben deutlich gemacht, wie wichtig die Ausscheidungsphase für den Gewichtsverlust ist. **Nichts beschleunigt die Ausscheidungsphase mehr als der regelmäßige Verzehr einer ausreichenden Menge an Nahrung mit hohem Wassergehalt.**

So wichtig wie Lebensmittel mit hohem Wassergehalt sind, so ist die richtige Lebensmittelkombination wichtig. Also, kommen wir zum...

Kapitel 6

Grundsatz II: Richtige Lebensmittelkombination

(Wie man Nahrung richtig kombiniert)

Sie haben vielleicht schon davon gehört, wie wichtig es ist, seine Mahlzeiten richtig zusammenzustellen. Diese Erkenntnis wird immer populärer, und zwar mit Recht. Die Bedeutung der richtigen Zusammenstellung der Nahrung wurde während der letzten 85 Jahre durch intensive Forschungen immer wieder bewiesen. Vielleicht haben Sie schon von Ivan Pavlov gehört, der sich als einer der ersten mit diesem Thema befaßte. Pavlov veröffentlichte 1902 ein Buch mit dem Titel „Die Arbeit der Verdauungsdrüsen", worin er die Prinzipien der richtigen Zusammenstellung von Nahrung hervorhob. Richtige Kombination zeitigt hervorragende Ergebnisse. Viele weitere Forschungen wurden durchgeführt, die die Gültigkeit dieser Forschungsergebnisse bestätigten, vor allem durch Dr. Herbert M. Shelton, der von 1928–1981 eine Gesundheitsschule in San Antonio, Texas, besaß. Dort stellte er alle zur Verfügung stehenden Forschungsergebnisse über die richtige Kombination von Nahrungsmitteln in umfassender Weise zusammen.

Dr. Sheltons Forschungsergebnisse, die schon 1924 im „Journal of the American Medical Association" von Dr. Philip Norman bestätigt wurden, zeigen die Wirksamkeit und wissenschaftliche Gültigkeit der richtigen Nahrungsmittelzusammenstellung. Wird sie mißachtet, entstehen viele Probleme, die ein enormes Hindernis auf dem Wege zu einer erfolgreichen Gewichtsabnahme und -kontrolle darstellen. Es leuchtet ein, daß die Störung der Aufnahmephase der Nahrung auch die nachfolgenden Zyklen beeinträchtigt. **Nichts fördert die Aufnahmephase**

besser als die Beachtung der Grundsätze der richtigen Lebensmittelkombination.

Was hat nun die richtige Kombination der Nahrung mit dem Abbau von Übergewicht zu tun? Wie beginnen Sie Ihren Tag? Springen Sie morgens mit einem Gefühl unbeschreiblicher Lebensfreude aus dem Bett, bereit, sich in Ihre Tagesarbeit zu stürzen? Oder quälen Sie sich aus dem Bett, schütten eine Tasse Kaffee herunter, um den Tag überhaupt beginnen zu können? Verbringen Sie Ihren Tag im Gefühl freudiger Erwartung? Oder denken Sie, oh je, werde ich bis Freitag durchhalten? Sind Sie am Ende des Tages noch voller Energie? Freuen Sie sich auf das Zusammensein mit Ihren Kindern, Ihrem Ehepartner oder Ihren Freunden? Oder haben Sie am Abend kaum noch die Kraft, Ihr Abendbrot zu essen, ehe Sie kurz vor dem Einschlafen auf der Couch vor dem Fernseher zusammenfallen? Der Unterschied liegt in einem entscheidenden Punkt: **Energie!**

Es wird kaum einen Leser dieser Zeilen geben, der nicht gerne mehr Energie zur Verfügung hätte. Es ist wie mit Geld. Wenn ich Ihnen einen Hundertmarkschein geben würde, würden Sie ihn zerreißen und auf die Straße werfen? Ich bezweifle es. Wenn Sie also einen Hundertmarkschein nicht wegwerfen würden, würden Sie dann etwas wegwerfen, was viel wichtiger ist als Geld, nämlich Energie? Wissentlich sicher nicht, aber doch unwissentlich, unter Umständen sogar regelmäßig. Ganz egal, was Sie tun wollen, ob laufen, lesen, spielen oder irgend etwas anderes, Sie brauchen dazu Energie. Tatsächlich bedeutet Energiemangel in Ihrem Körper, daß Sie nicht richtig leben. Keine Energie, kein richtiges Leben.

Jeder von uns möchte gerne mehr Energie haben. Raten Sie einmal, welche Funktion Ihres Körpers am meisten Energie beansprucht? *Die Verdauung!* Ist das nicht interessant? Waren Sie nicht auch oft müde nach dem Essen? Wer war das noch nicht! Der Grund dafür liegt darin, daß unsere ganze Energie auf die Verarbeitung der Nahrung in unserem Organismus konzentriert ist. Die Verdauung der Nahrung verbraucht mehr Energie als Laufen, Schwimmen oder Radeln. Es gibt in der Tat nichts, wozu mehr Energie nötig ist, als für die Verdauung.

Energie ist jedoch entscheidend für die überaus wichtige Entgiftung (Ausscheidung giftiger Schlacken) des Körpers. Wenn es uns gelingt, giftige Schlacken regelmäßig aus unserem Körper zu entfernen, werden wir auch regelmäßig Gewicht verlieren und nicht wieder zunehmen. Für die Ausscheidung wird Energie gebraucht, die Ausscheidungsphase ist von allergrößter Bedeutung. Ohne Ihre Mitarbeit kann der Körper aber keine giftigen Schlacken ausscheiden. Deshalb müssen wir unserem Körper dabei helfen, indem wir ihm den nötigen Energievorrat regelmäßig zur Verfügung stellen. Nur so können wir gesund und schlank sein, nur dadurch, daß wir dem Körper für seine Entgiftungsarbeit eine ausreichende Menge an Energie verschaffen. Wenn also die Verdauung der Nahrung mehr Energie beansprucht als jede andere Tätigkeit unseres Körpers, wo glauben Sie, können wir am ehesten Energie für andere Zwecke freisetzen? In unseren Verdauungsorganen natürlich.

Der Begriff „richtige Lebensmittelkombination" basiert auf der Entdeckung, daß bestimmte Nahrungszusammenstellungen leichter verdaut und besser ausgewertet werden können als andere. Der Erfolg, der durch die richtige Kombination der Nahrung erzielt wird, kann durch Erkenntnisse aus dem Bereich der physiologischen Chemie, insbesondere der Verdauungschemie, erklärt und erhärtet werden. Energie ist der Schlüssel. Nichts fördert den Verdauungsprozeß, der wiederum die Energie steigert, mehr als die richtige Zusammensetzung der Nahrung.

Die Grundsätze der richtigen Lebensmittelkombination lehren uns folgendes: **Der menschliche Organismus ist nicht dafür geschaffen, im Magen mehr als eine konzentrierte Nahrung gleichzeitig zu verdauen.**
Eine einfache, aber bedeutsame Feststellung. Vergegenwärtigen Sie sich, was man unter konzentrierter Nahrung versteht: **Alles, außer Obst, Gemüse und Salaten, ist konzentriert.** So bedeutet der Begriff „richtige Lebensmittelkombination" lediglich, daß Sie – aufgrund der Unfähigkeit des Magens, mehr als ein konzentriertes Nahrungsmittel gleichzeitig zu verdauen – auch nicht mehr als ein konzentriertes Nahrungsmittel gleichzeitig zu sich nehmen sollen. So einfach ist das.

Jede Säugetiergattung hat ein bestimmtes Verdauungssystem, das biologisch einer bestimmten Nahrungsart angepaßt ist. Angefangen beim Löwen, dessen Verdauungskanal ungefähr 3,65 m lang ist, bis zur Giraffe, deren Verdauungskanal ungefähr 85 m lang ist! Es gibt auf dieser Erde fleischfressende, pflanzenfressende, allesfressende, grasfressende und fruchtfressende Tiere. Man ist sich nicht ganz einig, welchem Verdauungssystem man das des Menschen zuordnen soll, aber eines ist sicher: Sie besitzen sicher nicht *alle* diese verschiedenen Verdauungssysteme. Trotzdem ernähren sich die Menschen wie die Löwen, die Giraffen, die Schweine, die Pferde und die Affen – und nicht nur das, wir essen auch noch bei ein und derselben Mahlzeit alles durcheinander. Dadurch werden unsere Verdauungsorgane enorm belastet, die Entstehung giftiger Abfallprodukte wird zwangsläufig gefördert, und eine Menge kostbarer Energie wird verschwendet.

Haben Sie nicht schon immer Fleisch und Kartoffeln zusammen gegessen? Fisch und Reis? Geflügel und Nudeln? Eier und Toast? Käse und Brot? Getreide und Milch? Jetzt werden Sie fragen, was bleibt denn da noch übrig? Keine Sorge, mehr als genug. Die obigen Zusammenstellungen, ich muß es Ihnen sagen, sind nicht zu Ihrem Besten und verhindern außerdem, daß Sie die gewünschte schlanke Linie erreichen und zusätzlich Energie gewinnen. Kostzusammenstellungen dieser Art sind geradezu *eine Garantie* dafür, nie ausreichend Energie zu haben. Die Voraussetzung für Gewichtsverlust ist Entgiftung, und Entgiftung hängt gänzlich von der zur Verfügung stehenden Energie ab. Weil wir unsere Nahrung falsch zusammenstellen, haben wir eine Energiekrise in unserem Körper. Diese falsche Ernährungsweise führt auch dazu, daß Leute schon im Alter von 50 Jahren sterben. Der Tod tritt ein, weil der Körper keine Kraft mehr hat, seine Probleme zu meistern. Und es ist durch nichts zu rechtfertigen, daß Menschen schon im Alter von 50 Jahren sterben müssen.

Nahezu ⅔ unserer Bevölkerung sind übergewichtig. Das ist zum großen Teil auf unsere willkürliche und wahllose Nahrungszusammenstellung zurückzuführen. Lassen Sie es mich erklären. Nehmen wir z. B. Fleisch und Kartoffeln, eine allgemein übliche Kombination. Ebensogut könnte ich Fisch und Reis, Hähnchen und Nudeln oder Brot mit Käse sagen. Sie essen ein Steak. Sie bereiten es so zu, wie Sie es gerne mögen, und dann essen Sie es. Erreicht das Steak den Magen, ist ein bestimmter Verdauungssaft erforderlich, um diese konzentrierte Eiweißnahrung aufzuschließen, nämlich eine Säurelösung. Gleichzeitig haben Sie auch eine gebackene Kartoffel gegessen. Nun könnten Sie einwenden, daß es sich bei der Kartoffel doch um Pflanzenkost handle. Richtig. Wenn Sie in eine *rohe* Kartoffel beißen und diesen Bissen kauen würden, bekämen Sie Nahrung mit einem hohen Wassergehalt in Ihren Magen. Ist sie erst gebacken, können Sie die Kartoffel kauen, bis Ihnen die Zähne ausfallen, sie wird sich nicht mehr in eine wasserhaltige Nahrung verwandeln. Durch das Backen ist das Wasser verlorengegangen, übrig bleibt ein konzentriertes, stärkehaltiges Nahrungsmittel. Nun kommt diese konzentrierte Stärke zusammen mit dem Steak in den Magen. Für die Verdauung der Stärke ist aber eine alkalische Lösung erforderlich. Aus Ihrem Chemieunterricht wissen Sie, was passiert, wenn saure und alkalische Lösungen miteinander in Kontakt kommen. Sie neutralisieren sich gegenseitig.

Sie haben also ein Steak mit Kartoffeln gegessen. Diese Mahlzeit befindet sich in Ihrem Magen. Die zur Verdauung notwendigen Säfte haben sich neutralisiert. Was geschieht nun mit dieser Mahlzeit? Unser Organismus – in seiner unendlichen Weisheit – erkennt sofort die Notsituation, denn die Verdauung hat für den Körper absolute Priorität. Er gerät in Aufruhr. Mehr Verdauungssäfte müssen bereitgestellt werden. Das braucht Zeit und kostet Energie. Erneut werden Verdauungssäfte abgesondert, die wieder neutralisiert werden. Der Organismus ist bis an seine Grenzen beansprucht. Noch mehr Energie wird verbraucht, um noch mehr Säfte in den Magen fließen zu lassen. Das erfordert viel Zeit. Tatsächlich vergehen mehrere Stunden, während der Körper die Verdauungssäfte produziert. Wieder werden sie in den Magen abgegeben, und schließlich beginnen unsere Verdauungsstörungen, und Sodbrennen setzt ein. Endlich wird diese nicht richtig verdaute Mahlzeit durch die Verdauungsorgane aus dem Magen befördert. Die schlecht verdaute Nahrung wird nach stundenlangem Aufenthalt im Magen dem Verdauungstrakt aufgezwungen. Es ist, als ob der Magen sagen wollte: „Da, nimm du es für eine Weile".

Es ist wichtig zu wissen, was sich zugetragen hat. Der größte Teil des Eiweisses hat sich durch den langen Aufenthalt im Magen durch Fäulnis zersetzt. Der größte Teil der Kohlenhydrate ist in Gärung übergegangen. Fäulnis und Gärung kann der Körper aber unter keinen Umständen brauchen. Nährstoffe, die auf diese Weise beeinträchtigt wurden, können nicht mehr zum Aufbau einer *gesunden* Zellstruktur verwendet werden.

Nahrung, die sich durch Fäulnis zersetzt hat oder in Gärung übergegangen ist, erzeugt im Körper giftige Säuren. Aufgrund der Fäulnis und Gärung entstehen Gase, Blähungen, Sodbrennen, saures Aufstoßen. Jetzt braucht man Magentabletten wie Pepsaldra, Pepsaletten, Aludrox, Gelusil-lac, Kompensan, Riopan, Nervogastrol, Rohasal, Maaloxan, Rennie, Solngastril, Soczulen Rollkur, Ulgastrin und viele andere mehr. Die Liste ist lang. In Amerika und Europa werden täglich Wagenladungen an säurebindenden Mitteln eingenommen. Warum? Weil wir kritiklos und wahllos essen. Wenn alles mögliche zusammen in den Magen gestopft wird, wird der Organismus überfordert. Wir sind die einzigen Geschöpfe auf dieser Welt, die nach dem Essen Medikamente einnehmen müssen, um die Nahrung aus unserem Darm wieder herauszubekommen.

Wegen all der Fäulnis, Gärung und der daraus entstehenden Säure verbleibt im Magen letztlich eine verdorbene, faulende, übelriechende Masse. Nun, ich weiß, das klingt nicht gerade appetitlich, und ich möchte nicht unmanierlich erscheinen, aber doch bei der Wahrheit bleiben. So sieht es tatsächlich in unserem Organismus aus. Die Nahrung, die unverdaut im Magen bleiben mußte, fault buchstäblich vor sich hin. Die einmal in der Nahrung vorhanden gewesenen Nährstoffe sind verlorengegangen. Durch die lange Verweildauer im Magen ist eine unglaubliche Menge Energie verbraucht worden. Dann wird die Nahrung dem Darmtrakt aufgezwungen. Sie schiebt sich durch ca. 9 m Verdauungskanal. Stellen Sie sich das vor! 9 m Darm werden gezwungen, sich mit dieser faulenden Nahrung zu befassen. Deshalb hat man keine Energie. Diese Nahrung braucht etwa acht Stunden, um aus dem Magen herauszukommen, und 24 Stunden und mehr, um durch den Verdauungskanal zu kommen.

In „The Hygienic System" (Das Gesundheitssystem), Band II, beschreibt Herbert M. Shelton die Arbeiten des Arztes Arthur Cason. Dr. Cason berichtete 1945 von Experimenten, die von ihm und seinen Mitarbeitern durchgeführt wurden. Bei diesen Experimenten wurde bewiesen, daß der gleichzeitige Verzehr von Eiweiß und Kohlenhydraten bei einer Mahlzeit die Verdauung verzögert, ja sogar verhindert. Er führte Kontrolluntersuchungen durch, bei denen die Verdauungsgeschwindigkeit notiert und die Ausscheidungen analysiert wurden. Er schreibt: „Derartige Versuche zeigen immer, daß sich die Eiweißverdauung im Magen verzögert, wenn gleichzeitig stärkehaltige Nahrung aufgenommen wird, und zwar in unterschiedlichen Ausmaßen, je nach Person und je nach Art des verzehrten Eiweißes oder der verzehrten Stärke. Bei der Untersuchung des Stuhls zeigten sich sowohl unverdaute Stärkekörnchen als auch Eiweißstückchen und Fasern, während bei getrennter Aufnahme von Eiweiß und Stärke keine derartigen Rückstände verbleiben." Bei richtiger Kombination wird die Nahrung vollständig abgebaut, absorbiert und vom Organismus ihrer Bestimmung zugeführt.

Weiterhin wurde festgestellt, daß beim Verzehr von Nahrung in unverträglicher Kombination – wobei die Folgeerscheinungen die gleichen sind wie nach Alkoholgenuß – auch spätere Leberschäden möglich sind.

Das Prinzip der richtigen Lebensmittelkombination will Ihnen lediglich folgendes deutlich machen: Wir wollen keine Energie vergeuden, wir wollen die Nahrung nicht acht Stunden lang im Magen faulen lassen und die Därme 24 Stunden lang und länger mit zersetzter Nahrung belasten. Was wir wirklich wollen, ist Nahrung, die nicht länger als drei Stunden im Magen verbleibt, die *keine* Fäulnis, *keine* Gärung, *kein* Gas, *keine* Blähungen, *kein* Sodbrennen und *kein* saures Aufstoßen verursacht und somit keiner medikamentösen Behandlung bedarf. Wir wollen

Nahrung, die die Därme schnell und wirkungsvoll durchwandert. Dies wird durch den Verzehr von nur *einer* konzentrierten Nahrungsart bei einer Mahlzeit ermöglicht. Wenn Sie zwei konzentrierte Nahrungsmittel in einer Mahlzeit essen, fängt die Nahrung an zu faulen. Verfaulte Nahrung **kann nicht assimiliert** werden. Falsche Nahrungsmittelkombination behindert auf drastische Weise die Ausnutzungsphase und die Ausscheidungsphase.

Es gibt einen einfachen Weg, das ganze Problem zu vermeiden. Sie wollen ein Steak, Fisch oder Hähnchen essen, also gut. Sie müssen sich lediglich klarmachen, daß Fleisch in dieser Mahlzeit der konzentrierte Bestandteil ist. Das bedeutet, daß Sie nicht noch mehr konzentrierte Nahrung in dieser Mahlzeit zu sich nehmen sollten. Also – keine Kartoffeln, Reis, Nudeln, Käse oder Brot, sondern Nahrung mit hohem Wassergehalt. Mit anderen Worten, zum Steak sollten Sie Gemüse essen, wie z. B. Brokkoli oder Zucchini oder auch andere Sorten, je nach dem, was Sie am liebsten mögen. Gemüse erfordert keinen besonderen Verdauungssaft, es kann sowohl in saurer als auch alkalischer Lösung abgebaut werden. Sie können das Gemüse dämpfen oder dünsten, bedenken Sie aber, daß bei längerer Kochzeit mehr Wasser und damit Lebenskraft entzogen wird. Zusätzlich zu Steak und Gemüse gibt es noch Salat. Daß Sie bei dieser Mahlzeit nicht hungrig vom Tisch aufstehen, ist doch klar, nicht wahr?

Es ist nicht unsere Absicht, Sie hungern zu lassen. Was wir Ihnen klarmachen wollen, ist folgendes: Es gibt für den Organismus gewisse physiologische Grenzen, die beachtet werden müssen, das ist alles. Wenn Sie eine gebackene Kartoffel essen wollen, gut, dann essen Sie sie. Essen Sie sie mit Butter, am besten mit nicht pasteurisierter Butter, wenn es möglich ist. Dazu gibt es Gemüse wie Zucchini, grüne Bohnen, Brokkoli oder was Sie wollen und natürlich Salat. Auch mit dieser Mahlzeit werden Sie satt werden. Ist Ihnen klar, was mit dem Begriff richtige Nahrungskombination gemeint ist? Sie möchten Fleisch essen, gut – essen Sie es mit Gemüse und Salat. Sie möchten Kartoffeln essen? Essen Sie sie mit Gemüse und Salat. Sie möchten Brot essen? Essen Sie es mit Gemüse und Salat.

Sie möchten Teigwaren essen? Essen Sie sie mit Butter und Salat. Sie möchten Käse essen? Nehmen Sie den Käse, hobeln Sie ihn und geben Sie ihn in Ihren Salat, aber ohne Croutons. Oder lassen Sie ihn über das Gemüse schmelzen. Für Menschen, die befürchten, zu wenig Eiweiß zu bekommen, wenn Sie nicht zu jeder Mahlzeit Fleisch essen, mag das zu einfach erscheinen, aber darauf kommen wir in Kapitel 7 zurück.

Wie Sie sehen, können Sie nach wie vor mit Freude essen, Sie essen, was Ihnen schmeckt. Der Unterschied besteht lediglich darin, daß Sie nicht alles zusammenmischen und alles zu gleicher Zeit essen. Damit fördern Sie nicht nur die Auswertung und Ausnützung der Nährstoffe (denn dann gibt es weder Fäulnis noch Gärung), sondern Sie bereiten auch den schmerzlichen Verdauungsstörungen ein Ende, vor allem aber steigern Sie die Ihnen zur Verfügung stehende Energie. Verstoßen wir gegen die Gesetze der richtigen Lebensmittelkombination, entstehen negative Folgen; befolgen wir die entsprechenden Richtlinien, erzielen wir viele positive Resultate. Streben wir das Positive an! **Pluspunkt Nr. 1: Gewichtsverlust!**

Gelegentlich wird argumentiert, daß die Natur selbst Stärke und Eiweiß in der Nahrung kombiniert. Was die Natur tut, dürfen wir auch tun. Dieser Einwand ist jedoch nicht zutreffend. Wenn in einem Lebensmittel eine natürliche Kombination von Eiweiß und Stärke gegeben ist (Hülsenfrüchte), und dieses Lebensmittel allein verzehrt wird, hat der Körper die Fähigkeit, seine Verdauungssäfte anzupassen und deren Zufluß zeitlich so zu bestimmen, daß die Verdauung einigermaßen rationell erfolgen kann. *Wir sagen „einigermaßen", denn Hülsenfrüchte sind als schwerverdaulich bekannt. Viele Menschen leiden nach dem Genuß von Hülsenfrüchten an Gasbildung und Blähungen, wodurch bewiesen wird, daß Eiweiß-Stärke-Kombinationen **jeder** Art Probleme verursachen.*

Wenn aber in einer Mahlzeit ein separates stärkehaltiges und ein separates eiweißhaltiges Nahrungsmittel verzehrt werden, können sich die Verdauungssäfte dieser Sachlage nicht anpassen. Es besteht zwischen einer natürlichen Eiweiß-Stärke-Kombination und zwei separaten Nahrungsmitteln, von denen das eine stärke- und das andere eiweißhaltig ist, ein gewaltiger Unterschied.

Wenn es also nicht gut ist, Stärke und Eiweiß miteinander zu mischen, wie verhält es sich dann mit zwei verschiedenen eiweißhaltigen Nahrungsmitteln oder zwei verschiedenen stärkehaltigen Nahrungsmitteln? Genau genommen ist es am besten, nur ein konzentriertes Nahrungsmittel pro Mahlzeit zu verzehren, also auch nicht Eiweiß mit Eiweiß, oder Stärke mit Stärke mischen. Die Kombination Stärke mit Stärke kann allerdings akzeptiert werden. Der Grund, warum zwei eiweißhaltige Nahrungsmittel nicht gleichzeitig verzehrt werden sollten, liegt darin, daß eiweißhaltige Nahrung so verschieden und so kompliziert in ihrer Zusammensetzung ist, daß die notwendige Anpassung der Verdauungssäfte nicht möglich ist. Beide Eiweißarten gehen zusammen in Fäulnis über. Das heißt jedoch nicht, daß nicht zwei verschiedene Fleischarten zusammen verzehrt werden dürfen oder beispielsweise zwei verschiedene Nußsorten. Es bedeutet jedoch, daß auf keinen Fall zwei gänzlich *verschiedene* Eiweißarten, wie z. B. Fleisch, Fisch, Eier, Milchprodukte oder Nüsse, gleichzeitig verzehrt werden dürfen.

Stärke ist leichter abzubauen als Eiweiß, deshalb können mehr als eine Stärkeart zusammen verzehrt werden. Wenn Sie z. B. zu Ihrem Salat Croutons und gebackene Kartoffeln essen wollen, geht die Verdauung ohne Gärung vor sich. Reis mit Hülsenfrüchten ist auch eine Kombination, die zwar schwerverdaulich, aber im Magen einigermaßen verträglich ist. Auch Avokados und Süßmais können miteinander verzehrt werden. Natürlich wäre ein Lebensmittel dieser Art alleine genossen am besten zu verdauen, es würde für den Körper weniger Arbeit, weniger Energieaufwand bedeuten. Jedoch können zwei Stärkearten ohne Schaden für den Magen miteinander kombiniert werden.

Um Sie mit der richtigen Lebensmittelkombination vertraut machen zu können, schlagen wir vor, daß Sie anfangen, Ihre gegenwärtigen Eßgewohnheiten zu ändern. Denken Sie nicht, daß Sie Ihr Leben von Grund auf ändern sollen. Alles soll so weit wie möglich in Ihrem bisherigen Rhythmus stattfinden. Natürlich wird der Erfolg um so größer sein, je radikaler Sie sich umstellen. Der erwünschte Gewichtsverlust wird um so schneller eintreten, je mehr Sie sich mit der neuen Lebensweise befassen. Sehen Sie, wie einfach das eigentlich alles ist? Wir sprechen von neuen Eßgewohnheiten. Daß wir sie brauchen, ist offensichtlich. So wie wir in den letzten hundert Jahren gegessen haben, hat zur Folge gehabt, daß mehr als die Hälfte von uns übergewichtig geworden ist. Nie hat man uns beigebracht, wie man sich richtig ernährt. Die übliche Ernährungsweise, die Philosophie der vier Nahrungsgruppen (Zucker, Stärke, Eiweiß und Fette), funktioniert offensichtlich nicht, wie wir gerade gelernt haben. Sie ist eine veraltete, unproduktive Ernährungsweise. Ich weiß, daß die Philosophie der vier Nahrungsgruppen jahrelang das Evangelium der Ernährungslehre war, aber wir können das, was dagegen spricht, nicht mehr länger übersehen. Daß so viele Menschen krank und übergewichtig sind, ist der beste Gegenbeweis. Dieses Problem ist bei weitem nicht unter Kontrolle. Vor kurzem fand an der medizinischen Fakultät der John Hopkins Universität eine Konferenz statt, an der Forscher und Ärzte, die sich mit Fettsucht befassen, teilnahmen. Dr. Gerard Smith vom medizinischen Zentrum der Cornell Universität sprach über die physiologischen Merkmale, die dem Auf und Ab des Eßverhaltens zugrundeliegen. Er sagte: ,,Wir wissen nicht, wonach wir Ausschau halten sollen und wir haben auch keine Hinweise gefunden. Das Ausmaß unserer Unwissenheit ist absolut." Das bei dieser Zusammenkunft servierte Mittagessen bestand aus Roastbeef, Kartoffelbrei mit Soße, Brokkoli, Götterspeise und Schokoladenkuchen. Es kann also kein Zweifel darüber bestehen, daß die Unwissenheit der Fachleute auf dem Gebiet der richtigen Lebensmittelkombination absolut ist. Ohne den altehrwürdigen Glauben an die Philosophie der vier Nahrungsgruppen können derartig traurige Speisefolgen nicht so weit verbreitet sein.

Für einige von uns mag es schwer sein, sich von diesem Mythos der vier Nahrungsgruppen zu trennen. Was es schwer macht, ist jedoch lediglich die Tatsache, daß über Jahre hinweg ein Dogma daraus gemacht wurde. Lehrmeinungen dieser Art können das größte Hindernis für den Fortschritt sein. Wenn der

Glaube an irgendetwas nur stark genug ist, können keine noch so gültigen Beweise über die Unrichtigkeit einer Theorie den Gläubigen überzeugen. Denken Sie an die Bedrängnis, der Galilei vor drei Jahrhunderten ausgesetzt war. Er wurde streng bestraft, weil er von seinem lächerlichen Glauben nicht ablassen wollte, daß die Sonne sich nicht um die Erde drehe. Seine Erkenntnisse gründeten sich auf die früheren Studien von Kopernikus. Galilei wurde wegen seiner Überzeugung ins Gefängnis gesteckt. Jeder Narr konnte sich doch am Morgen hinausbegeben und die Sonne beobachten, wie sie über den Horizont wandert und jeden Abend am Horizont versinkt oder hinter einem Berg verschwindet. Richtig? Falsch! Ich wage zu behaupten, daß heute niemand mehr daran glaubt, daß die Sonne die Erde umkreist. Und doch sieht es genau so aus, nicht wahr? Genauso ist es mit gewissen Eßgewohnheiten, die wir haben. Sie scheinen richtig zu sein, und doch sind sie falsch. Über 300 Jahre dauerte es, nachdem die Beobachtungen Galileis veröffentlicht worden waren, und obwohl er recht hatte und alle anderen unrecht, bis die katholische Kirche bereit war, ihm Genugtuung zu verschaffen und ihn zu rehabilitieren. Überlieferungen, egal, wie unrichtig sie sein mögen, sind schwer auszurotten.

Richtige Lebensmittelkombination bedeutet nicht, daß Sie auf Dinge verzichten müssen, die Ihnen schmecken, Sie sollten nur nicht alles gleichzeitig essen. Wenn Sie Ihre Nahrung nach Verträglichkeit zusammenstellen, werden Sie anstatt eines enormen Energieverlustes *einen Energieüberschuß* haben. Erinnern Sie sich an Ihr letztes Weihnachtsessen? Sagten Sie nach dem Essen nicht die Worte: ,,Ich bringe keinen Bissen mehr hinunter!"? Die meisten von uns kennen das. Nach der Mahlzeit waren Sie gerade noch fähig, ins Wohnzimmer zu gehen und in einen Sessel zu fallen. ,,Ich schaue mir nur das Ende des Fußballspieles an." ,,Eine Tasse Kaffee? Gut." ,,Oh je, auch noch ein Stück Kuchen? Meinetwegen." Sie können sich nicht einmal mehr bücken, müssen sich in den Stuhl fallen lassen. Warum? Weil Sie soviel durcheinander gegessen haben. Es gab Gänsebraten – und ich sage nicht, daß Sie das nicht essen sollen, aber . . . zusammen mit dem Braten gab es wahrscheinlich noch Roastbeef oder einen Schinken oder Lachs oder sogar alles zusammen. Von allem haben Sie ein bißchen gegessen. Dazu gab es Kartoffeln und Gemüse. Auch davon haben Sie gegessen. Und die Füllung der Gans! Natürlich mußten Sie von der Füllung essen, mit Soße! Dann gab es noch eine Platte mit kleinen Pastetchen und Gemüseauflauf, die keiner anrührte. Sie wissen, wovon ich spreche? Ich meine damit nicht, daß Sie an einem Festessen nicht teilnehmen sollen. Aber, daß der Organismus nach einer solchen Mahlzeit total erschöpft ist, liegt daran, daß zu viele verschiedene, konzentrierte, unverträgliche Nahrungsmittel gleichzeitig in den Magen gelangten. Unser Verdauungssystem gerät in Aufruhr. Kommt das nur gelegentlich vor, kann der Körper mit dieser Situation fertig werden. Geschieht es jedoch regelmäßig, bricht er zusammen. Eigentlich sollten wir uns nach einer Mahlzeit – besonders nach einem Festmahl – großartig fühlen, bereit, die Welt zu erobern. Statt dessen sind wir gerade noch fähig, auf die Couch zu sinken.

Erinnern Sie sich an den vorher erwähnten Löwen, der das Zebra riß? Der Löwe fraß das Zebra ohne eine Beilage von Backkartoffeln. In der Wildnis ißt man à la carte. Die Tiere der Wildnis erfreuen sich einer besseren Gesundheit als wir. Sie nehmen nicht nur Nahrung mit hohem Wassergehalt zu sich, sie stellen ihre Nahrung auch richtig zusammen. *Wildlebende Tiere stellen ihre Nahrung nicht falsch zusammen.* Das ist das Schöne. Sie fressen immer nur ein Teil zur Zeit. Nicht so wie wir. Wir essen alles, was wir in die Finger bekommen, einschließlich der Tiere.

Sie werden überrascht sein zu hören, daß Henry Ford auch ein Verfechter der richtigen Lebensmittelkombination war. In einem Artikel in „Early American Life" beschreibt Dr. David L. Lewis die „Wayside Inn", eine Berufsschule, die 1928 von Henry Ford ins Leben gerufen worden war, um „jungen Menschen, wie man mit den Händen arbeitet und wie man denkt". Junge Leute aus sozial schwachen Schichten im Alter von 12–17 Jahren wurden von der 9. bis 12. Klasse in Landwirtschaft, Technik, Installation, Zimmerei und anderen Berufen unterrichtet. Zusammen mit dem von Ford finanzierten Unterricht mußten sie auch seine Ernährungsweise annehmen. Zukker, Süßigkeiten, Kuchen, Pasteten, Puddings sowie andere süße Nachspeisen waren genau wie Tee, Kakao und Salz verboten. **Stärke und Eiweiß wurden nie gemischt, da sie als chemisch unvereinbar galten.** Salate und Gemüse wurden jedoch täglich zweimal gereicht! Richtig, Henry! Er dachte nicht daran, ihnen falsch zusammengestellte Mahlzeiten zu geben, sie hätten keine Energie mehr zum Arbeiten gehabt!

Wir müssen damit beginnen, unsere Grenzen im Bereich der Verdauung zu respektieren. Wir müssen Energie freisetzen, um die giftigen Schlacken aus unserem Körper herauszubekommen. Die Verdauung verbraucht mehr Energie als jede andere Funktion unseres Körpers. Richtige Lebensmittelkombination setzt Energien frei, die dann zur Entgiftung unseres Körpers zur Verfügung stehen. Das Schöne daran ist: Sie brauchen *dabei nicht zu hungern.*

Wie würde es Ihnen gefallen, in zehn Tagen um zehn Pfund leichter zu sein, *obwohl Sie essen?* Das würde jedem Übergewichtigen gefallen. Sie brauchen nichts weiter zu tun, als Ihre neu gewonnenen Erkenntnisse über richtige Nahrungszusammenstellung in die Tat umzusetzen, und Sie werden dieses Ziel erreichen. Die richtige Kombination der Nahrung funktioniert! Sie können sich selbst überzeugen, indem Sie einfach das, was Sie darüber gelernt haben, in die Tat umsetzen. Das ist es doch, was zählt, oder nicht? Ob es funktioniert? Ob es bewiesen ist oder nicht, hat nichts zu sagen. Wenn Sie Ihre Energie auf unglaubliche Weise steigern können, Ihre Magenbeschwerden loswerden, abnehmen und sich wohlfühlen, nur dadurch, daß Sie Ihre Nahrung richtig zusammenstellen, interessiert es Sie dann noch, ob „bewiesen" wurde, daß es nicht funktioniert? Natürlich nicht. Sie sollen mir nicht glauben, Sie sollen es ausprobieren.

Die richtige Lebensmittelkombination schafft die Voraussetzung für Gewichtsabnahme. Wenn Sie Lebensmittel zu sich nehmen, die Ihren Magen in drei Stunden statt in acht Stunden passieren, bleiben Energiereserven für fünf Stunden. Energie, die Sie für die Entgiftung Ihres Körpers und für die Gewichtsabnahme einsetzen können. Und Sie werden noch mehr Energie gewinnen, wenn diese Nahrung Ihre Verdauungsorgane mit großer Leichtigkeit durchwandert.

Einige Leute haben zu mir gesagt: „Das klingt alles schön und gut, das muß ich zugeben, aber ich bin Geschäftsmann, ich kann mich nicht danach richten". Warum nicht? Sie können in den meisten Restaurants nach diesen Richtlinien speisen. In jedem guten Lokal können Sie bestellen, was Sie wollen. Sie sind der Kunde, Sie bezahlen, Sie können haben, was Sie wollen. Sie können mit Ihren Geschäftsfreunden in ein Lokal gehen und sagen: ,,Was gibt es heute Besonderes?" ,,Heute haben wir frische Forellen, einfach köstlich."

„Sehr schön, ich nehme Forelle, und anstelle von Reis, den Sie als Beilage haben, was gibt es für Gemüse?"

„Es gibt frischen Spargel und Blumenkohl."

„Großartig, ich nehme Forelle und Gemüse und außerdem einen Salat."

Sie können an der Bestellung teilnehmen, Sie essen Ihre Mahlzeit und keiner Ihrer Geschäftsfreunde wird danach fragen, warum Sie keinen Reis essen. Niemand wird etwas sagen. Aber das Beste daran ist, daß Sie sich nach dieser Mahlzeit unbeschwert fühlen und Sie für den Rest des Tages reichlich mit Energie versorgt sind, während Ihre Geschäftsfreunde den Magen voll faulender Nahrung haben, die sie belastet. Sie sind müde und müssen sich mit Kaffee oder einem anderen süchtig machenden Anregungsmittel aufputschen. Das Großartige an der richtigen Kombination der Nahrung ist, daß sie Ihre Energiereserven gewaltig ansteigen läßt und gleichzeitig die Kräfte in Ihrem Körper freisetzt, die notwendig sind, das Übermaß an belastenden Stoffwechselschlacken auszuscheiden.

Ich weiß, das klingt sehr einfach, aber das ist ja das Großartige an dieser Methode, daß sie tatsächlich so unkompliziert ist. Sie nehmen nur kleine Veränderungen vor. Wenn es zwanzig, dreißig oder vierzig Jahre gedauert hat, bis das Problem entstehen konnte, können Sie sich mit der Umkehr auch Zeit lassen, wichtig ist nur, daß *Sie anfangen müssen*. Jedesmal, wenn ich über dieses Thema spreche, werde ich ganz aufgeregt und gerate in Begeisterung, denn ich weiß, wie einfach und einleuchtend diese Methode ist. Ich habe den Erfolg bei Tausenden von Leuten gesehen, und ich weiß, daß weitere Tausende – Sie eingeschlossen – an dem wunderbaren Gefühl teilhaben können zu spüren, was es bedeutet, die Kontrolle zu besitzen und zu wissen, wie Sie einen schlanken Körper bekommen können. Es liegt an Ihnen, Sie haben es in der Hand.

Übrigens werden von den Amerikanern jährlich 30 Milliarden $ für Medikamente ausgegeben. Stündlich schlucken sie 25 Millionen Tabletten. In Europa ist es nicht viel anders. Wissen Sie, welches rezeptpflichtige Medikament in den USA an erster Stelle steht? Bisher war es Valium. Laut ,,Wall Street Journal" ist es jetzt ,,Tagamet". Wofür ist Tagamet? *Gegen Magenbeschwerden!* Könnte das nicht damit zusammenhängen, daß die Menschen ihren Magen täglich überfordern? Sobald Sie anfangen, sich mit der richtigen Lebensmittelkombination zu befassen, werden Sie die phantastischen Möglichkeiten erkennen, die Ihnen damit – sozusagen aus erster Hand – für die Gewichtsreduzierung geboten werden.

Dies führt uns nun zu der dritten Möglichkeit, giftige Schlacken aus Ihrem Körper zu entfernen. Darüber spreche ich am liebsten, denn es betrifft . . .

Anmerkung der Redaktion: Eine **Lebensmittelkombinations-Tabelle,** aus der hervorgeht, welche Lebensmittel gut zusammenpassen und welche nicht miteinander gemischt werden sollen, kann beim Waldhausen Verlag, in der Natura Viva Verlags GmbH, Postfach 1203, 71256 Weil der Stadt, angefordert werden.

Kapitel 7

Grundsatz III:
Richtiger Obstverzehr
(Die richtige Art, Obst zu essen)

Auf dem weitgefächerten Themenbereich der Gesundheit gibt es kaum eines, das zu mehr Mißverständnissen Anlaß gegeben hat, häufiger zu Unrecht verdammt oder in falschem Licht gezeigt wurde, als der Verzehr von Obst. Man weiß einfach nicht, wie man Obst essen soll. Ich meine damit nicht, daß die Menschen nicht wissen, wie man Obst pflückt und in den Mund steckt, da kommen sie schon zurecht. Ich meine, daß sie nicht wissen, **wann** und **wie** sie Obst essen sollen. Die richtige Art, Obst zu verzehren, steht nämlich in direkter Beziehung zur richtigen Lebensmittelkombination.

Wie viele Leute kennen Sie, die kein Obst mögen? Wahrscheinlich niemand. Fast alle Leute haben eine Vorliebe für Obst. Was Sie allenfalls an negativen Bemerkungen über Obst hören, ist: ,,Ich liebe Obst, aber es liebt *mich* nicht." Oder: ,,Ich würde Obst gerne essen, aber ich vertrage es nicht." Warum sie es nicht essen können oder nicht vertragen, beruht meistens auf einem Mißverständnis, d. h. der richtigen Art, Obst zu essen.

In jedem meiner Seminare bitte ich die Zuhörer, die Obst nicht mögen, die Hand zu heben. Selbst in Gruppen von 700 Leuten oder mehr ist es allenfalls einer. Der Grund dafür liegt darin, daß unser Körper instinktiv nach Obst verlangt. Das köstliche Aroma, die feinen Geschmacksnuancen, die das Auge erfreuenden Farben sind eine große Verlockung für unseren Gaumen. Ohne Zweifel ist Obst die beste, Energie spendende, das Lebensgefühl stärkende Nahrung, die Sie zu sich nehmen können. *Wenn!* Ja, wenn es richtig verzehrt wird! Was Sie nun erfahren werden, mag Ihnen zunächst zweifelhaft erscheinen, denn es wird Ihre bisherigen Vorstellungen in bezug auf Obst erschüttern, aber das ist richtig so. Eine neuartige Denkweise über Ihren Körper und wie Sie ihn ernähren sollen, ist damit verbunden.

Obstgenuß ist für alt und jung ein Vergnügen. Eine Scheibe gekühlte Melone an einem heißen Tag – köstlich!

Sie werden überrascht sein. Der Grund, warum wir instinktiv nach Obst verlangen, liegt darin, daß Obst, ohne jede Frage, die wichtigste Nahrung für unseren Körper ist. Es ist die Nahrung, die dem menschlichen Körper biologisch angepaßt ist.

Am 15. Mai 1979 brachte die „New York Times" einen Bericht über die Arbeit von Dr. Alan Walker, einem berühmten Anthropologen an der John Hopkins Universität. Der Bericht schlug bei allen Ärzten, Diätspezialisten und Ernährungsfachleuten, die die immense Bedeutung des Obstes in der menschlichen Ernährung nicht erkannt hatten, wie eine Bombe ein. Dr. Walkers Erkenntnisse zeigen, daß unsere frühen Vorfahren nicht hauptsächlich Fleischesser waren, ja nicht einmal Samen, Schößlinge, Blätter oder Gräser verzehrten. Sie waren auch *keine* Allesesser. Statt dessen, stellte sich heraus, scheinen sie sich hauptsächlich von Früchten ernährt zu haben. Dr. Walker entwickelte eine faszinierende Methode, Ernährungsgewohnheiten an Hand von Markierungen an den Zähnen zu bestimmen. Jede Art von Nahrung hinterläßt auf den Zähnen deutliche Spuren. Bei seinen Untersuchungen fossiler (versteinerter) Zähne stellte Dr. Walker fest: „Ohne Ausnahme war jeder untersuchte Zahn von den Menschen, die vor 12 Millionen Jahren bis zum ‚Homo erectus' lebten, der eines Früchteessers." Ha! Da hört man die Leute vom Verband der Rinderzüchter und der Metzgerinnung förmlich mit den Zähnen knirschen.

Da wir also biologisch zum Früchteesser bestimmt sind, ist es für uns viel wichtiger zu überlegen, wieviel Obst wir essen, als wieviel Eiweiß wir täglich zu uns nehmen. Ich habe in 15 Jahren keinen Menschen getroffen, der unter Eiweißmangel litt, trotz der Tatsache, daß Eiweißmangel unter gewissen, äußerst mißlichen Umständen, wie z. B. bei der ,,Kwashiorkorkrankheit" vorkommen kann. Aber ich habe Hunderte von Menschen getroffen, die an Eiweißvergiftung litten und die meisten von ihnen aßen zu wenig Obst. Zu hoher Eiweißkonsum wird in Verbindung gebracht mit Brust-, Leber- und Blasenkrebs, wie auch mit der Ausbreitung von Leukämie. (*Viktoras Kulvinskas: Leben und Überleben. Kursbuch ins 21. Jahrhundert.*)

William J. Mayo, der Gründer der Mayo-Klinik, sagte in einem Vortrag vor Chirurgen im ,,American College of Surgeons", daß der Fleischverzehr in den vergangenen 100 Jahren um 400 % zugenommen habe. Magenkrebs stellt fast ein Drittel aller Krebserkrankungen beim Menschen dar. Wenn Fleischnahrung nicht restlos abgebaut wird, zersetzt sie sich und die daraus entstehenden aktiven Gifte werden einem Organismus zugemutet, der darauf nicht eingerichtet ist. (*Blanche Leonardo, Ph. D.: Krebs und andere Erkrankungen als Folge des Fleischkonsums. Santa Monica, California: Leaves of Healing, 1979.*) Eiweißvergiftung bedeutet Übersäuerung des Körpers. Wir kommen in Kapitel 9 darauf zurück.

Wir haben in den vorherigen Kapiteln darauf hingewiesen, daß es für den Organismus dringend erforderlich ist, daß er ständig von den sich bildenden giftigen Schlacken befreit wird. Am wirkungsvollsten vollzieht sich diese Reinigung durch den Verzehr von Nahrung mit hohem Wassergehalt. Sie ahnen vermutlich was jetzt kommt. **Obst hat von allen Nahrungsmitteln den höchsten Wassergehalt.** Jede Obstart enthält zwischen 80 und 90 % reinigendes, lebensspendendes Wasser. Dazu kommen all die Vitamine, Mineralstoffe, Kohlenhydrate, Aminosäuren und Fettsäuren, die der menschliche Organismus für seine Existenz braucht. Die in Obst enthaltene Lebenskraft wird von keiner anderen Nahrung übertroffen. Wenn Obst *richtig* verzehrt wird, kann seine wohltätige Wirkung von nichts übertroffen werden. Durch seine Zusammensetzung ermöglicht Obst dem Körper, sich von seinen angesammelten Schlacken zu reinigen. Wird der Körper auf diese Art gereinigt, steigert sich Ihr

Lebensgefühl auf jede nur erdenkliche Weise. Jetzt kann Ihr Körper optimal arbeiten.

Es gibt keine andere Methode zum Abnehmen, die wirkungsvoller und geeigneter ist, als das richtige Obstessen. Im Oktober 1983 legte Professor Judith Rodin von der Yale Universität dem Internationalen Kongreß über Fettsucht in New York einige interessante Forschungsergebnisse vor. Ihre Arbeiten über die günstige Wirkung des Fruchtzuckers zeigen, daß ,,der Einfluß einer Mahlzeit auf das, was in der nächsten Mahlzeit gegessen wird, tatsächlich sehr groß ist". Der ,,Bergen Record" berichtete, daß Frau Rodin einer Gruppe von Versuchspersonen mit verschiedenen Zuckerarten gesüßtes, reines Wasser zu trinken gab. Diejenigen, die das Wasser mit dem Fruchtzucker getrunken hatten, aßen bedeutend weniger als jene, die entweder Wasser oder eine andere Flüssigkeit getrunken hatten, die mit dem üblichen Rohrzucker gesüßt waren. Frau Rodin und ihre Mitarbeiter stellten fest, daß die Versuchspersonen, die Fruchtzucker genossen hatten, bei der nächsten Mahlzeit durchschnittlich 479 Kalorien weniger zu sich nahmen als die Personen, die Rohrzucker zu sich genommen hatten.

Dr. William Castelli, ärztlicher Leiter der berühmten Studie über Herzkrankheiten in Framingham (Massachusetts) und Mitglied der medizinischen Fakultät der Harvard Universität, weist darauf hin, daß eine aufsehenerregende Substanz, die in vielen Obstarten gefunden wurde, das Risiko einer Herzerkrankung oder eines Herzanfalls herabsetzen kann. Diese Substanz schützt das Herz, indem sie verhindert, daß das Blut zu dick wird und somit die Arterien verstopft. *Obst verschlackt nicht, es reinigt.*

Die wesentliche Grundvoraussetzung für ein vitales Leben ist Energie. Wir wissen bereits, daß die Verdauung viel Energie verbraucht. Hier spielt das Obst nun eine äußerst lebenswichtige und bedeutende Rolle. *Obst erfordert zu seiner Verdauung weniger Energie als jede andere Nahrung.* Es erfordert praktisch keine Energie!

Hier ist die Erklärung dafür: Alles, was wir an Nahrung zu uns nehmen, muß schließlich abgebaut und in Glukose, Fruktose, Glyzerin, Aminosäuren und Fettsäuren umgewandelt werden. Das Gehirn kann *nur mit Hilfe von* Glukose (Zucker) funktionieren. Früchte *sind* Glukose für den Körper. Ihre Verdauung, Aufnahme (Absorption) und Assimilation benötigt nur einen winzigen Teil der Energie, die nötig ist, andere Nahrungsmittel abzubauen. Andere Nahrungsmittel verbleiben zwischen 1½ und 4 Stunden im Magen (aber auch nur, wenn es sich um richtig zusammengestellte Nahrung handelt). Je weniger konzentriert und je besser zusammengestellt die Nahrung ist, um so kürzer ist die Verweildauer im Magen. Je konzentrierter und schlechter zusammengestellt die Nahrung ist, um so länger muß sie im Magen bleiben. Im Magen findet der erste Energieverbrauch statt. **Obst wird nicht im Magen verdaut.** Kein bißchen! Alle Früchte (mit Ausnahme von Bananen, Datteln und Trockenfrüchten, die ein bißchen länger im Magen bleiben) halten sich nur sehr kurz im Magen auf. Sie passieren den Magen in 20–30 Minuten, als gingen sie durch einen Tunnel. Sie werden abgebaut und geben ihre überreichen, lebensspendenden Nährstoffe in den Darm ab. Die bei der Obstverdauung gesparte Energiemenge ist beachtlich. Diese Energie wird automatisch für die Reinigung des Körpers von giftigen Schlacken verwendet und führt dadurch zur Gewichtsreduzierung. Dies trifft aber nur zu, wenn das Obst in der richtigen Weise verzehrt wird. Worin besteht nun die richtige Art, Obst zu essen? Es ist eigentlich sehr einfach. Da Obst nicht lange im Magen verbleiben soll, darf **es nie zusammen mit anderer Nahrung oder unmittelbar nach anderer Nahrung verzehrt werden.** Es ist äußerst wichtig, Obst nur auf *leeren* Magen zu essen. **Ohne Frage ist dies der Kernpunkt des „Fit für's Leben"-Programms.** Wenn Sie Obst in der richtigen Weise essen, spielt es – aufgrund seines hohen Wassergehaltes und der geringen Energieaufwandes bei der Verdauung – bei der Entgiftung Ihres Körpers eine wichtige Rolle. Gleichzeitig versorgt es Sie mit einer Menge Energie, die für den Gewichtsabbau und andere Körperaktivitäten nutzbar gemacht werden kann. Obst ist von allen Nahrungsmitteln das wichtigste. Es darf jedoch keinesfalls noch andere Nahrung verzehrt werden, sonst entstehen viele Probleme.

Nehmen wir an, Sie essen ein Sandwich und danach ein Stück Obst, z. B. ein Stück Melone. Die Melone könnte direkt vom Magen in den Darm aufgenommen werden, wird jedoch daran gehindert. Die ganze Mahlzeit beginnt zu faulen und zu gären, verwandelt sich in Säure. Sobald Obst mit bereits im Magen befindlicher Nahrung und den entsprechenden Verdauungssäften in Kontakt kommt, beginnt sich die ganze Masse zu zersetzen. Das vorhandene Eiweiß geht in Fäulnis über, die Kohlenhydrate fangen an zu gären. Alles verwandelt sich in Säure, und wir greifen nach Medikamenten, denn wir fühlen uns unpäßlich. All das ist leicht zu beweisen, vielleicht haben Sie es selbst schon erlebt.

Nach einer Mahlzeit haben Sie vielleicht ein Stück Obst gegessen oder ein Glas Saft getrunken. Kurz danach spürten Sie einen scharfen Schmerz im Magen oder Völlegefühl und Sodbrennen. Der Grund für diese Beschwerden ist, daß das Obst durch die vorher genossene Nahrung daran gehindert wurde, geradewegs durch den Magen in den Darm überzugehen. Von medizinischer Seite kann dieser Vorgang nicht bewiesen werden, weil die Auswirkungen unserer Ernährungsweise auf den Organismus noch nicht genügend erforscht sind. Die Mediziner geben das auch offen zu. Dr. H. M. Shelton, *die* Autorität auf dem Gebiet der richtigen Lebensmittelkombination, betont jedoch, daß der besondere Wert des Obstes nur dann wirksam wird, wenn es auf *leeren* Magen gegessen wird. Auch wenn Sie schon öfter Obst auf die falsche Weise verzehrt haben, ohne Beschwerden danach zu empfinden, heißt das noch lange nicht, daß Sie deswegen kein Ernährungsgesetz verletzt haben, sondern es zeigt lediglich, welch große Anpassungsfähigkeit unser Organismus besitzt. Sie können Steuern hinterziehen und dabei nicht erwischt werden, das Gesetz haben Sie jedoch trotzdem übertreten. Irgendwann einmal wird die Steuerbehörde schon dahinter kommen, und irgendwann einmal müssen Sie auch die Zeche dafür bezahlen, wenn sie Ihr Obst auf die falsche Weise essen.

Wie viele Leute essen Melonen auf die falsche Weise und schieben dann die Schuld auf die Melone. Sie sagen: „Wissen Sie, ich vertrage einfach keine Melonen. Nach jedem Melonenessen habe ich die ganze Nacht Aufstoßen!" Was war geschehen? Sie hatten Ihr Stück Melone *nach* einem Sandwich oder einer anderen Mahlzeit gegessen. So konnte die Melone den Magen nicht rasch passieren, sie wurde von der vorher gegessenen Mahlzeit aufgehalten. Sie fing im Magen an zu gären, und der arme Mensch hatte die ganze Nacht zu leiden. Die Schuld wurde der Melone gegeben. Hätte man sie 20 Minuten vor der anderen Nahrung gegessen, hätte sie genügend Zeit gehabt, den Magen ungehindert zu verlassen, es hätte keine Probleme gegeben.

Hier wird Ihnen eine einfache Methode an die Hand gegeben, von der die meisten noch nie etwas gehört haben. Physiologisch gesehen hat Obst die rascheste Passage durch den Organismus und verbraucht dabei im Gegensatz zu anderen Nahrungsmitteln kaum Energie. Deshalb sage ich ohne jede Einschränkung, daß **Obst das wichtigste Lebensmittel ist, das Sie überhaupt essen können.** Dies gilt für alle Früchte, auch für saure Früchte wie Orangen, Ananas und Pampelmusen. Der Begriff „sauer" ist in diesem Fall eine botanische Klassifizierung. Sobald diese Früchte sich innerhalb des Körpers befinden, reagieren sie basisch (alkalisch), vorausgesetzt, sie werden auf die richtige Weise gegessen. Tatsächlich hat sowohl das Obst als auch das Gemüse die einmalige Fähigkeit, die in unserem Körper entstehenden Säuren zu neutralisieren. Falsche Zusammensetzung der Nahrung, eine unzureichende Menge an Nahrung mit hohem Wassergehalt, die Schlacken der konzentrierten Nahrung, der Nahrung beigefügte Zusätze, verunreinigte Luft und unsauberes Wasser, Streß – dies alles und noch mehr – sind die Ursachen für die Vergiftung und Übersäuerung unseres Körpersystems. Ein vergifteter, übersäuerter Organismus ist aufgeschwemmt, übergewichtig, Entzündungen im Zellgewebe, graues Haar, Kahlköpfigkeit, nervöse Anfälle, dunkle Ringe unter den Augen und frühzeitig Falten im Gesicht sind die Folge. Magengeschwüre sind die direkte Folge zersetzender Säuren im Organismus. Obst, wenn richtig verzehrt, hat die großartige verjüngende Fähigkeit, den Säuren im Körper entgegenzuwirken. Sowie Sie sich das Prinzip des richtigen Obstverzehrs zu eigen gemacht haben, bringen Sie sich in Einklang mit der Natur über Schönheit, langes Leben, Gesundheit, Energie, Glück und normales Gewicht.

Mehr als jedes andere Nahrungsmittel versorgt Obst den Körper mit allem, was er braucht. So kann er sich auf höchster gesundheitlicher Ebene entwickeln. Abgesehen davon, daß Obst den höchsten Wassergehalt hat – erforderlich für die innere Reinigung –, bildet Obst keine giftigen Schlacken im Körper und beansprucht für die Verdauung kaum Energie, so daß Obst das Lebensmittel ist, das die besten Voraussetzungen für ein gesundes Leben bietet.

Die fünf wesentlichen lebensnotwendigen Bestandteile, die wir aus der Nahrung beziehen müssen, sind Glukose als Brennstoff (aus den Kohlenhydraten), Aminosäuren, Mineralstoffe, Fettsäuren und Vitamine. In jeder Nahrung ist der Brennwert das Wichtigste, er hat absoluten Vorrang. Ohne Brennstoff kann der Körper nicht existieren. Bei der Beurteilung des Wertes jeder Nahrung sollte dem Brennwert die höchste Bedeutung zugemessen werden. Die fünf für den Organismus notwendigen wesentlichen Bestandteile der Nahrung sollten in folgender, idealer Zusammensetzung vorhanden sein:

Glukose	90 %
Aminosäuren	4–5 %
Mineralstoffe	3–4 %
Fettsäuren	1 + %
Vitamine	unter 1 %

Die Aufstellung zeigt die für die Belange unseres Körpers ideale Zusammensetzung der Nahrung. Es gibt nur ein Nahrungsmittel auf dieser Erde, das in perfekter Weise allen Anforderungen entspricht. **Obst!**

Diese Erkenntnis bestätigt Dr. Alan Walkers Entdeckung, daß die Menschen über Jahrmillionen eindeutig Früchteesser waren. Ehe wir – als Rasse – durch äußere Einflüsse bedingt von dieser Ernährungsform abirrten, aßen wir instinktiv – wie alle anderen Geschöpfe in der Natur – das, was uns am besten mit den lebensnotwendigen Stoffen versorgte, nämlich Früchte.

Für den richtigen Obstverzehr sind zwei wichtige Überlegungen bedeutsam. Als erstes ist zu bedenken, welche Obstart oder welche Saftart genossen werden soll. Darauf gibt es nur eine Antwort: Alles muß **frisch** sein! Das kann nicht deutlich genug betont werden. Obst, dessen Zustand in irgendeiner Weise verändert wurde, das z. B. gekocht wurde, hat für den Körper keinen großen Nutzen mehr. Im Gegenteil, durch die Behandlung findet eine Denaturierung statt (Zerstörung an Nährstoffen). Der Körper kann Obst nur in reinem natürlichen Zustand auswerten. Bratäpfel, Dosenfrüchte, gekochtes Apfelmus sowie Obstkuchen sind insofern schädlich, als sie den Körper weder reinigen noch ihm Nährstoffe zuführen. Sie sind toxisch, säurebildend und schädigen möglicherweise die empfindlichen Schleimhäute der inneren Organe. Sie zwingen den Körper, seine kostbare Energie zur Neutralisierung der durch sie entstehenden Säuren einzusetzen und sie auszuscheiden. Obst ist von empfindlicher Beschaffenheit! Durch Kochen wird sein potentieller Wert *zerstört*.

Es gibt keinen Zweifel, daß die makrobiotische Lehre (sie lehnt den Obstverzehr ab) in diesem Punkt nicht mit der natürlichen Gesundheitslehre übereinstimmt. Ich hatte in den vergangenen zehn Jahren in meiner Privatpraxis Gelegenheit, Dutzende von begeisterten Anhängern der makrobiotischen Lehre zu beraten. Sie kamen zu mir, weil sie sich nach längerem Befolgen der makrobiotischen Theorien nicht mehr wohlfühlten. Nachdem sie einige Wochen lang unserer Ernährungsweise gefolgt waren, begannen sie sich *alle* besser zu fühlen. Die deutliche Besserung kam wahrscheinlich deshalb so schnell, weil sie durch die makrobiotische Ernährung bereits gute Voraussetzungen mitbrachten. Diese Ernährungsweise steht ohne Zweifel haushoch über der amerikanischen und europäischen Zivilisationskost, ihr Nachteil besteht lediglich in ihrer Mißdeutung des Wertes der Früchte, deren Rohverzehr sie ablehnen. Diese Auffassung ist falsch. Obst muß in frischem, ungekochtem Zustand gegessen werden, andernfalls kommt sein hier beschriebener Nutzen nicht zur Geltung. Das gleiche gilt für Obstsäfte. Sie müssen frisch sein. Wenn sie pasteurisiert werden, wie es bei aus Konzentraten hergestellten Orangensäften aus der Fabrik der Fall ist, sind sie pure Säure, schon ehe sie getrunken werden.

Flüssigkeiten, die reine Säure darstellen, beeinträchtigen die Gesundheit, anstatt sie zu fördern.

Sie fragen vielleicht, warum man überhaupt Saft trinken soll. Wäre die ganze Frucht nicht besser? So ist es tatsächlich. Unzerteilte Nahrung ist zerkleinerter Nahrung immer überlegen. Da die meisten Menschen jedoch etwas trinken wollen, sind Obst- und Gemüsesäfte den gesundheitsschädlichen und süchtig machenden Getränken wie Kaffee, Tee, Alkohol, Sodawasser und Colagetränke vorzuziehen. Was Sie unbedingt beherzigen sollten: **Säfte nicht hinunterschütten, sondern in kleinen Schlucken trinken, die Sie gut einspeicheln sollten.**

Obst ist vollgepackt, ja es quillt geradezu über von lebensspendenden Kräften. Richtig gegessen kommt es Ihrem Körper unmittelbar zugute. Die durch Obst erfolgende Reinigung des Körpers, der eintretende Gewichtsverlust sowie die eingesparte Energie sind Ergebnisse, die von keinem anderen Lebensmittel erreicht werden. Seine Wirkung durch falsche Eßgewohnheiten zu zerstören kommt einer Sünde gegen Ihren Körper gleich! Könnten Sie sich am Anblick der Mona Lisa erfreuen, wenn sie mit Dreck beschmiert wäre? Könnten Sie eine Mozartsonate genießen, wenn ein tiefer Kratzer in der Schallplatte wäre? Könnte Sie der Duft einer Rose begeistern, wenn sie zwischen Küchenabfall liegen würde? Sie betrügen sich selbst um die vielen guten Eigenschaften des Obstes, wenn Sie es in Ihrem Darm verderben lassen.

Als zweiter Punkt ist beim Obstverzehr zu beachten, daß Sie ausreichend Zeit verstreichen lassen, wenn Sie etwas anderes gegessen haben, bevor Sie Obst essen. Solange Ihr Magen leer ist, können Sie Obst essen, soviel Sie wollen und so oft Sie wollen. Lediglich vor dem Verzehr anderer Nahrung sollten Sie *20–30 Minuten* vergehen lassen, damit das Obst oder der Saft Zeit haben, den Magen zu verlassen. Saft und einige Obstarten benötigen sogar noch weniger Zeit, aber 20–30 Minuten sind ein guter Maßstab, um ganz sicher zu gehen. Bananen, Datteln sowie getrocknete Früchte benötigen 45 Minuten bis zu einer Stunde.

Haben Sie etwas *anderes* als Obst gegessen, müssen Sie mindestens drei Stunden warten. Nach Fleischmahlzeiten mindestens vier Stunden. Diese Zeitangaben gelten jedoch nur für Mahlzeiten, die den Empfehlungen der richtigen Lebensmittelkombination entsprechen. Wenn Sie eine nicht richtig zusammengestellte Mahlzeit gegessen haben, müssen Sie mit einer Verweildauer im Magen von *mindestens acht Stunden* rechnen. Während dieser Zeit sollten Sie weder Obst noch Obstsaft zu sich nehmen.

Wie lange muß man nach dem Verzehr anderer Nahrung warten, bis wieder Obst gegessen werden darf?

Nahrung	Wartezeit
Salat oder rohes Gemüse	2 Stunden
Richtig zusammengestellte Mahlzeit ohne Fleisch	3 Stunden
Richtig zusammengestellte Mahlzeit mit Fleisch	4 Stunden
Irgendeine falsch zusammengestellte Mahlzeit	8 Stunden

Obst spielt im „**Fit für's Leben**"-Programm eine äußerst wichtige Rolle. Wir werden Ihnen aber keine seltsamen Dinge erzählen, wie z. B., daß die Enzyme bestimmter Obstarten Fett so schnell verbrennen, daß Sie das Gefühl haben, so viel essen zu können, wie Sie wollen, um es dann mit unvernünftigen Mengen einer bestimmten Obstsorte wieder los zu werden. Das wäre nicht nur unverantwortlich, sondern sogar physiologisch absurd.

In **„Fit für's Leben"** hat Obst in erster Linie die Aufgabe, dem Darm eine Ruhepause zu gönnen, wodurch Energie freigesetzt wird, die dann dem Körper zur Reinigung und Stabilisierung seines Inneren sowie zur Gewichtsabnahme zur Verfügung steht.

Wie Sie sehen, handelt es sich bei der richtigen Lebensmittelkombination und dem richtigen Obstverzehr nicht nur darum, **was** Sie essen, sondern auch **wann**.

Wenn man Sie fragen würde, was Ihrer Meinung nach die ungünstigste Zeit für eine Mahlzeit wäre, was würden Sie antworten? Wahrscheinlich „vor dem zu Bett gehen", wie so viele andere Menschen. Nun ist zwar Essen unmittelbar vor dem Schlafengehen tatsächlich eine schlechte Angewohnheit, aber auch wieder nicht so schlecht, wie das Frühstück gleich nach dem Erwachen am Morgen. **Wie bitte?** Bis hierher kann ich Ihre ungläubigen Ausrufe hören. „Ja, was ist dann mit all den Ermahnungen, doch ja ein herzhaftes Frühstück zu essen, um genügend Energie für den Tag zu haben?" Nun, was ist damit? Wissen Sie, was die überall übliche Kaffeepause bedeutet? Die Menschen essen ein herzhaftes, üppiges Frühstück, um Energie zu gewinnen, belasten aber dabei ihren Körper mit so viel Verdauungsarbeit, daß „Muntermacher" die einzige Möglichkeit sind, sich bis zum Mittagessen vor dem Einschlafen zu bewahren. Es ist mir durchaus bewußt, welchen Tiefschlag ich damit einer weit verbreiteten und tief verwurzelten Auffassung versetze.

Vergessen Sie für eine Weile alles, was Sie über das Frühstück zu wissen glauben. Vergessen Sie für eine Weile all die guten

Ratschläge der Ernährungsfachleute, Diätberater, Ärzte und anderer Experten. Verlassen Sie sich für einen Augenblick auf Ihren eigenen gesunden Menschenverstand, der Ihnen sagen wird, ob das Frühstück einen positiven oder einen negativen Einfluß auf Ihr Gewicht und Ihre Gesundheit haben kann.

Bedenken Sie, **das Leben ist Energie!** Wenn Sie am Morgen erwachen, sind Sie ausgeruht und auf der Höhe Ihres Energiepegels, vorausgesetzt, Ihr Organismus mußte sich nicht die ganze Nacht mit den Folgen eines Mitternachtsimbisses oder einer falsch zusammengestellten Mahlzeit herumschlagen. Wie werden Sie diese morgendliche Energiereserve nutzen? Für ein „herzhaftes Frühstück?" Sie wissen inzwischen, daß die Verdauung einen großen Energieaufwand benötigt. Ein herzhaftes Frühstück, das meistens nicht einmal richtig zusammengestellt ist, kann Ihnen keine Energie verschaffen, *sondern wird sie verbrauchen!* Wie könnte die Nahrung verdaut werden, wenn nicht mit Energie? Das traditionelle Frühstück, bestehend aus Toast, Brötchen, Brot mit Eiern, Käse, Schinken, Aufschnitt oder Wurst, Getreidegerichten mit Milch oder sogar Fleisch und Kartoffeln, ist falsch zusammengestellt und zwingt den Körper zu stundenlanger Verdauungsarbeit, bei der seine Energie verbraucht wird. Schon eine richtig zusammengestellte Mahlzeit verbleibt ungefähr drei Stunden im Magen oder sogar noch länger. Und solange die Nahrung nicht vom Darm absorbiert wird, kann sie keine Energie bilden. Ist es also – vom Standpunkt der Energie her gesehen – überhaupt sinnvoll, nach dem Erwachen zu frühstücken? Sie werden nicht in Ohnmacht fallen, wenn Sie Ihr Früstück ausfallen lassen (Ihr Körper zehrt ohnehin noch von der Nahrung des vergangenen Tages), sondern im Gegenteil weit munterer und energiegeladener sein.

Der Begriff „breakfast" für Frühstück in der englischen Sprache ist genau genommen eine Verzerrung der Worte „brechen" und „fasten". Ursprünglich diente dieser Begriff dazu, die erste Mahlzeit nach dem Fasten zu bezeichnen, das „Fastenbrechen". Beim Fasten erhält der Körper für längere Zeit keine Nahrung, nicht nur für eine Nacht.

Ein wesentlicher Bestandteil des **„Fit für's Leben"**-Programmes ist folgendes: **Vom Augenblick des Erwachens am Morgen**

bis mindestens zur Mittagszeit sollten Sie nur frisches Obst oder frisch gepreßten Saft zu sich nehmen.

Sie können davon essen und trinken, soviel Sie wollen, Sie brauchen sich in dieser Hinsicht keine Einschränkung auferlegen. Essen Sie, wann immer Sie wollen, aber hören Sie auf Ihren Körper, überessen Sie sich nicht! Wenn Sie tatsächlich nur Obst und Obstsaft zu sich nehmen, können Sie sich einen riesigen Energievorrat für den Tag anlegen, anstatt Energie zu verbrauchen, denn sie brauchen im Magen nicht verdaut zu werden; Obst muß allerdings gut gekaut werden.

Erst im Darm werden die Nährstoffe absorbiert. Da Obst innerhalb von Minuten statt Stunden in den Darm übergeht, können seine Nährstoffe sofort aufgenommen und vom Körper verwertet werden. Durch den Verzehr von Obst wird Ihr Tag produktiver und energiegeladener werden, denn Sie haben Energie gesammelt statt verbraucht. Sie werden erstaunt sein, auf welch dramatische Weise sich Ihr ganzes Leben verändern wird, wenn Sie sich einmal daran gewöhnt haben, bis zum Mittag nichts als Obst und Obstsäfte zu sich zu nehmen. Wenn Sie diese Wohltat einmal erfahren haben, werden Sie sich fragen, warum Sie jemals morgens eine schwere Mahlzeit gegessen haben. Auf ein schweres Frühstück folgt ein schwerer Tag. Auf ein leichtes Frühstück folgt ein leichter, lebensfroher Tag. **Sie können während des ganzen Morgens soviel Obst essen, wie Sie wollen**, bis ungefähr 20–30 Minuten vor einer anderen Mahlzeit.

Sobald Sie etwas anderes gegessen haben, sollten mindestens 3 Stunden vergehen, bis Sie wieder etwas essen. Noch einmal, hören Sie auf Ihren Körper. Sobald Ihr Magen leer ist, können Sie wieder Obst essen.

Tausende, die an meinen Seminaren teilgenommen hatten, haben damit aufgehört, am Morgen schwere Mahlzeiten zu essen und haben damit begonnen, nur noch Obst und Obstsaft zu sich zu nehmen. Sie haben eine unglaubliche Kehrtwendung gemacht. Viele kommen zu mir und sagen: „Ich habe immer gut und reichlich gefrühstückt, aber ich wollte wenigstens einmal versuchen, Ihre Methode auszuprobieren und dann wieder mein Frühstück essen wie früher." Es gelang ihnen nicht, sie konnten kein schweres Frühstück mehr essen.

Wenn Sie sich mal wie ein Amboß fühlen wollen oder wie ein Kartoffelsack, dann machen Sie folgenden Versuch: Nehmen Sie 10 Tage lang nur Obst und Saft am Morgen zu sich, und dann versuchen Sie am 11. Tag ein reichhaltiges Frühstück zu essen. Sie werden es einfach nicht können, (oder: doch nicht tun). Ja, manchmal vielleicht, und das ist ganz in Ordnung. „Manchmal" ist eine Sache, „jeden Tag" ist etwas völlig anderes.

Der ausschließliche Verzehr von Obst und Obstsäften am Morgen ist der Kernpunkt des **„Fit für's Leben"**-Programms. Interessanterweise sagen viele Leute, daß Sie dem Programm zwar nicht immer genau folgen, den alleinigen Obstverzehr bis Mittag jedoch ziemlich konsequent einhalten, denn allein schon damit seien enorme Wohltaten für den Organismus verbunden. Ohne Frage handelt es sich um den Hauptbeitrag zum Erfolg unseres Programms. Wenn Sie nur mit einem Prinzip beginnen wollen, sollte es dieses sein. **Morgens nur Obst**.

Manche Leute sind der Meinung, daß Obst und Obstsäfte, in größeren Mengen genossen, dick machen. Ein zu reichhaltiger Obstgenuß kann jedoch nur dann negative Folgen haben, wenn er zusammen mit oder unmittelbar nach anderer Nahrung erfolgt oder das Obst gekocht ist. **Wird Obst jedoch auf leeren Magen gegessen, hat es eine ausgesprochen positive Wirkung, es beschleunigt den Gewichtsverlust bei Übergewicht.** Wenn wir den Menschen sagen, daß sie ohne weiteres auch mehr Obst essen können und es sogar zur Gewohnheit werden lassen können, machen sie sich anfänglich Sorgen über die Menge der Kalorien. Kalorien sind jedoch nur dann unsere Feinde, wenn sie in Form stark behandelter oder schlecht zusammengestellter Nahrung aufgenommen werden. Kalorien hoher Qualität, wie sie in Nahrung mit hohem Wassergehalt vorkommen, tragen keineswegs zu Ihrem Gewichtsproblem bei. Im Gegenteil, sie versorgen Sie mit der nötigen Energie zum Abnehmen.

Kalorienzählen war mir immer sehr lästig. Ich finde, es ist eine deprimierende Art und Weise, zu bestimmen, was man essen darf. Ich schlage immer vor, das Kalorienzählen zu vergessen und statt dessen an hochwertige Nahrung zu denken. Kalorienzählen ist eine veraltete und wirkungslose Methode zur Gewichtsregulierung. Theoretisch klingt sie gut, aber so war es auch mit der Theorie, daß die Sonne die Erde umkreist. Kalorienzählen ist eine unrealistische Methode, um Fortschritte zu messen. Deshalb haben so viele Menschen, die fleißig Kalorien zählen, keinen Erfolg bei ihren Bemühungen, überflüssiges Gewicht loszuwerden.

Eines Tages ging ich in ein sehr nettes Restaurant, um zu frühstücken. Dieses Lokal hält sich viel darauf zugute, bei allen Speisen den Kalorienwert anzugeben. Ich werde Ihnen nun beweisen, warum das Zählen von Kalorien praktisch wertlos ist. Ich stellte zwei Frühstücke zusammen mit jeweils drei Bestandteilen. Das eine Frühstück hatte 220 Kalorien, das andere 190. Wenn man nun davon ausgeht, daß eine Kalorie eine Kalorie ist und man in einer Mahlzeit davon so wenig wie möglich essen soll, hätte ich das Frühstück mit 190 Kalorien auswählen müssen. Da ich aber die Prinzipien der natürlichen Gesundheitslehre kenne, nahm ich ohne Zögern das Frühstück mit 220 Kalorien. Glücklicherweise. Es wäre in höchstem Maße töricht zu glauben, daß eine Kalorie in denaturierter, nicht mehr lebendiger und sozusagen zu Tode behandelter Nahrung den gleichen Wert besäße, wie eine Kalorie in frischer, unveränderter Nahrung. Alle Autos sind Autos. Was hätten Sie lieber, eine alte Kiste ohne Bremsen, die kaum mehr fährt oder einen chromglänzenden, neuen Rolls-Royce? Beide sind Autos, aber das erste bringt Ihr Leben in Gefahr, das andere dient ihm. So ist es auch mit den Kalorien. Die einen können das Gewicht ansteigen lassen, die anderen stellen die Energie zur Verfügung, die Ihnen hilft, Gewicht zu verlieren. Im Umgang mit Kalorien ist die Qualität von weit größerer Bedeutung als die Quantität.

Das 190-Kalorien-Frühstück bestand aus einer Schüssel Haferbrei, einem Stück Weizentoast und Frischkäse. Das 220-Kalorien-Frühstück enthielt ein Glas frisch gepreßten Orangensaft, eine Scheibe frischer Melone der Jahreszeit und eine Schüssel frischer Erdbeeren. Da Sie nun die große Bedeutung der richtig zusammengestellten Nahrung mit hohem Wassergehalt kennen, werden Sie verstehen, warum ich das 220-Kalorien-Frühstück wählte. In dem 190-Kalorien-Frühstück gab es drei Bestandteile ohne Wasser. Einmal Eiweiß (Frischkäse) und zweimal Kohlenhydrate (Toast und Haferbrei). Dieses Frühstück hätte sich 6–8 Stunden in meinem Magen festgesetzt, hätte mich meiner kostbaren Energie beraubt, mir keine Nährstoffe verschafft und eine dicke Schicht giftiger Schlacken in meinem Organismus hinterlassen. Es hätte mir in keinster Weise bei meinen Bemühungen, Gewicht zu verlieren, geholfen. Statt dessen hätte ich zugenommen. Das 220-Kalorien-Frühstück dagegen bestand aus Nahrung mit hohem Wassergehalt. Keine Fäulnis oder Gärung mit den schädlichen Folgen für meinen Organismus war zu befürchten. Es hatte meinen Magen in weniger als einer halben Stunde verlassen und mir innerhalb einer Stunde echten Energiegewinn verschafft. Meinem Körper wurde geholfen, er wurde nicht dabei behindert, sich von seinen Schlacken zu reinigen, denn die Ausscheidungsphase wurde nicht gestört.

Jeder, der den Erfolg dieses Programms darauf zurückführt, daß es auf geringerer Kalorienzufuhr beruht als eine „reguläre" Diät, hat seinen Sinn völlig verkannt. Durch Herabsetzen der Kalorienzahl allein wird kein Gewichtsverlust erzielt, sofern es sich um denaturierte, falsch zusammengestellte, toxische und schlackenbildende Nahrung handelt. Aus diesem Grund ist dieses Programm für so viele Leute so erfolgreich, die vorher hingebungsvoll Kalorien gezählt haben. Es handelt sich um eine Änderung der Lebensgewohnheiten, die nichts mit Kalorienzählen zu tun hat.

Der Obstverzehr am Morgen ist eng verknüpft mit dem reibungslosen Funktionieren Ihrer Körperzyklen. Jetzt ist der richtige Moment, sich diese Zyklen noch einmal anzusehen und zu erkennen, warum das so ist. Bei der Gewichtsreduzierung geht es in erster Linie darum, die Ausscheidungsphase nicht zu blockieren, deshalb sehen wir sie uns zuerst an.

– Zyklus Nr. 1 –
Ausscheidung
(04.00 morgens bis mittags)

Sie haben bereits erfahren, daß die Aufnahme herkömmlicher Speisen mehr Energie verbraucht als jede andere Körpertätigkeit. Sie haben auch erfahren, daß Obst bei der Verdauung den geringsten Energieverbrauch hat. Wenn wir also während der Ausscheidungsphase als einzige Nahrung Obst und Obstsäfte zu uns nehmen – sofern wir überhaupt etwas essen –, erweisen wir damit unserem Organismus die größte Wohltat. Alles andere behindert den Ausscheidungsprozeß, die Abfallprodukte der genossenen Speisen, die ausgeschieden hätten werden sollen, werden statt dessen den bereits vorhandenen giftigen Schlacken und den unerwünschten Pfunden hinzugefügt. Aus diesem Grund hängt der Erfolg dieses Programms (und Ihr Erfolg beim Abnehmen) davon ab, daß Sie bis mittags ausschließlich Obst und Obstsäfte zu sich nehmen. Erfolgreiches und bequemes Abnehmen hängt vom reibungslosen Funktionieren der Ausscheidungsphase ab. Wenn Sie diese Phase sabotieren, sabotieren Sie Ihren Erfolg. **Der alleinige Verzehr von Obst und Obstsaft vormittags ist der absolut wichtigste Aspekt dieses Systems**. (Auch wenn Sie weiterhin Kaffee trinken oder zusätzlich etwas anderes essen wollen, tun Sie es **nicht** während der Ausscheidungsphase. Tun Sie es am Nachmittag. Das ist sehr wichtig!)

– Zyklus Nr. 2 –
Nahrungsaufnahme
(Mittags bis 20.00 abends)

Nach 12.00 Uhr beginnt die tägliche Essensperiode. Wenn Sie hungrig sind, dann ist das die Zeit zu essen, aber auch hier gilt es, einige Regeln zu beachten. Vergessen Sie nicht, daß die Verdauung mehr Energie beansprucht, als alles andere. So sollten Sie eine Mahlzeit zu sich nehmen, die Ihren Energievorrat nicht beeinträchtigt, obwohl natürlich etwas Energie für die Verdauung erforderlich ist. (Siehe Energieleiter auf Seite 182.) Das bedeutet, daß Sie sich an das Prinzip der richtigen Lebensmittelkombination halten müssen, um ein Minimum an Verdauungsenergie für den Abbau einer Mahlzeit zu verbrauchen.

– Zyklus Nr. 3 –
Ausnutzung
(20.00 abends bis 4.00 morgens)

Sie haben die Nahrung aufgenommen. Jetzt ist es an der Zeit, Ihrem Körper eine Chance zu geben, die Nährstoffe aufzuschließen, zu absorbieren und nutzbar zu machen. Dies kann erst geschehen, wenn die Nahrung den Verdauungstrakt erreicht hat. Eine richtig kombinierte Mahlzeit hat den Magen in ungefähr 3 Stunden verlassen und kann nun absorbiert und assimiliert werden. Eine falsch kombinierte Mahlzeit kann bis zu acht, ja sogar zwölf Stunden und länger im Magen verbleiben. Essen Sie früh genug, so daß die Speisen den Magen verlassen haben, ehe Sie zu Bett gehen. Eine ausreichende Nachtruhe (sie sollte so oft wie möglich vor Mitternacht beginnen) hilft dem Körper, die Ausnutzungsphase zu beenden, ehe die Ausscheidungsphase gegen 4.00 Uhr morgens einsetzt.

Nachdem wir Ihnen dieses Wissen vermittelt und Ihnen die Schritte zum Erfolg vorgestellt haben, ist es von Bedeutung, Ihnen ein klares Verständnis zu übermitteln über . . .

Kapitel 8

Die Entgiftungstheorie

In allen Kapiteln dieses Buches haben wir betont, wie wichtig es ist, giftige Schlacken aus dem Organismus zu entfernen, um erfolgreich und dauerhaft abzunehmen. Um diese Prozesse zu erleichtern, haben wir eine Lebensweise entwickelt, die nicht nur wirkungsvoll, sondern auch leicht und bequem ist.

Das von „**Fit für's Leben**" verfolgte Ziel ist die Entgiftung Ihres Körpers. Dieser Entgiftungsprozeß ist natürlich nicht immer ein reines Vergnügen, ist aber notwendig, um die Voraussetzung für Gewichtsverlust und eine beständige Gesundheit zu schaffen. Wir wollen Ihnen nicht vormachen, daß wir im Besitz einer Zauberformel sind, und daß Sie nur durch die Lektüre dieses Buches mühelos über Nacht in ein glückliches, gesundes und schlankes Wesen verwandelt werden können. *Ohne Ihre Mitarbeit geht es nicht.* Aus der Erfahrung der letzten Jahre kann ich Ihnen sagen, daß ungefähr 10 % der Leute, die nach unserem Programm leben, ein *anfängliches* Unwohlsein verspüren. Ein *gewisses* Unbehagen ist durchaus möglich, es ist jedoch leicht in den Griff zu bekommen. Nur wenn der Entgiftungsprozeß zu rasch erfolgt, können stärkere Beschwerden auftreten. Deshalb haben wir mehr als neun Jahre damit verbracht, Erfahrungen zu sammeln, die es ermöglichen sollen, die von uns vorgeschlagene Lebensweise so perfekt zu gestalten, daß mögliche Beschwerden auf ein Minimum reduziert werden.

Sie müssen allerdings bedenken, daß die Ansammlung giftiger Schlacken in Ihrem Körper wahrscheinlich zwanzig, dreißig, vierzig, fünfzig Jahre oder noch länger gedauert hat. Sie können nicht über Nacht entfernt werden. Ich kann es nicht oft genug betonen, wie wichtig diese Entgiftung für Ihren Körper ist. Der Organismus muß unbedingt gereinigt werden, um für die Gewichtsabnahme und die Rückgewinnung der Gesundheit

Energie freisetzen zu können. Solange giftige Schlacken im Körper sind, wird ein Teil der vorhandenen Energie für die Ausscheidung eingesetzt. Erfolg ist nur bei einem gereinigten Körper möglich! *Entgiftung heißt Reinigung, sie ist unerläßlich.* Sie ist der Schlüssel zum Erfolg!

Eventuell auftretende Beschwerden hängen vom Ausmaß der Vergiftung ab. Besonders stark verschlackte Personen oder diejenigen, die regelmäßig Medikamente eingenommen haben, können unter Umständen eher unter zeitweiligen Beschwerden zu leiden haben als die weniger verschlackten. Die Ausscheidung toxischer Schlacken *kann* unangenehm sein. Es ist aber besser, jetzt kleinere Beschwerden zu ertragen, als später einen totalen Zusammenbruch zu erleiden. Es ist also wichtig, daß die Ernährungsweise eine Reinigung in Gang setzt, allerdings nicht mit halsbrecherischer Geschwindigkeit. Sie sollte so eingestellt sein, daß das auftretende Unbehagen für den Betreffenden so gering wie nur irgend möglich ist. Genau das wird mit den im zweiten Teil des Buches vorgestellten Rezepten erreicht. Bedenken Sie, daß es sich dabei nicht um irgendwelche Phantasie-Menüs handelt. Wir haben sehr viel Zeit aufgewendet, uns die größte Mühe gegeben und viele Versuche gemacht, um genau die richtige Abwechslung in die Speisenfolge zu bringen, so daß dann die Entgiftung so sanft und angenehm wie möglich erfolgen kann. In der Tat ist das **„Fit für's Leben"**-Programm nichts anderes als ein Entgiftungsprogramm.

Welche möglichen Beschwerden können eventuell auftreten? Am häufigsten entstehen anfangs gewisse Blähungen. Sobald Sie damit beginnen, Obst auf leeren Magen zu essen, wird die Reinigungskraft des Obstes angesammelte giftige Schlacken in Bewegung setzen und damit Gasansammlungen und Blähungen erzeugen. Im allgemeinen verschwinden diese Beschwerden jedoch innerhalb von 48 Stunden. Selten dauert es länger als 72 Stunden. Sollten diese Blähungen zu einer Gewichtszunahme von zwei oder drei Pfund während der ersten Tage führen, brauchen Sie sich deshalb aber keine Sorgen zu machen. Der Körper bereitet sich lediglich auf seine bevorstehende Aufgabe vor. Sie können Kopfschmerzen oder andere Schmerzen bekommen. Sie können sich plötzlich müde oder ängstlich fühlen. Es können sich dünne Stuhlentleerungen einstellen, die man mit Durchfall verwechseln kann. Kein Grund zur Aufregung, und kein Anlaß, aus dem Haus zu rennen, um Kohle-Medikamente zu besorgen. Ob Sie es glauben oder nicht, diese Stuhlentleerungen haben eine positive Wirkung, keine negative. Die reinigende Kraft des Obstes wäscht harte Kotreste von den Darmwänden und spült sie in Form von weichen Stühlen aus dem Körper. Sie werden sich danach leicht und wie neugeboren fühlen. Es kann unangenehm sein, dient aber einem guten Zweck. Auf keinen Fall dürfen diese oder andere Ausscheidungsprozesse unterbunden werden. Ihr Körper befreit sich von giftigen Schlacken. Sie brauchen keine Austrocknung zu befürchten. Sie werden weder Fieber noch andere Anzeichen von Krankheit bei diesen Ausscheidungen verspüren.

Durch den Verzehr von Früchten und Gemüse mit hohem Wassergehalt kann nichts derartiges passieren. Diese Ausscheidungen zu unterbinden würde bedeuten, daß die Schlacken im Körper bleiben und damit weiter zur Gewichtszunahme beitragen. Die dünnen Stuhlentleerungen dauern selten länger als zwei Tage. Es kann Ihnen auch mal übel werden, wenn die Gifte im Körper aufgescheucht werden und über den Kreislauf ausgeschieden werden.

Es kann auch sein, daß sich reichliche Schleimabsonderungen aus der Nase einstellen. **Das ist keine Erkältung!** Ihr Körper entledigt sich lediglich der Gifte, die sich angehäuft hatten und in den Schleimhäuten abgelagert worden waren. Eine Erkältung ist die klassische Form der Ausscheidung giftiger Schlakken. Wenn die Schleimhäute Ihres Körpers mit mehr Schleim belastet werden, als der Körper tolerieren kann, dieser Schleim aber nicht schnell genug ausgeschieden wird, werden die Selbstheilungskräfte des Körpers eingeschaltet, die dann die Ausscheidung des Schleims durch Hals und Nase erzwingen. Wenn Sie ein Glas in die Hand nähmen und fortlaufend Wasser hineinschütten würden, würde es schließlich überfließen. So geht es auch mit Ihrem Körper. Bildet sich mehr Schleim in Ihrem Körper als er verkraften kann, fließt er über.

Ein ernsthaftes Problem bei den meisten Menschen sind Verdauungsstörungen, angefangen von Gasbildung und Blähungen bis zu ernsthaften chronischen Schmerzen und Colitis. Einer der Hauptvorteile der in diesem Buch vorgeschlagenen Lebensweise ist, daß diese Störungen zum Verschwinden gebracht werden. Die richtige Lebensmittelkombination und der empfohlene Obstverzehr tragen am meisten dazu bei. Gelegentlich können – auch bei richtigem Obstverzehr – Gasansammlungen und Blähungen entstehen. Obwohl Sie Obst absolut in der richtigen Weise verzehren (am Morgen auf leeren Magen), können Beschwerden auftreten. Der Hauptgrund dafür ist eine Anhäufung von Nahrungsrückständen und Schlacken, die sich im Laufe der Jahre angesammelt haben und in die Magen- und Darmwände eingedrungen sind. Obst hat die Eigenschaft, diese Giftstoffe aufzuspüren und hinauszuspülen, und dadurch entstehen Gase und Blähungen. Viele Menschen bleiben aber von diesen Beschwerden verschont, aber ich kenne einige, die besonders verschlackt waren und zwei bis drei Wochen lang in einem mehr oder weniger starkem Ausmaß darunter litten. Es hängt davon ab, wie stark oder wie geringfügig die Vergiftung Ihres Körpers ist. In jedem Fall ist es positiv zu werten, daß die Ursache des Problems beseitigt wird, wenn auch unangenehme und ärgerliche Empfindungen damit verbunden sein mögen.

Sie dürfen nicht vergessen, daß Ihr Körper sich bei jeder Änderung Ihres Eßverhaltens dieser Veränderung anpassen muß und Ihnen dabei anfänglich ein gewisses Unwohlsein nicht erspart werden kann. Die richtige Einstellung gegenüber diesen vorübergehenden Beschwerden ist, **sie als einen die Gesundheit zurückbringenden Reinigungsprozeß zu sehen**.

Sie erleben sozusagen Gesundheit in Aktion. Der Körper besinnt sich auf seine Kräfte, möchte seine Chance wahrnehmen und ans Ziel kommen. Dies kann auf verschiedene Weise geschehen. Die Reaktion des Körpers auf den plötzlichen Energieanstieg zeigt sich in seinem vermehrten Bemühen, alles Giftige auszuscheiden, solange Energie zur Verfügung steht. Hat er jedoch einmal begriffen, daß von nun an Energie regelmäßig vorhanden ist, wird die Ausscheidung reguliert und die Beschwerden verschwinden wieder. **Es werden jedoch von**

denen, die das „Fit für's Leben"-Programm befolgen, weniger als 10 % von Beschwerden geplagt. Das sollten Sie sich vor Augen halten. Sollten Sie nun zu diesem Personenkreis gehören, so machen Sie bitte nicht den Fehler, Ihre neuen Eßgewohnheiten gleich wieder aufzugeben. Das würde Ihren Organismus nämlich in großen Aufruhr versetzen. Haben Sie Vertrauen in die Weisheit, Intelligenz und in die wunderbare Erholungsfähigkeit Ihres Körpers. Seien Sie dankbar, daß er die Kraft und die Fähigkeit besitzt, eine Reinigung durchzuführen. Sollten die Beschwerden länger als ein paar Tage anhalten, können Sie – zu Ihrer Beruhigung und um ganz sicher zu gehen – Ihren Arzt befragen.

Die restlose Ausscheidung aller giftigen Stoffe kann sich über Monate oder Jahre hinziehen, innerhalb von Tagen werden Sie jedoch an Gewicht verlieren und gleichzeitig unwahrscheinlich energiegeladen und lebensfroh sein. Gewöhnlich vollzieht sich die ständige Ausscheidung ohne weitere äußere Anzeichen oder Beschwerden. Übergewicht verliert sich, Energie steigt an, alles wird besser. Der größte Fehler, den Sie machen könnten, wäre, bei leichtem Unwohlsein sofort die Flinte ins Korn zu werfen und zu Ihren alten Eßgewohnheiten zurückzukehren. Die Beschwerden zeigen an, wie notwendig die Entgiftung für Sie ist. Es handelt sich um eine kritische Phase, die Sie durchstehen und nicht vereiteln sollten. Eines ist sicher: Ihr Körper *möchte* sich von allem befreien, was seiner Gesundheit nicht dienlich ist. Stören Sie diese Arbeit nicht. Sie sind bei weitem besser dran, wenn sich das Gift außerhalb Ihres Körpers befindet. Noch einmal möchten wir darauf hinweisen, **daß nicht jeder unter Beschwerden leidet. Die meisten haben überhaupt keine Probleme.** Wir meinen aber, daß wir Sie auf die Möglichkeit hinweisen sollten. Falls Sie zu denen gehören, die keine Beschwerden empfinden, so ist das großartig! Wenn nicht, wird unsere auf den folgenden Seiten beschriebene Lebensweise diese Beschwerden auf ein Minimum reduzieren.

Sie können absolut sicher sein, daß es Beweise in großer Zahl für die Richtigkeit dieses Eßprogramms gibt. Zum Beispiel haben wir bereits erwähnt, daß die Killer Nr. 1 und 2 in USA und Europa Herzerkrankungen und Krebs sind. Etwa 4000

Menschen sterben in Amerika täglich an diesen beiden Krankheiten. Vor kurzem kam aus einem wissenschaftlichen Arbeitskreis die Information, daß man durch Erhöhung der Obst- und Gemüseanteile in der Ernährung das Auftreten dieser beiden Killer einschränken kann. Im September 1982 verkündeten Ärzte des „Nationalen Krebs-Institutes", daß eine Änderung unserer Eßgewohnheiten einen gewissen Schutz gegen Krebs bieten könne. Als erstes ist der Fettverbrauch einzuschränken, als zweites die Obst- und Gemüsezufuhr zu steigern. Das „Nationale Krebs-Institut" hat jetzt die Ernährung in den Mittelpunkt der Forschung über Krebsverhütung gestellt. Im September 1983 hat auch die „Amerikanische Krebs-Gesellschaft" bekräftigt, daß ein größerer Verbrauch an Obst und Gemüse das Risiko einer Krebserkrankung bedeutend herabsetzen könne.

Wie bereits im vorhergehenden Kapitel bemerkt, ist Dr. Castelli von der Harvard Universität der Überzeugung, daß das Risiko einer Herzerkrankung durch Obstverzehr gemindert werden kann.

Ich bin sicher, daß Obst und Gemüse helfen können, dieses Problem einzuschränken, da diese Lebensmittel ungemein wirksam bei der Entgiftung des Körpers sind. Ganz zu schweigen von dem enormen Beitrag, den die Entgiftung des Körpers zur Gewichtsreduzierung leistet. Wenn Sie unsere Empfehlungen befolgen, werden Sie abnehmen und Ihr Gewicht auch halten. Nur festgefahrene Gewohnheiten können ein Hindernis für die von uns vorgeschlagenen einfachen Änderungen in Ihrer Lebensweise sein. Aus Gewohnheit ißt man ein reichhaltiges Frühstück. Aus Gewohnheit mischt man Eiweiß und Kohlenhydrate. Aus Gewohnheit ißt man Obst nach dem Essen. Es ist wichtig, sich neue Gewohnheiten anzueignen. Nicht immer sind alte Gewohnheiten gute Gewohnheiten. Am besten wird man sie los, wenn man neue und bessere einführt.

Genau das ist es, was wir Ihnen anbieten, bessere Gewohnheiten, die Sie nach eigenem Ermessen anwenden können. Sie sollen sich nicht unter Druck gesetzt fühlen. Lassen Sie sich Zeit, haben Sie Spaß dabei. Es soll keine Belastung für Sie werden. *Es handelt sich nicht um eine Diät.* Dieses Programm brauchen Sie nicht buchstabengetreu durchzuführen. Was wir Ihnen anbieten, ist ein einfacher Weg zu lernen, wie man die biologischen Grenzen und Zyklen seines Körpers respektiert. Dem Rat der Experten folgend – nämlich mehr Obst und Gemüse zu essen – haben wir eine brauchbare Ernährungsweise für Sie zusammengestellt. Es wird eine erfreuliche Erfahrung für Sie werden, einen lebensfrohen, gut aussehenden Körper zu bekommen, von dem Sie instinktiv wissen, daß Sie ein Recht darauf haben.

Es steht Ihnen frei, bei diesem Programm Ihre eigene Gangart einzuschlagen. Ob Sie sich die angebotene Information nur teilweise oder ganz zunutze machen, ist völlig Ihnen überlassen. Einige von Ihnen werden sich voller Eifer auf das Programm stürzen und die erwünschten Ergebnisse schneller erzielen als andere. Wir möchten, daß Sie verstehen, daß es sich um ein Programm für's Leben handelt, nicht nur für ein paar Wochen. Es handelt sich um Kenntnisse, die Sie sich aneignen sollen und die für immer zu Ihrer Lebensweise gehören sollen. Dann werden Sie das Wohlbefinden erleben, das Ihnen eigentlich zusteht – von Geburt an.

Sie wissen, daß Ihnen Ihr Körper vom Leben geschenkt wurde. Ihr Dank dafür ist, ihn so gut wie nur irgend möglich zu behandeln. Geben Sie ihm die Chance, bestmöglich zu funktionieren, ungehindert von giftigen Schlacken und Abfall. Ihr Körper möchte gesund und schlank sein. Er will nicht übergewichtig sein. Er möchte die Gestalt haben, von der Sie wissen, daß er sie haben könnte. Sie brauchen nichts anderes zu tun, als die natürlichen Gesetze zu beachten, und Sie werden mit einem Körper belohnt werden, auf den Sie stolz sein können. Freuen Sie sich, wenn der schlanke Körper zum Vorschein kommt, von dem Sie wissen, daß er schon immer in Ihnen verborgen war.

Ich glaube, daß Sie aus dem, was Sie bisher über unsere Prinzipien gelesen haben, ersehen können, daß wir Ihnen kein Blitzprogramm für schnelle oder nur kurzfristige Ergebnisse anbieten, sondern ein Programm für's Leben. Statt eines zeitlich begrenzten Diätplans haben wir Ihnen ein Lebensprogramm vorgestellt. Vielleicht fragen Sie sich: „Kann das denn so einfach sein?" Nur Lebensmittel mit hohem Wassergehalt essen, Nahrung richtig zusammenstellen und Obst auf richtige Weise verzehren? Ist das alles? Ja, es ist alles. Das Großartige daran ist, daß es so einfach ist. Das **Fit für's Leben**-Programm will Sie nicht an die Kandare nehmen. Sie kennen nun die Richtlinien, befolgen Sie sie, so gut Sie können. Das Programm kann nicht scheitern. Sie können es nicht torpedieren. Tun Sie Ihr Bestes, wann immer Sie können. So lange Sie sich ehrlich bemühen, werden Sie auch belohnt werden. Sie haben Ihr ganzes Leben vor sich, setzen Sie sich nicht unter Druck. Wenn Ihnen unsere Richtlinien sinnvoll erscheinen, und Sie bereit sind, sie auszuprobieren, dann haben Sie alles Wesentliche getan. Sie haben das Rüstzeug erhalten, benutzen Sie es, wann Sie wollen. Sie haben die Sache selbst in der Hand. So wie Holzschnitzer überall auf der Welt arbeiten können, wenn sie ihr Handwerkszeug dabei haben, **so können auch Sie unsere Richtlinien überall, bei jeder Tätigkeit, in allen Lebenslagen einsetzen**. Die Zeiten, in denen Sie Ihren Kühlschrank absperren mußten, Appetitzügler nahmen, Kalorien zählten, von armseligen Portionen lebten, sind ein für allemal vorbei. Welche Befreiung!

Sie können essen, gut essen und Ihre Mahlzeiten genießen. Nie wieder müssen Sie diese entsagungsvollen, entmutigenden zwei bis vier Wochen dauernden Geduldsproben ertragen, die nichts bringen als Frustration und kurzlebige Ergebnisse. Jetzt sind Sie im Besitz einer realistischen Methode, mit der Sie **leben** können, im wahrsten Sinne des Wortes.

Nachdem wir auf diesem Gebiet die Grundsätze beschrieben haben, bleiben uns zwei Bereiche der Ernährung, denen wir wegen ihres außergewöhnlichen Einflusses auf eine erfolgreiche Gewichtskontrolle und Energiesteigerung Aufmerksamkeit widmen müssen.

Der erste ist . . .

Kapitel 9

Eiweiß (Protein)

Die wahrscheinlich am häufigsten gestellte Frage auf den Gebieten Diät, Gesundheit und Gewichtsreduzierung ist diese: „Woher bekommen Sie Ihr Eiweiß?" Die Menschen in den Industrienationen haben mehr Angst vor Eiweißmangel als vor dem Tode. Das Problem ist aber ein ganz anderes. Die Gefahr, *zu viel Eiweiß* zu bekommen, ist viel größer als an Eiweißmangel zu leiden. Zuviel Eiweiß ist genau so gefährlich wie zu wenig.

Mike Benton von der Amerikanischen Akademie für Gesundheitswissenschaft drückt es folgendermaßen aus: „Vielleicht waren noch nie so viele Leute verwirrt über ein Gebiet, von dem sie so wenig wußten."

Ich weiß, wie außerordentlich verwirrend dieses Thema ist. Jedermann scheint eine andere Meinung darüber zu haben, wieviel Eiweiß oder wie wenig Eiweiß gegessen werden sollte und warum. Was mich immer am meisten frustrierte war, einer amtlich beglaubigten Autorität zuhören zu müssen, die mir in überzeugendster Weise darlegte, was ich über Eiweiß wissen sollte. Bald darauf versicherte mir ein gleichfalls bekannter „Experte" in ebenso überzeugenden Worten das genaue *Gegenteil*! So geht es, glaube ich, den meisten Leuten. Die Experten argumentieren hin und her, begraben den Zuhörer unter einer Lawine von Tatsachen, Zahlen, Statistiken und Beweisen. Die Zuhörer fühlen sich am Ende wie der Ball in einem Tennis-Match. In diesem Hin und Her ist nur eines ohne Zweifel sicher: Die Leute sind verwirrt!

Sie können jetzt mit Recht fragen: „Woher sollen wir wissen, daß Sie nicht auch noch zu dieser Verwirrung beitragen werden?" Eine gute Frage. Ich hätte Sie auch gefragt. Meine

Absicht ist jedoch nicht, Sie von etwas einfach deshalb überzeugen zu wollen, weil *ich* weiß, daß es richtig ist, noch will ich Sie sofort und jetzt umerziehen. Damit Sie das Thema „Eiweiß" richtig verstehen, bedarf es mehr als nur das, was ich Ihnen erzählen werde. Sie selbst müssen da ein wenig forschen und experimentieren. Meine Absicht ist, Sie davon zu überzeugen, daß Sie selbst eine intelligente Entscheidung treffen können, ohne darauf hören zu müssen, worüber die Experten streiten. Das nötige Rüstzeug dazu haben wir Ihnen bereits vermittelt. Sie kennen dieses Rüstzeug bereits: gesunder Menschenverstand, Logik und Instinkt. Es wird Ihnen gefallen, Ihre angeborene Fähigkeit zu „wissen, was richtig ist", einsetzen zu können. Am Ende dieses Kapitels wird Ihnen dazu reichlich Gelegenheit gegeben.

Es stehen uns umfangreiche Forschungsergebnisse zur Verfügung, die zeigen, daß zwischen dem Verzehr konzentrierter Eiweißnahrung und Herzerkrankungen, Bluthochdruck, Krebs, Arthritis, Osteoporose (Knochenerweichung), Gicht, Magengeschwüren und eine Menge anderer Krankheiten eine Beziehung besteht. Diese Zusammenhänge wurden von T. C. Fry, Victoras Kulvinskas, Blanche Leonardo, Barbara Parham, John A. Scharffenberg, Orville Schell und Herbert M. Shelton und vielen anderen bestätigt. Wir werden uns jedoch auf die Auswirkungen des Verzehrs von konzentriertem Eiweiß in Zusammenhang mit Gewichtsproblemen und Energiemangel beschränken.

Eiweiß ist der komplizierteste aller Nährstoffe. Seine Assimilation und Auswertung sind äußerst schwierig. Obst kann vom Organismus am leichtesten aufgenommen werden, Eiweiß steht am anderen Ende der Skala, es gehört zu den schwersten verdaulichen Nahrungsbestandteilen. Beim Verzehr von Eiweiß wird mehr Energie für die Verdauung benötigt als für jede andere Nahrung. Um den ganzen Verdauungstrakt zu durchwandern, braucht die Nahrung (mit Ausnahme von Obst) durchschnittlich zwischen 25 und 30 Stunden. Beim Fleischverzehr *verdoppelt* sich diese Zeit. Daraus ergibt sich logischerweise, daß bei reichlichem Eiweißverzehr weniger Energie für andere notwendige Funktionen des Organismus wie z. B. für die Ausscheidung von giftigen Schlacken zur Verfügung steht. Die ganze Eiweißfrage ist derart aus den Fugen geraten, daß es zweifelhaft ist, ob die Menschen jemals damit zurecht kommen werden. Im Grunde ist es so, daß wir einfach gar nicht so viel Eiweiß brauchen, wie man uns glauben machen will.[1])

Als erstes gilt es zu bedenken, daß der menschliche Organismus 70 % seiner eiweißhaltigen Schlacken wieder verwendet. 70 %! Zweitens verliert der menschliche Körper lediglich ungefähr 23 g täglich mit dem Stuhlgang, dem Urin, über das Haar, durch abgeschuppte Haut und durch Schweiß. Um diese 23 g Eiweiß zu ersetzen, würde es genügen, *im Monat* eineinhalb Pfund zu essen. Die meisten Menschen verzehren aber weit mehr, da sie bei jeder Mahlzeit Eiweiß zu sich nehmen. Die offiziell vorgeschlagene Eiweißmenge beträgt 56 g täglich, wobei man, um ganz sicher zu gehen, die tatsächlich benötigte Menge verdoppelt hat. Mehr Eiweiß zu verbrauchen als der Organismus tatsächlich nötig hat, bedeutet eine schwere Belastung für den Körper, der sich bemühen muß, diesen Überschuß wieder loszuwerden. Eine schreckliche Verschwendung unserer kostbaren Energie, die wir so dringend für die Gewichtsreduzierung brauchen. Ein ¼ Liter Glas kann nur ¼ Liter Flüssigkeit fassen. Wenn Sie ½ Liter in das Glas schütten, geht alles, was über ¼ Liter hinausgeht, verloren. So ist es auch mit unserem Körper. Hat er die täglich erforderlichen 23 g bekommen, reicht das aus. Als weiteres Problem ergibt sich, daß der Eiweißüberschuß uns nicht nur unserer Energie beraubt, sondern auch als giftiges Abfallprodukt in unserem Körper gespeichert werden muß, und zwar so lange – als zusätzliches Gewicht –, bis der Körper wieder über genügend freie Energie verfügt, sich dieser Schlacken zu entledigen. Am nächsten Tag kommt aber wieder ein Überschuß, der verarbeitet werden muß, und die Lage verschlechtert sich.

---

1) Arthur C. Guyton: „Textbuch der medizinischen Physiologie" (Guidance Textbook of Medical Physiology), Philadelphia: Saunders Publishing 1981.
T. C. Fry: „Protein in der Nahrung" (Lesson No. 8, Protein in the Diet. In The Life Science Health System). Austin, Texas: Life Science 1983.

Tatsächlich ist Eiweiß nicht mehr oder weniger wichtig als jeder andere Nahrungsbestandteil. Man hat uns glauben machen wollen, daß bestimmte Bestandteile wichtiger seien als andere, aber das stimmt einfach nicht. Alle Bestandteile der Nahrung spielen eine wichtige Rolle. Wenn Sie die Wahl hätten zwischen Herz und Hirn, was würden Sie aufgeben? So ist es auch mit der Nahrung. Die für eine typische Mahlzeit erforderlichen Bestandteile sind immer die gleichen. Vitamine, Mineralstoffe, Kohlenhydrate, Fettsäuren, Aminosäuren und viele andere Stoffe, die erst noch entdeckt und benannt werden müssen. *Sie sind alle wichtig!* Sie werden alle in Verbindung miteinander benötigt. Einzelnen Bestandteilen mehr Bedeutung zuzumessen als anderen zeigt, daß man die biologischen und physiologischen Bedürfnisse des Organismus nicht begriffen hat.

Eine Debatte über Eiweiß wäre nicht vollständig, ohne den Fleischverzehr einzubeziehen. Fleisch wird im allgemeinen als die idealste Eiweißquelle angesehen. Als Hauptargument wird angeführt, daß tierisches Eiweiß dem Eiweiß des menschlichen Organismus ähnlicher ist als pflanzliches Eiweiß. Eigentlich eine ausgezeichnete Begründung, seinen nächsten Nachbarn zu verspeisen, allerdings wird selbst der überzeugteste Fleischesser diese Idee abstoßend finden. Eine der Tierarten, die hauptsächlich als Eiweißlieferant verspeist werden, sind Rinder: 33 Millionen Stück im Jahr werden allein in USA verzehrt (BRD = 5 Millionen Rinder plus 30 Millionen Schweine!). Das ist eine Menge Fleisch. Um Kraft zu gewinnen! Dieses Argument wird meistens als erstes gebraucht, um den Fleischverzehr zu rechtfertigen. Wir müssen unsere Kräfte erhalten. Nun gut, sehen wir uns diese Begründung einmal näher an. Welches Tier halten Sie für das stärkste auf diesem Planeten? Die meisten von Ihnen werden sagen, der Elefant. Ich stimme zu. Ohne Zweifel sind die stärksten Tiere der Welt die, die jahrhundertelang wegen ihrer überragenden Kraft und Ausdauer vom Menschen eingesetzt wurden, nämlich die Elefanten, Ochsen, Pferde, Maultiere, Kamele und Wasserbüffel. Was fressen diese Tiere? Blätter, Gras und Früchte. Haben Sie schon einmal einen Silberrücken-Gorilla gesehen? Er ähnelt physiologisch dem Menschen. Er ist unglaublich stark.

Zwar ist er nur dreimal so groß wie ein Mensch, aber *dreißigmal* stärker. Ein Gorilla könnte einen Zwei-Zentner-Mann über die Straße werfen wie eine Scheibe. Was frißt nun der Silberrücken-Gorilla? Früchte und andere Pflanzen![2])

Welche Schlußfolgerungen können wir nun aus der Behauptung ziehen, man müsse Fleisch essen, um Kräfte zu gewinnen? Vergessen Sie einmal für einen Moment alles, was man Ihnen darüber gesagt hat. Was denken *Sie* darüber? Was meinen Sie zu der Behauptung, man müsse Rindfleisch wegen seines nahezu perfekten Eiweißes essen? Was hat das Rind gefressen, um dieses Eiweiß in seinem Körper aufzubauen? Fleisch? Nein, Gras, Rüben und Getreide! Das ist interessant, nicht wahr? Wie ist das möglich? Einerseits haben wir all die wissenschaftlichen Daten, die uns den Nutzen des Fleischverzehrs vor Augen führen, und andererseits sagt uns der gesunde Menschenverstand, daß diese Ansichten schwer zu verstehen sind.

So kommen wir zu dem am meisten mißverstandenen Bereich hinsichtlich des Fleischverzehrs. Diejenigen, die die Sachlage von Grund auf kennen, sind sich der Ironie dieses Sachverhalts bewußt. *Eiweiß entsteht im Körper nicht durch Eiweißverzehr.* Jawohl, Sie haben richtig gelesen. Eiweiß wird aus in der Nahrung vorhandenen Aminosäuren gebildet. Bis zu welchem Grad Eiweiß aus eiweißhaltiger Nahrung gebildet werden kann, hängt davon ab, wie gut die Aminosäuren in der Nahrung ausgewertet werden. Es ist absurd zu glauben, daß durch den Verzehr von einem Stück Fleisch, sei es vom Rind, Schwein oder Geflügel, Eiweiß in unserem Körper entsteht. Tierisches Eiweiß ist tierisches Eiweiß, kein menschliches Eiweiß. Man muß über die Aminosäuren Bescheid wissen, um das Thema Eiweiß zu verstehen. Der Körper kann Eiweiß in seinem Originalzustand – so wie es gegessen wird – weder verwerten noch assimilieren. Es muß zuerst verdaut und in seine Aminosäuren-

---

2) Zwei anerkannte Autoritäten auf dem Gebiet der Lebensgewohnheiten der Gorillas sind John Aspinal, der in England eine weltberühmte Schutzfarm unterhält, sowie Adrien de Schryver. Beide haben bestätigt, daß Gorillas in ihrer natürlichen Umgebung gierige Früchteesser sind. Ist Obst im Überfluß vorhanden, wird es anderer Nahrung vorgezogen.

Bestandteile aufgespalten werden. Dann kann der Körper aus diesen Aminosäuren das benötigte Eiweiß bilden. So liegt der entscheidende Wert des Nahrungseiweißes letztlich darin, aus welchen Aminosäuren es besteht. Die Aminosäuren sind die wesentlichen Bestandteile. Alle Nährstoffe werden im Reich der Pflanzen gebildet. Tiere haben die Fähigkeit, die Eiweißquelle, nämlich die acht wesentlichen Aminosäuren, aufzunehmen, sie können sie aber nicht bilden oder herstellen. Pflanzen können Aminosäuren aus der Luft, aus der Erde und aus dem Wasser bilden, Tiere jedoch, genau wie die Menschen, sind abhängig vom pflanzlichen Eiweiß, entweder direkt durch Verzehr der Pflanzen oder indirekt durch den Verzehr pflanzenfressender Tiere.

Es gibt keine essentiellen Aminosäuren im Fleisch, die die Tiere nicht aus Pflanzen erhalten haben und die nicht auch von den Menschen aus Pflanzen bezogen werden können. Aus diesem Grund haben alle starken Tiere das von ihnen benötigte Eiweiß in ausreichender Menge. Sie bilden es aus der Überfülle von Aminosäuren, die sie durch den Verzehr von Pflanzen aufnehmen. Deswegen fressen fleischfressende Tiere auch im allgemeinen keine anderen fleischfressende Tiere, außer im Notfall. Sie halten sich instinktiv an pflanzenfressende Tiere.

Es gibt 23 verschiedene Aminosäuren. Sie sind alle wichtig, sonst würde es sie nicht geben. 15 davon können vom Organismus selbst hergestellt werden, acht müssen aus der Nahrung bezogen werden. Nur diese acht werden „essentiell" genannt. Wenn Sie regelmäßig Obst, Gemüse, Nüsse, Samen oder Keimlinge essen, erhält Ihr Körper alle notwendigen Aminosäuren, die er genauso wie die Säugetiere, in das für ihn erforderliche Eiweiß umwandeln kann, die sehr gut ohne Fleisch auskommen können. Sie können gar keinen Eiweißmangel haben, es sei denn, Sie würden sich sehr darum bemühen. Kennen Sie einen Menschen, der unter *Eiweißmangel* leidet? Ich kenne keinen.

Aber lassen Sie sich von den Aminosäuren nicht verwirren. Das ganze Gerede über die Notwendigkeit, bei einer Mahlzeit oder daß man zumindest an einem Tag alle „essentiellen" Aminosäuren zu sich nehmen müsse, ist Geschwätz. Ohne Zweifel han-

delt es sich hier um die wichtigste Streitfrage dieses Buches. Es ist mir bewußt, daß der Glaube an die Notwendigkeit, bei jeder Mahlzeit die acht essentiellen Aminosäuren zu sich nehmen zu müssen, seit Jahren das Evangelium der Ernährungslehre ist. Die Beweise, die dagegen sprechen, werden jedoch immer zahlreicher. Bücher wie z. B. „Die Ernährung für einen kleinen Planeten" sind in der wohlmeinenden Absicht geschrieben worden, die Menschen davon zu überzeugen, weniger Fleisch zu essen, aber diese haben unnötige Ängste erzeugt. Ich mußte Hunderte von Leuten beruhigen, die in Sorge waren, unter Eiweißmangel zu leiden, weil sie weniger Fleisch und Milchprodukte gegessen hatten. Sie hatten versucht, die komplizierten Anweisungen des Buches zu befolgen und waren dabei hinsichtlich ihres Eiweißkonsums in Verwirrung geraten. Durch die persönliche Beratung vieler Leute fand ich außerdem heraus, daß die Behauptung, bei jeder Mahlzeit alle Aminosäuren aufnehmen zu müssen, unnötige Gewichtsprobleme mit sich brachte. Diese Ansicht hat zur Folge, daß die Leute viel zu viel konzentrierte Nahrung zu sich nehmen! *(Anmerkung: Frances Moore Lappé, Verfasser des Buches „Ernährung für einen kleinen Planeten" sagt: „Ich bin in meinem Streben nach Genauigkeit zu weit gegangen. Ich wollte es allen Ärzten und Ernährungsfachleuten recht machen, um das Buch in jeder Hinsicht wissenschaftlichen Einwänden gegenüber abzusichern.*
Ich glaube, ich habe die Menschen hinsichtlich der Eiweißkombination verunsichert . . . seien Sie beruhigt, die meisten von uns brauchen sich um ihren Eiweißverbrauch ohnehin keine Sorgen zu machen").[3])

Mein gesunder Menschenverstand läßt mich fragen, warum ausgerechnet wir Menschen so viel Schwierigkeiten haben sollten, die nötigen Eiweißbestandteile zu bekommen. Kein in der Natur lebendes Tier muß verschiedene Nahrungsmittel miteinander kombinieren, um alle essentiellen Aminosäuren zu erhalten. Ich behaupte, daß die Menschen, weil sie denken können, die Angelegenheit komplizierter machen, als sie tatsächlich ist.

---

3) Zitat aus: „Das Vegetarische Kind" (The Vegetarian Child) von Joy Gross. Secaucus, New Jersey: Lyle Stuart, Inc. 1983: 55–56.

Nur weil man jahrelang an irgend etwas geglaubt hat, muß es noch lange nicht wahr sein. 1914 bekam Robert Bárány den Nobelpreis für Physiologie und Medizin für seine Theorien auf dem Gebiet des inneren Ohres und des Gleichgewichts-Mechanismus des menschlichen Körpers. Im Dezember 1983 zeigte ein Test an Bord eines Raumschiffes, daß seine Theorie falsch war. Obwohl man auf allen Universitäten lehrte, was er angeblich entdeckt hatte, wurde es in einem einzigen Augenblick widerlegt. Der Umstand, daß man seine Theorie beinahe ein ¾ Jahrhundert gelehrt hatte, hatte sie nicht zur Wahrheit werden lassen. Jetzt müssen die Textbücher revidiert werden. Ich kann mich mit meiner Aussage in der Eiweißfrage auf zuverlässige Quellen stützen, aber im obigen Fall genügte ein einziger Test, um einen 70 Jahre alten Glauben zu zerstören. Jahrzehntelang haben Hals-Nasen-Ohren-Spezialisten routinemäßig im Ohrinnern einen Test auf dieser falschen Grundlage vorgenommen, der das Gleichgewicht eines Menschen bestimmen sollte. Die in diesem Buch vorgestellten Erkenntnisse werden die gegenwärtig verbreiteten Theorien über Aminosäuren und ihre Gewinnung veraltet erscheinen lassen. Die Zeit wird es beweisen.[4])

Sie werden sich erinnern, daß wir von der unendlichen Weisheit unseres Körpers gesprochen haben. Er weiß nur zu gut, wie er sich eine ausreichende Eiweißversorgung verschaffen kann. Wie könnte es auch anders sein. Unser Körper verfügt über einen bemerkenswerten Mechanismus, um etwas so Wichtiges wie die Eiweißversorgung sicherzustellen. Das ist der *Aminosäuren-Pool*. Durch die Verdauung der Nahrung und aus der Wiederaufbereitung (Recycling) des eiweißhaltigen, körpereigenen Abfalls stehen dem Körper alle verschiedenen Aminosäuren zur Verfügung, die im Blut- und Lymphsystem zirkulieren. Wenn der Körper Aminosäuren braucht, kann er sie aus

---

4) Arthur C. Guyton: „Physiologie des Körpers" (Physiology of the Body), Philadelphia: W. B. Saunders. 1981. T. C. Fry: „Das Gesundheitssystem der Life Science" (The Life Science Health System), Austin, Texas: College of Life Science, 1983. Victoras Kulvinskas: „Leben und Überleben, Kursbuch ins 21. Jahrhundert".

dem Blutstrom oder der Lymphflüssigkeit entnehmen. Dieser ständig zirkulierende, ständig verfügbare Vorrat an Aminosäuren ist als Aminosäurenpool bekannt. Dieser Pool ist wie eine Bank, die 24 Stunden geöffnet hat. Leber und Zellen lagern ständig Aminosäuren ab oder entnehmen sie, je nachdem, wie stark die Konzentration der Aminosäuren im Blut ist.

Ist die Konzentration hoch, absorbiert die Leber die Aminosäuren und lagert sie ein, bis sie gebraucht werden. Fällt der Aminosäurespiegel im Blut ab, weil die Zellen Aminosäuren entzogen haben, gibt die Leber gespeicherte Aminosäuren an den Kreislauf zurück.

Auch die Zellen haben die Fähigkeit, Aminosäuren zu speichern. Fällt der Aminosäuregehalt des Blutes ab oder benötigt eine andere Zelle bestimmte Aminosäuren, können die Zellen ihre gespeicherte Aminosäure in die Zirkulation abgeben. Da die meisten Körperzellen mehr Eiweiß herstellen als nötig wäre, um das Leben in der Zelle zu erhalten, können die Zellen ihr Eiweiß wieder in Aminosäuren zurückverwandeln und sie im Aminosäurepool deponieren. Dieser Vorgang ist entscheidend für das Verständnis der Tatsache, daß vollständige Eiweißstoffe in der Ernährung nicht nötig sind.

Ich weiß, das klingt alles ein bißchen verwirrend, aber Sie können beruhigt sein, das ist das Äußerste an technischem Verständnis, das ich Ihnen in diesem Buch abfordern werde. Der Aminosäurepool existiert, und wenn Sie seine Wirkungsweise verstehen, werden Sie von dem lästigen Eiweißmythos erlöst sein.

Das Vorhandensein des Aminosäurepools ist keinesfalls eine Neuentdeckung. Einem Großteil des heutigen Wissens über Ernährung liegen veraltete Daten zugrunde, die nicht dem neuesten Stand angepaßt wurden. Neues Wissen hat die alte Theorie umgestoßen, die sich auf Forschungen der Jahre von 1929 bis 1950 aufbaute und derzufolge reine Aminosäuren verwendet wurden. Wir essen Nahrungsmittel, keine reinen Aminosäuren. Meine Studien und die Forschungen anderer, die seit 1950 betrieben wurden,[5] haben gezeigt, daß es nicht notwendig ist, bei jeder Mahlzeit oder täglich vollwertige Eiweiße zu sich zu nehmen.

In einer Studie, die von E. S. Nasset durchgeführt wurde und in „World Review of Nutrition and Dietetics" detailliert besprochen wurde, heißt es, daß „der Körper alle Aminosäuren ersetzen kann, die in einer Mahlzeit fehlen, und zwar aus einem Pool von Reserven, sofern eine vielfältige Nahrungsauswahl gewährleistet ist".

Auch in den Büchern über Physiologie von Arthur C. Guyton werden überzeugende Beweise für die Existenz eines Aminosäurepools vorgelegt. Seine Bücher gehören zu den physiologischen Standardwerken an den Hochschulen der USA. Schon 1964 erwähnte er in seinem Werk „Physiology of the Body" den Aminosäurepool und die Fähigkeit des Körpers, eiweißhaltige Abfallstoffe der Wiederverwertung zuzuführen.

T. C. Fry, Dekan der Amerikanischen Akademie für Gesundheitswissenschaft, ist eine weitere Autorität auf diesem Gebiet. In seinem Kurs über Gesundheits- und Lebenskunde lehrt er die Theorie des Aminosäurepools. Diese Erkenntnisse gibt es seit 20 Jahren und kommen jetzt ans Licht. Der Hauptgrund, warum sie angezweifelt werden, liegt darin, daß sie nicht mit der traditionellen Lehrmeinung übereinstimmen. Es scheint das Schicksal neuer Erkenntnisse zu sein, erst einmal zurückgewiesen zu werden, ehe sie dann schließlich doch akzeptiert werden. Es werden immer wieder neue Einsichten aus dem riesigen Bereich des Wissens zu uns durchdringen, was ich das „große Unbekannte" nenne. Kritisch zu prüfen ist richtig, verdammen, ohne geprüft zu haben, ist Dummheit. Zusätzlich zu wissenschaftlicher Bestätigung können die in diesem Buch gegebenen Informationen einfach dadurch bewiesen werden, daß sie in die

---

5) Paul Bianchi und Russel Hilf: „Eiweißstoffwechsel und biologische Funktion" (Protein Metabolism and Biological Function). New Brunswick, New Jersey, Rutgers University Press, 1970. Henry Brown, M. D.: „Eiweißernährung" (Protein Nutrition), Springfield, Illinois: Charles C. Thomas Publishers, 1974. H. N. Munro et al.: „Eiweißstoffwechsel der Säugetiere" (Mammalian Protein Metabolism), New York: Academie Press, 1970.

Praxis umgesetzt werden. Menschen, die sich über längere Zeiträume oder sogar ihr Leben lang auf diese Weise ernähren, kennen kein Eiweißproblem. Verglichen mit der Bevölkerung westlicher Länder essen die Hunzas, Vilcabambanen, Asiaten und eine halbe Milliarde Hindus sehr wenig eiweißhaltige Nahrung und leiden nicht an Eiweißmangel und, das überrascht nicht, auch nicht an Übergewicht!

Es gibt acht Aminosäuren, die der Körper von außen aufnehmen muß, und obwohl alle Früchte und Gemüse die meisten dieser acht Aminosäuren enthalten, gibt es viele Früchte und Gemüse, die *alle* Aminosäuren enthalten, die der Körper nicht produziert. Es sind Karotten, Bananen, Rosenkohl, Kohl, Blumenkohl, Mais, Gurken, Auberginen, Grünkohl, Erbsen, Kartoffeln, Squash (Kürbis), Süßkartoffeln und Tomaten. Ebenso enthalten alle Nüsse, Sonnenblumen- und Sesamkerne, Erdnüsse und Bohnen alle acht Aminosäuren.

Es wird Sie interessieren zu erfahren, daß der verwendbare Aminosäuregehalt der Pflanzen weit höher ist als der der Fleischnahrung. Ich weiß, es hört sich an, als ob ich versuchen wollte, aus Ihnen allen Vegetarier zu machen. Das ist zwar nicht meine Absicht, aber ich gehe doch einig mit Albert Einstein, der sagt: „Meiner Ansicht nach würde die vegetarische Art zu leben schon allein durch ihre physische Wirkung auf das menschliche Temperament die ganze Menschheit auf das wohltuendste beeinflussen." Sie werden es schon erraten haben, ich bin Vegetarier. Ich habe schon vor langer Zeit gelernt, daß es viel leichter ist, von Pflanzen zu stiebitzen. Ich will den Vegetarismus jedoch keinem aufzwingen, der nicht von sich aus daran interessiert ist. Man kann durchaus etwas Fleisch essen und dabei gesund bleiben. Ich kenne einige Vegetarier, die der Meinung sind, sie könnten alles essen, was sie wollten, wenn es nur kein Fleisch ist. Als Folge dieser Ernährungsweise sind sie viel ungesünder als so mancher mir bekannte Fleischesser, der seinen Fleischverzehr in vernünftigen Grenzen hält.

Die Frage, auf die es ankommt ist: Sollen Menschen Fleisch essen, sind sie dafür geschaffen? Nun, alle verfügbaren Beweise deuten darauf hin, daß keine berechtigten Gründe, weder ernährungsmäßig, physiologisch oder psychologisch, für den Fleischverzehr der Menschen vorliegen. Uff! Falls dieser Satz Sie umgeworfen hat, stehen Sie bitte wieder auf, ich werde es Ihnen erklären.

Sehen wir uns Fleisch zuerst vom Standpunkt der Ernährung her an. Wie wir schon früher erklärt haben, ist das Wichtigste an der Nahrung mit Sicherheit ihr Brennwert, und zwar in bezug auf die für den Körper daraus zu gewinnende Energie. Fleischnahrung hat keinen Brennwert und versorgt den Körper daher auch nicht mit Energie. Brennstoff wird aus Kohlehydraten aufgebaut. Fleisch besitzt so gut wie keine Kohlehydrate, in anderen Worten **keinen Brennwert**. Fette versorgen den Körper zwar mit Energie, aber sie benötigen einen längeren und weniger wirkungsvollen Verdauungsvorgang. Außerdem können Fette erst dann in Brennstoff umgewandelt werden, **wenn die Kohlehydratreserven des Körpers aufgezehrt sind.** Es ist wichtig zu verstehen, daß Fett im Körper ganz und gar nicht aus dem verzehrten Nahrungsfett gewonnen wird. Es sind die im Überfluß verzehrten Kohlenhydrate, die vom Körper in Fett umgewandelt und gespeichert werden. Auf diese Weise kann der Körper Fett speichern und verwenden, auch wenn in der Nahrung keine große Menge an Fett vorhanden ist. Die Fettdepots sollten als eine Art Kohlenhydratebank angesehen werden, in der nach Bedarf deponiert und entnommen werden kann. So ist *verwertbares* Fett letztlich davon abhängig, wieviel Kohlenhydrate man zu sich nimmt.

Außerdem ist der Gehalt an Faserstoffen (Ballaststoffe) zu bedenken, deren Bedeutung in der Ernährung in allen Bereichen der Gesundheitslehre betont wird. Faserstoffe dienen unter anderem dazu, Verstopfung und Hämorrhoiden zu vermeiden. Fleisch hat so gut wie keinen Faserstoffgehalt.

Wie steht es nun mit dem Vorhandensein der Aminosäuren in der Fleischnahrung? Eine Aminosäurenkette kann eine beliebige Anzahl – im Bereich von 51 bis 200 000 – Aminosäuren enthalten. Bei der Verdauung von Fleischeiweiß muß die Kette abgebaut und in für den menschlichen Körper verwendbares Eiweiß wieder zusammengefügt werden. Aminosäuren sind ziemlich empfindlich. Durch Hitze beim Kochen werden viele Aminosäuren zerstört oder sie gerinnen, so daß sie der Körper gar nicht mehr verwenden kann.[6])

Die nicht verwendbaren Aminosäuren werden giftig, tragen zur Gewichtszunahme bei, belasten den Körper bei seiner Arbeit und kosten Energie. Um eine mögliche Nutzung der Aminosäuren zu gewährleisten, müßte das Fleisch roh genossen werden, so wie bei den fleisch- und allesfressenden Tieren. Wenn man von der jüngsten „Sushi"-Begeisterung absieht, die eine Menge Nachteile mit sich bringt, essen die Leute ihr Fleisch kaum roh.

Japanisches „Sushi" ist immer schlecht zusammengestellt – Fleisch und Reis, Eiweiß und Stärke – und roher Fisch wird oft für die Zunahme von Würmern in den menschlichen Därmen verantwortlich gemacht.

Dazu kommt, daß roher Fisch geradezu ein Speicher für Schadstoffe aus industriell verschmutztem Wasser ist. Fleisch hat außerdem einen hohen Anteil an gesättigten Fettsäuren! Nicht gerade günstig für Energiegewinn – sondern im Gegenteil, günstig für Herzanfälle! So hat Fleisch – trotz aller gegenteiligen Propaganda – wenig, wenn überhaupt etwas für die Ernährung zu bieten.

Was hat der Fleischverzehr nun in physiologischer Hinsicht zu bieten? Die Zähne eines fleischfressenden Tieres sind lang, scharf und spitz, und zwar alle! Unsere Backenzähne haben die Aufgabe zu zerquetschen und zu zermahlen. Die Kiefer eines Fleischfressers bewegen sich nur aufwärts und abwärts, zum Reißen und Beißen. Unsere Kiefer bewegen sich seitwärts, um zu mahlen. Der Speichel eines Fleischfressers ist säurehaltig

---

6) A. Okitani, et al.: „Hitzeinduzierte Veränderungen von freien Aminosäuren in fabrikmäßig erhitzten Tomatenpulpen und -säften" (Heat Induced Changes in Free Amino Acids on Manufatured Heat Pulp and Pastes from Tomatoes). The Journal of Food Science 48 (1983) 1366–1367. E. J. Bigwood, „Protein- und Aminosäurefunktionen" (Protein und Amino Acid Functions). New York: Pergamon Press, 1972. C. E. Bodwell, Ph. D.: „Proteine für Menschen" (Evaluation of Protein for Human. Beings). Westport, Connecticut: The Air Publishing Company, 1977. T. C. Fry: „Proteine in der Diät" (Lesson No. 8, Proteins in the Diet). In The Life Science Health System. Austin, Texas: Life Science, 1983.

und für die Verdauung tierischen Eiweißes eingerichtet, er enthält kein Ptyalin, ein Wirkstoff für die Stärkeverdauung. Unser Speichel ist alkalisch und enthält Ptyalin für die Verdauung der Stärke. Der Magen eines Fleischfressers ist ein einfacher runder Sack, der zehnmal soviel Salzsäure absondert wie der Magen eines Nichtfleischfressers. Unser Magen hat eine längliche Form, eine komplizierte Struktur und ist in einer Windung mit dem Zwölffingerdarm verbunden. Die Därme eines Fleischfressers sind dreimal so lang wie sein Körper, um eine rasche Ausscheidung schnell faulender Nahrung zu gewährleisten. Unsere Därme sind zwölfmal so lang wie unser Körper, um die Nahrung so lange zu halten, bis alle Nährstoffe aufgenommen werden können. Die Leber eines Fleischfressers kann zehn- bis 15mal mehr Harnsäure ausfiltern als die Leber eines Nichtfleischfressers. Unsere Leber kann nur eine kleine Menge Harnsäure ausfiltern. Harnsäure ist ein äußerst gefährliches Gift, das eine Menge Unheil in unserem Körper anrichten kann. Jeder Fleischverzehr hinterläßt große Mengen Harnsäure in unserem Organismus. Der menschliche Organismus verfügt jedoch nicht über das Enzym Uricase, wie es die Fleisch- und Allesfresser haben, um Harnsäure abbauen zu können. Ein Fleischfresser kann Schweiß nicht durch die Haut absondern, er hat keine Hautporen. Wir können schwitzen, wir haben Poren. Der Urin eines Fleischfressers ist sauer. Unser Urin ist alkalisch. Die Zunge eines Fleischfressers ist rauh, unsere Zunge ist glatt. Unsere Hände haben die perfekte Form, um Obst vom Baum pflücken zu können, sie sind nicht dafür geschaffen, Därme aus dem Kadaver eines toten Tieres zu reißen, wie es die Pranken eines Fleischfressers können.
Menschen besitzen nicht eine einzige anatomische Voraussetzung, die darauf hinweist, daß er zum Reißen, Aufschlitzen und Zerreißen von Fleisch für den Verzehr geschaffen ist.

Schließlich wäre noch zu sagen, daß wir Menschen nicht einmal psychologisch für das Essen von Fleisch geeignet sind. Stellen Sie sich vor, Sie wandern durch einen grünen Park, füllen Ihre Lungen mit frischer Luft und hören den Vögeln beim Singen zu. Vielleicht hat es kurz vorher geregnet, und alles ist frisch und sauber. Die Sonne scheint durch die Bäume, die Tropfen auf Blumen und Gras glitzern in ihrem Licht. In diesem Augenblick huscht ein Eichhörnchen über den Weg. Was war Ihr **erster instinktiver Impuls** beim Anblick des Eichhörnchens, ehe Sie überhaupt Zeit hatten, einen Gedanken zu fassen? Sich darüber zu werfen, es mit den Zähnen zu packen, es aufzureißen und zu verschlingen, Blut und Därme, sozusagen mit Haut und Haar? Sich dann mit Genuß die Lippen zu lecken, Ihrem Schicksal zu danken, daß es Sie gerade jetzt diesen Weg geführt hatte, der Ihnen diesen Leckerbissen bescherte? *Oder* hätten Sie beim Anblick des pelzigen, kleinen Geschöpfes spontan gesagt: ,,Oh, siehst du dieses süße kleine Eichhörnchen?" Ich möchte wissen, wieviel mehr Vegetarier es geben würde, wenn jeder, der ein Steak essen wollte, hinausgehen müßte, ein wehrloses Rind erschlagen, es aufschneiden, durch das Blut und die Därme waten müßte, um sich schließlich das gewünschte Stück Fleisch holen zu können.

Kinder sind die richtigen Testpersonen. Setzen Sie ein kleines Kind zusammen mit einem Kaninchen und einem Apfel in einen Laufstall. Wenn das Kind das Kaninchen ißt und mit dem Apfel spielt, kaufe ich Ihnen ein neues Auto.

Also, *warum essen die Menschen Fleisch?* Dafür gibt es zwei sehr einfache Gründe. Erstens: Gewohnheit und Beeinflussung. Wenn Hunderte von Milliarden Dollar regelmäßig dafür ausgegeben werden würden, um die Leute davon zu überzeugen, daß sie sich nicht mehr an den Zehen stoßen könnten, wenn sie sich ihre Füße abhacken würden, gäbe es sicher einige, die den Wert dieser Maßnahme erkennen würden. Zweitens: Einige Leute essen nun mal gerne Fleisch. Und damit hat es sich. Solange die Menschen nicht glauben, daß sie das Fleisch ihrer Gesundheit wegen essen, mag das noch angehen, denn die einzige Wirkung, die Fleisch auf die Gesundheit hat, ist nämlich die, daß es sie beeinträchtigt. Die Verdauung von Fleisch erfordert riesige Mengen an Energie und erschwert die Aufgabe, das Gewicht zu halten bzw. zu reduzieren.

Wenn Sie wirklich weiterhin Fleisch essen wollen, möchte ich Ihnen drei einfache Hinweise geben, um die negativen Auswirkungen auf ein Minimum zu reduzieren:

1. Suchen Sie nach einer guten Bezugsquelle. Einige der Chemikalien, die dem Schlachtvieh gegeben werden, sind gefährlich. Es kann sich dabei um Penicillin, Tetracylin, mit Cäsium 137 verseuchten Klärschlamm, radioaktiven Abfall, Stoffe, die den Fettansatz begünstigen, eine Menge anderer Chemikalien sowie Antibiotika, um Tiere für den Verkauf „aufzuwerten", handeln. Ganz zu schweigen von der chemischen Behandlung, der das Fleisch teilweise unterzogen wird, indem man es in schwefelsaures Natron taucht, um den Verwesungsgestank zu mildern und ihm statt der grauen Farbe toten Fleisches eine rote Farbe zu verleihen. Sogar Zementstaub ist schon verfüttert worden! Jawohl, Sie haben richtig gelesen. 1981 berichtete „Nutrition Health", daß einige Viehzüchter aus dem Mittleren Westen ihre Rinder zentnerweise mit Zementstaub gefüttert hätten, um das Verkaufsgewicht zu erhöhen. Eine Gruppe von Verbrauchern, die von diesen Manipulationen erfuhren, beschwerte sich bei der zuständigen Behörde FDA (Food and Drug Administration – US-Lebensmittelbehörde), damit etwas dagegen unternommen würde. Nach erfolgter Untersuchung erhielten sie von der Behörde die Antwort, daß, nachdem sich nicht gezeigt habe, daß durch die Einnahme von Zementstaub Schaden für die Verbraucher entstünde, diese Praxis weiterhin ausgeübt werden könne, bis bewiesen sei, daß sie schädlich wäre. Können Sie sich vorstellen, Gewicht zu verlieren, wenn Sie Zementstaub essen? Mir gefällt das nicht. Es gibt Zuchtbetriebe, die für die *natürliche Aufzucht* ihrer Rinder und Hühner ohne irgendwelche chemischen Zusätze garantieren. Suchen Sie nach diesen Bezugsquellen. Wenn Ihr Metzger diese Produkte nicht führt, fragen Sie danach.

2. Essen Sie *nur einmal am Tag Fleisch*. Wenn Fleisch öfter als einmal täglich gegessen wird, verhindert der für die Verdauung nötige, enorme Energieverbrauch, daß für andere wichtige Körperfunktionen, wie die Ausscheidung, genügend Energie zur Verfügung steht. In Übereinstimmung mit der Energieleiter auf Seite 182 sollte die Fleischmahlzeit spät am Tag eingenommen werden. Einige Tage sollten absolut fleischfrei sein. Machen Sie sich keine Sorgen, Sie werden am nächsten Tag bestimmt wieder aufwachen, wahrschein-

lich sogar in besserer Verfassung als am vorhergehenden Tag.

3. *Stellen Sie die Nahrung richtig zusammen.* Es wird vorkommen, daß Sie Nahrung zu sich nehmen, die nicht richtig zusammengestellt wurde. Lassen Sie das nicht zu, wenn es sich um eine Fleischmahlzeit handelt. Schon eine richtig zusammengestellte Fleischmahlzeit bedeutet für den Körper eine genügend große Belastung, machen Sie es ihm nicht noch schwerer.

Die aktiven Sportler unter Ihnen werden einwenden: „Aber ich brauche mehr Eiweiß, ich treibe Sport." Der folgende interessante Kommentar erschien 1978 in einer Ausgabe des „Journal of the American Medical Association". In der Nahrungsmittel- und Ernährungsabteilung der „Association" hieß es: „Aktiv Sporttreibende mit einer ausgewogenen Ernährung haben es nicht nötig, zusätzliches Eiweiß zum Aufbau ihrer Muskulatur einzunehmen. Sportler benötigen dieselbe Menge Eiweißnahrung wie Nichtsportler. Durch Eiweiß wird die Kraft nicht erhöht. Tatsächlich erfordert der Überschuß an Eiweiß nicht selten mehr Energie für die Verdauung und den Stoffwechsel. Außerdem kann der Eiweißüberschuß beim Sportler zur Entwässerung, Appetitverlust und Durchfall führen."[7]

Wenn Sie mit verstärkter körperlicher Aktivität rechnen, ist es lediglich erforderlich, die Aufnahme von Kohlenhydraten zu erhöhen, um über den nötigen Brennstoff verfügen zu können. Eiweiß hat auf die Wirksamkeit des Brennstoffs einen verheerenden Einluß, es unterstützt die Muskeltätigkeit weder direkt noch wirkungsvoll. Eiweiß produziert keine Energie, *es verbraucht sie!* Ein Löwe, der ausschließlich Fleisch frißt, schläft 20 Stunden am Tag. Ein Orang Utan, der sich ausschließlich von Pflanzenkost ernährt, schläft sechs Stunden. Das „Journal of the American Medical Association" berichtet 1961, daß

---

[7] Cyborski, Cathy Kapica: „Proteine und Body Building Programme" (Protein Supplements and Body Building Programms). Journal of the American Medical Association. 240 (1978) S. 481.

„eine vegetarische Ernährung 90–97 % der Herzerkrankungen verhindern könne".[8])

Als letztes Thema wäre noch Vitamin B 12 zu erwähnen. Es wird angenommen, daß Sie einen Vitamin-B-12-Mangel entwickeln, wenn Sie kein Fleisch essen! Unsinn! Woher bekommen die Tiere, dessen Fleisch wir essen, ihr Vitamin B 12? Vitamin B 12 findet sich in kleinen Mengen in Pflanzen. In der Hauptsache wird das benötigte Vitamin B 12 *im Körper selbst produziert.* Der Magen sondert eine Substanz ab, die „intrinsic factor" genannt wird, welcher das von der Bakterienflora im Darm erzeugte Vitamin B 12 in die Eingeweide transportiert. Das Vitamin B 12-Thema ist ein wesentlicher Bestandteil des Eiweißmythos. **Woher bekommen die Rinder, die uns mit Fleisch und Milch versorgen, ihr Vitamin B 12?** Angenommen, wir würden ohne Fleisch oder Milchprodukte zugrunde gehen. Selbst wenn wir uns nur auf unseren gesunden Menschenverstand verlassen müßten, könnten wir diese Ansicht vergessen. Es gibt jedoch eine ganze Reihe von Quellen, von denen einige unten aufgeführt sind.[9])

Unser tatsächlicher Bedarf an Vitamin B 12 ist so winzig, daß er in Microgramm (Millionstel eines Gramms) oder Nanogramm (Milliardstel eines Gramms) gemessen wird. Ein Milligramm

---

8) „Diät und Streß in Gefäß-Krankheiten" (Diet and Stress in Vascular Disease). Journal of the American Medical Association. 176 (1961) S. 134.

9) T. C. Fry: „Warum sollten wir kein Fleisch essen? (Why We Should Not Eat Meat). In The Life Science Health System. Austin, Texas: Life Science, 1984. Paavo Airola: „Fleisch wegen Vitamin B 12?" (Meat for B 12?). Nutrition Health Review. Summer 1983, S. 13, Robin A. Hur: „Nahrungsmittel-Reform – Wichtige Notwendigkeit" (Food Reform – Our Desperate Need). Herr – Heidelberg, 1975. Victoras Kulvinskas: „Leben und Überleben, Kursbuch ins 21. Jahrhundert". R. P. Spencer: „Der Verdauungstrakt" (The Intestinal Tract). Springfield, Illinois: Charles Thomas, Publ. 1960. D. K. Benerjee and J. B. Chatterjea: „Vitamin-B-12-Gehalt der indischen Küche und die Wirkung des Kochens" (Vitamin B 12 Content of Some Articles of Indian Diet and Effect of Cooking on It). British Journal of Nutrition 94 (1968) S. 289.

(Tausendstel Gramm) Vitamin B 12 reicht 2 Jahre. Ein gesunder Mensch besitzt in der Regel einen Vorrat für 5 Jahre. Aber hier sitzt der Haken: Fäulnis behindert die Sekretion des „intrinsic factors" im Magen und verzögert somit die Produktion von Vitamin B 12. Infolgedessen entwickeln Fleischesser eher einen Mangel an Vitamin B 12 als Vegetarier. Diese Tatsache ist seit einiger Zeit bekannt und wurde in einem Bericht unter dem Titel „Vitamine des B-Komplexes" (Vitamins of the B-Complex) 1959 im United States Department of Agriculture Yearbook diskutiert. In der Werbung wird jedoch genau das Gegenteil behauptet!

Sie fragen sich, ob Eier als Eiweißquelle einen höheren Stellenwert besitzen als Fleischprodukte. Tatsächlich sollten wir gar nicht nach Eiweiß hoher Qualität suchen. Es sind die hochqualitativen Aminosäuren, die wir brauchen, um das von uns benötigte Eiweiß herzustellen. Wenn wir Eier nicht roh essen, gerinnen die Aminosäuren durch die Hitze und gehen dadurch verloren. Aber selbst wenn wir Eier roh essen würden, müssen wir bedenken, daß die Eier von Hühnern gelegt werden, die oftmals mit giftigen chemischen Stoffen wie z. B. Arsen gefüttert werden, um Parasiten abzutöten und die Eierproduktion anzuregen. Es kann nicht ausgeschlossen werden, daß Sie etwas von diesen gefährlichen Giften aufnehmen. Außerdem enthalten Eier sehr viel Schwefel, der wiederum die Leber und die Nieren belastet. Der menschliche Körper braucht zu seinem Überleben keine Eier.

Die „International Society for Research on Nutrition and Vital Statistics", deren Mitglieder aus 400 Doktoren der Medizin, Biochemie, Ernährungswissenschaft und Naturheilkunde zusammengesetzt sind, versetzte dem Glauben an einen riesigen Eiweißbedarf einen heftigen Schlag. Während eines 1980 stattfindenden Seminars in Los Angeles stieß ich auf ihren Bericht, der aussagt, daß unsere klassischen Tabellen über den Eiweißbedarf einer Überholung bedürfen. Fleisch, Fisch und Eier können als Ergänzung zu den Grundnahrungsmitteln verzehrt werden, es ist jedoch nicht notwendig, täglich davon zu essen.[10]) Können Sie sich vorstellen, wie überzeugend die Beweise gewesen sein mußten, um diese Gruppe von Wissenschaftlern zu dieser Aussage zu veranlassen?

Dr. Carl Lumholtz, ein norwegischer Wissenschaftler, führte ausgedehnte Studien über Anthropophagie (Kannibalismus) durch. Er berichtete, daß bestimmte Eingeborenen-Stämme in Australien sich weigerten, das Fleisch von Kaukasiern zu essen, weil es salzig war und Übelkeit verursachte. Asiaten jedoch und andere Eingeborenen-Stämme wurden als gute Kost angesehen, weil ihre Nahrung überwiegend vegetabil war.[11])

Um Ihr Leben zu erhalten und Ihrem Leben Leben hinzuzugeben, können Sie nichts Besseres tun, als überwiegend lebendige Natur zu essen. Nebenbei bemerkt kommt das Wort „vegetarisch" von „vegetus", und das heißt **voller Leben**!

Nachdem wir nun das Thema Eiweiß und seinen Einfluß auf Gewichtsverlust und Energiegewinn behandelt haben, kommen wir zum nächsten ebenso wichtigen Faktor in diesem Bereich, nämlich . . .

---

10) Diese Organisation heißt jetzt „The International Society for Reserach on Civilization and Environment". Die Adresse ist: 61 Rue E. Bouillot, BTE 11, B – 1060 Brussels, Belgium.
11) George M. Gould, M. D. und Walter L. Pyle, M. D.: „Anomalitäten und Kuriositäten der Medizin" (Anomalies and Curiosities of Medicine). New York: The Julien Press, 1956, S. 407. Original Copyright 1896.

Kapitel 10

Milch und Milchprodukte

Der Verzehr von Milch und Milchprodukten ist ebenso umstritten wie der Fleischverzehr. Nach 15jähriger Forschung bin ich zu der Auffassung gekommen, daß nichts – außer den Fleischprodukten – eine erfolgreiche, *gesunde Gewichtsreduzierung* schneller verhindert als der Verzehr von Milch und Milchprodukten. Es ist mir klar, daß ich auch hier gegen eingefahrene Überzeugungen zu Felde ziehe. Ich weiß, wie schwer es für einige Leute sein wird, mir zuzustimmen. Ich kann es förmlich hören, wie sie sagen: „Wenn Sie damit auch ‚Eiscreme' meinen, so können Sie das vergessen, mein Lieber!" Vielleicht haben Sie sogar einmal eine Diät durchgeführt, die nur aus Fleisch und Milchprodukten bestand und dabei Gewicht verloren. Ich auch! Ich habe einmal einen Monat lang nichts anderes als Eier, Fleisch und Käse gegessen und dabei 25 Pfund abgenommen. Aber . . . ich fühlte mich dabei miserabel, und bereits einen Monat später, nachdem ich zu meinen normalen Eßgewohnheiten zurückgekehrt war, hatte ich die 25 Pfund wieder. Ich hatte abgenommen, weil der Körper immer Gewicht verliert, wenn eine oder zwei Nahrungsgruppen aus der Ernährung weggelassen werden. Ganz einfach deshalb, weil der Körper weniger zu tun hat. Mein Wohlbefinden war jedoch gestört, ich fühlte mich über alle Maßen gelangweilt, und mein Atem roch schrecklich, denn die Nahrung, die ich zu mir nahm, hatte so gut wie keinen Wassergehalt. Natürlich hatte ich keine Lust, den Rest meines Lebens mit einer Ernährung dieser Art zu verbringen.
In den USA werden mehr Milchprodukte verzehrt, als im Rest der Welt zusammengenommen. Bei einer Umfrage vom September 1982 stellte sich heraus, daß Milchprodukte gegenüber anderen wichtigen Nahrungsmitteln im Verbrauch an höchster Stelle liegen. Nur 6% der Amerikaner sagen, daß sie keine Milchprodukte zu sich nehmen.

Wenn Milchprodukte tatsächlich derart wertvolle Nahrungsmittel sind und in den Vereinigten Staaten mehr davon verzehrt werden als vom Rest der Welt, sollte man eigentlich annehmen können, daß sich die Gesundheit der Amerikaner auf dem höchsten Stand befindet. Tatsächlich aber steht der amerikanische Arbeiter an der Weltspitze bei degenerativen Erkrankungen, wie aus einem Bericht von Richard O. Keeler in der „Los Angeles Times" vom April 1981 hervorgeht.

Ebenso wie über Eiweiß gibt es auch über Milchprodukte eine Fülle von Veröffentlichungen, die den Verzehr mit Herzerkrankungen, Krebs, Arthritis, Migräne, Allergien, Ohrinfektionen, Erkältungen, Heuschnupfen, Asthma, Erkrankungen der Atemwege und einer Vielzahl anderer Probleme in Zusammenhang bringen, wie die Arbeiten von Hannah Allen, Alec Burton, Viktoras Kulvinskas, F. M. Pottenger, Herbert M. Shelton und N. W. Walker und vieler anderer aussagen. Für unsere Zwecke hier werden wir die Milchprodukte nur im Zusammenhang mit ihrer Wirkung auf die Gewichtsreduzierung und Energiegewinnung besprechen.

Eines müssen Sie wissen: Milch ist das politischste Nahrungsmittel in Amerika und in Europa. Der „Los Angeles Times" zufolge, wird die Milch- und Käseindustrie in Amerika mit einem Betrag von fast drei Milliarden Dollar jährlich subventioniert, d. h., daß der Steuerzahler die Rechnung bezahlt. Das sind 342 000 Dollar stündlich, die bezahlt werden, um Milchprodukte im Wert von Hunderten von Millionen Dollar zu kaufen, die zum großen Teil nie gegessen werden. Sie werden eingelagert, und ein Teil davon ist bereits total verdorben. Allein die Rechnung für den eingelagerten Überfluß, der nie Verwendung finden wird, beläuft sich in USA auf 47 Mill. Dollar jährlich. Die Nachfrage ist beachtlich zurückgegangen, nachdem immer offenkundiger wird, daß Milchprodukte doch nicht die perfekten Nahrungsmittel sind, wie die Werbung uns weismachen wollte.

Anmerkung: Die Milcherzeugung in der BRD lag 1985 bei 25 674 000 Tonnen. Das entspricht einem Pro-Kopf-Verbrauch von 88,1 kg. Die Kosten für die Milchmarktordnung der EG lagen 1985 bei 14,85 Milliarden DM = 33% der gesamten EG-Agrarmarktordnungszahlen. Der Butterbestand (Butterberg) betrug 1985 für die EG 1 120 000 Tonnen.

Die Produktion hält jedoch an. Sie können sicher sein, daß ein
großer Teil der Propaganda für Milchprodukte wirtschaftlich
motiviert ist. Im März 1984 berichtete die ,,Los Angeles
Times" von einem Beschluß des Landwirtschaftsministeriums,
wonach 140 Millionen Dollar für eine Werbekampagne aufgewendet
werden sollen, um ,,das Trinken von Milch zu fördern
und damit zu helfen, den Milliarden-Überschuß abzubauen".
Obwohl der tatsächliche Grund für die Werbekampagne die
Reduzierung des Überschusses ist, versucht man, Sie durch die
Anzeigen zu überzeugen, Milch wegen ihres sogenannten
gesundheitlichen Wertes zu kaufen.

Es ist völlig nutzlos, das Für und Wider hinsichtlich des Verzehrs
von Milchprodukten zu diskutieren, verlassen Sie sich
statt dessen wieder auf Ihren gesunden Menschenverstand, um
die richtige Entscheidung zu treffen.

Kommen wir zur Sache. Ich werde Ihnen eine Frage stellen, für
deren Beantwortung Sie nur Ihren gesunden Menschenverstand
gebrauchen sollen. Kühe trinken keine Kuhmilch, weshalb
sollen dann die Menschen sie trinken?

Warum in aller Welt sollen Menschen die Milch der Kühe
trinken? Wenn man einer ausgewachsenen Kuh Milch anbieten
würde, würde sie daran lediglich schnuppern und sagen: ,,Nein
danke, ich nehme lieber Gras." Denken Sie darüber nach.
Könnte unser Schöpfer die Dinge möglicherweise so eingerichtet
haben, daß die Menschen die einzigen Geschöpfe auf dieser
Erde sind, die Kuhmilch trinken? Vielleicht denken Sie bei
sich, ,,wovon redet er denn, Kälber trinken doch Kuhmilch!"
Richtig! Die Kuhmilch wurde für einen einzigen Zweck und nur
für diesen geschaffen, nämlich für *die Fütterung der arteigenen
Nachkommen*. Wenn Tiere einmal entwöhnt sind, wollen sie
keine Milch mehr trinken. Ausgenommen natürlich Haustiere,
die ihren natürlichen Instinkten nicht mehr folgen können. In
der Anfangsphase ihres Lebens trinken alle Säugetiere die
Milch ihrer Mütter, dann werden sie entwöhnt und für den Rest
ihres Lebens mit anderer Nahrung versorgt. Die Natur schreibt
vor, daß wir in einem frühen Stadium unseres Lebens entwöhnt

werden sollen. Die Menschen aber wollen uns lehren, daß nach dem Stillen durch die Mutter die Kuh uns weiter versorgen soll. Heißt das mit anderen Worten, daß es ein Geschöpf auf der Erde gibt, das nie, niemals entwöhnt werden soll, nämlich der Mensch? Warum? Natürlich ist es schwierig, das Thema objektiv zu betrachten, es gibt zu viele Widersprüche. Aber ist Ihr Sinn für Logik und Ihr gesunder Menschenverstand nicht ein wenig verstimmt bei dem Gedanken, daß ausgerechnet die Menschen nie entwöhnt werden sollten?

Haben Sie jemals ein Zebra bei einer Giraffe trinken sehen? Nein? Haben Sie jemals einen Hund bei einem Pferde trinken sehen? Nein? Gut, haben Sie dann jemals einen Menschen bei einer Kuh trinken sehen? Alle drei Beispiele sind gleichermaßen lächerlich. Und doch haben Sie Menschen gesehen, die von Kühen trinken, jeder, der Milch trinkt oder andere Milchprodukte verzehrt, tut es. Nur weil jemand die Kuh melkt und die Milch dem Verbraucher in einem sauberen Glas anbietet, hat sich an der Tatsache, daß von der Kuh getrunken wird, nichts geändert. Natürlich ist nichts besonderes daran, jemanden ein Glas Milch trinken zu sehen. Was würden Sie aber sagen, wenn Sie bei einer Fahrt übers Land auf einer Weide einen gut gekleideten Mann oder eine gut angezogene Frau sehen würden, die sich hinknieten, um am Euter einer Kuh zu saugen? Würden Sie durch den Mist stapfen, auf eine Kuh zugehen und die Milch direkt aus ihrem Euter trinken? Nein? Aber Sie lassen zu, daß ein anderer die Kuh für Sie melkt, Ihnen die Milch in einem Glas bringt, ja? Natürlich versuche ich jetzt einen Witz zu machen. Aber es ist nur deshalb komisch, weil die Menschen mit ihrem Sinn für Logik und ihrem gesunden Menschenverstand nicht daran denken würden, Milch direkt von der Kuh zu trinken.

In einem Punkt gibt es keinen Zweifel. Die Kuhmilch hat eine andere chemische Zusammensetzung als die menschliche Milch. Wenn Ihr Körper sprechen könnte, würde er, nachdem er ein Glas Milch erhalten hat, fragen: „Was habe ich denn mit einer Kuh zu tun?"

Die für den Abbau und die Verdauung der Milch notwendigen Enzyme sind Rennin und Lactase. Bei den meisten Menschen sind sie vom dritten Lebensjahr an nicht mehr vorhanden. In allen Milcharten gibt es einen Bestandteil, der Kasein genannt wird. Die Kuhmilch enthält dreihundertmal mehr Kasein als die menschliche Milch. Kasein wird für die Entwicklung großer Knochen gebraucht. Kasein gerinnt im Magen und bildet große, zähe, kompakte, schwerverdauliche, quarkartige Klumpen, die dem Vier-Magen-Verdauungssystem einer Kuh angepaßt sind. Befindet sich diese dicke Masse einmal innerhalb des menschlichen Verdauungssystems, hat der Körper große Mühe, sich ihrer wieder zu entledigen. Mit anderen Worten, ein beträchtlicher Aufwand an Energie ist erforderlich, um damit fertig zu werden. Unglücklicherweise verhärtet ein Teil dieser Masse, verklebt die Auskleidung der Darmwände und verhindert so die Aufnahme der Nährstoffe durch den Körper. Ergebnis: Darmträgheit. Zusätzlich hinterlassen die Nebenprodukte der Milchverdauung eine Menge giftigen Schleims im Körper, der sehr säurehaltig ist und teilweise im Körper gespeichert werden muß, bis er zu einem späteren Zeitpunkt aufgearbeitet werden kann. Wenn Sie das nächste Mal in Ihrer Wohnung Staub wischen, schmieren Sie doch einmal vorher alles mit einer Paste ein. Sie können dann sehen, wie leicht das Abstauben geht! Milchprodukte haben die gleiche Wirkung auf Ihr Körperinneres. Sie verursachen Gewichtszunahme anstelle von Gewichtsreduzierung. Nebenbei bemerkt: Kasein ist der Ausgangsstoff für einen idealen Klebstoff, der bei der Holzverarbeitung verwendet wird.

Dr. Norman Walker, der 116 Jahre alt gewordene Gesundheitsspezialist, von dem wir schon in einem früheren Kapitel sprachen, hat sich mit diesem Thema über ein halbes Jahrhundert lang befaßt und kann als Experte auf dem Gebiet des Drüsensystems angesehen werden. Seiner Auffassung nach verursacht Kasein Schilddrüsenprobleme. Dazu kommt die Tatsache, daß Milchprodukte durch ihre Verarbeitung weit von ihrem natürlichen Zustand entfernt sind, immer Spuren von Penicillin und Antibiotika enthalten und somit den Körper zusätzlich belasten.

Viele Menschen sind allergisch gegen Antibiotika, und wer will die schon einnehmen, wenn er gesund ist. Man sollte sich immer bemühen, so wenig Medikamente einzunehmen wie möglich. Der Körper muß Energie aufwenden, sie abzubauen und wieder auszuscheiden. Die Ärzte Holmberg, Osterholm u. a. berichten, daß „die weitverbreitete Methode, dem Viehfutter Antibiotika beizumischen, um das Wachstum der Tiere zu beschleunigen, potentiell tödliche Bakterien erzeugt, von denen Menschen infiziert werden können. 17 Personen wurden krank, und einer starb, weil eine Herde von Rindern mit Antibiotika gefüttert worden war."[1])

Dr. Stuart Levy schreibt: „Sicher ist jetzt die Zeit gekommen, das Herumspielen mit Antibiotika aufzugeben. Obwohl ihre Verwendung als Futterzusätze in der Vergangenheit eine bedeutende Rolle bei der Steigerung der Viehproduktion gespielt haben, sind die Folgeerscheinungen inzwischen zu auffällig geworden, um ignoriert werden zu können."[2])

Es wurde darauf hingewiesen, daß in den 50er Jahren Antibiotika in Mengen von Tausenden von Pfunden verwendet wurden. Heute sind es Millionen von Pfunden. Die Gefahr ist offensichtlich!

Die mit dem Genuß von Milchprodukten verbundene Schleimbildung stellt die ernstzunehmendste Schwierigkeit dar. Die Schleimhäute werden mit einem Film überzogen, der ihre Durchlässigkeit stark behindert. Dabei wird immer lebenswichtige Energie verschwendet. Eine Situation ist entstanden, die bereinigt werden muß und noch besser vermieden werden sollte. Wenn der Organismus mit Schleim überladen ist, wird die Gewichtsreduzierung um das Zwei- bis Dreifache erschwert.

---

1) Holmberg, Osterholm, et al.: „Medikamentenresistente Salmonellen von Tieren, die mit Antimikrobiotika gefüttert wurden" (Drug Resistant Salmonella from Animals Fed Antimicrobials). New England Journal of Medicine 311 (1984) S. 617.

2) Stuart Levy: „Das Spiel mit dem antibiotischen Pool" (Playing Antibiotica Pool). New England Journal of Medicine 311 (1984) s. 663

Haben Sie auch schon mit Leuten gesprochen, die immer nach etwa zehn Worten eine Art gutturalen Laut von sich geben, als ob sie versuchen würden, Schleim aus ihrem Rachen zu entfernen? Wenn Sie wieder mit so jemand zusammentreffen, fragen Sie ihn oder sie, wieviel Milchprodukte sie zu sich nehmen. Sie werden kaum zur Antwort bekommen, selten oder nie! Dr. William Ellis, im Ruhestand lebender Spezialist für Knochenleiden und Chirurg, gehört zu den Autoritäten, die am freimütigsten die traditionellen Ansichten hinsichtlich der Milchprodukte in Frage stellen. Dr. Ellis ist eine im wissenschaftlichen Bereich hochangesehene Persönlichkeit, die sich seit 42 Jahren mit der Milchforschung und den dazugehörigen Problemen befaßt. Die von ihm aufgezeigte Verbindung zwischen Milchprodukten und Herzerkrankungen, Arthritis, Allergien und Migräne ist sehr beeindruckend. Außerdem hebt er zwei wichtige Punkte hervor. Erstens, so sagt er, gibt es überwältigende Beweise, daß Milch und Milchprodukte eine führende Rolle bei der Fettsucht spielen, und zweitens sagt er, daß er in 42jähriger Praxis mehr als 25 000 Blutuntersuchungen bei seinen Patienten durchgeführt hat, die eindeutig beweisen, daß Erwachsene, die Milchprodukte essen, Nährstoffe nicht so gut aufnehmen wie Erwachsene, die keine Milchprodukte essen. Natürlich bedeutet schlechte Nährstoffaufnahme chronische Müdigkeit.[3])

Nun, alle diese Probleme existieren auch dann, wenn Milchprodukte in richtiger Kombination gegessen werden. Da Milchprodukte konzentrierte Nahrung sind, sollte keine weitere konzentrierte Nahrung zusammen mit ihnen verzehrt werden. Milch wird jedoch oft zusammen mit einer Mahlzeit, mit Kuchen oder Plätzchen oder mit Haferflocken getrunken – was immer eine Verletzung der Gesetze der richtigen Nahrungsmittelkombination bedeutet. Käse wird gewöhnlich zusammen mit Brot, Crackers, mit Brötchen, auf Toast oder zusammen mit Obst verzehrt, und das ist immer eine falsche Zusammenstellung der Nahrung. Schon für sich alleine gegessen, stellen Milchprodukte eine Belastung der Körperfunktionen dar, schlecht kombiniert sind sie eine Katastrophe. Und damit ist auch Joghurt

---

3) Samuel Biser: „Die Wahrheit über Milch" (The Truth About Milk). The Healthview Newsletter, 14, Charlottesville, Virginia (Spring 1978) S. 1–5.

gemeint. Was? „Joghurt ist doch so gesund!" Kaum. Er wird aus Kuhmilch gewonnen, und Kuhmilch ist von der Natur für Kuhbabys vorgesehen. Die Bakterien, von denen Sie glauben, sie mit dem Joghurt zu sich zu nehmen, werden von Ihrem Körper selbst bereits in ausreichenden Mengen produziert. Was immer man Ihnen über Russen erzählt hat, die hundertdreißig Jahre alt werden, weil sie täglich einen der bekannten, handelsüblichen Joghurts verzehrt haben, ist ein Witz.[4]) Bis zum Auftauchen von Film-Leuten, hatten sie von diesem Produkt nie etwas gesehen. Sie verdanken ihr langes Leben der frischen Luft, harter körperlicher Arbeit, sauberem Wasser und unbelasteter Nahrung, die sie mit ihren eigenen Händen erzeugt haben!

Wenn Sie Milchprodukte essen, so achten Sie bitte auf die richtige Zusammenstellung, um den Schaden für Ihren Körper so gering wie möglich zu halten. Milch sollte unbedingt nur für sich allein getrunken werden, denn kein anderes Nahrungsmittel auf dieser Erde bildet so viel Schleim. Milch verträgt sich mit gar nichts. Wenn Sie gerne Käse essen, würfeln Sie ihn und essen Sie ihn in einem Salat (ohne Croutons) oder streuen Sie geriebenen Käse über Ihr Gemüse. – Essen Sie keinen gelben Käse, denn er wird meistens durch chemische Farbstoffe gelb. Vielleicht sind unter Ihnen einige Pizza-Fans, die sich bereits anschicken, diese Seiten herauszureißen. Wenn Sie ab und zu Pizza essen wollen, gut. Aber halten Sie sich wenigstens den möglichen Schaden vor Augen, und übertreiben Sie nicht. Wenn Sie heute Pizza essen, so fasten Sie am nächsten Tag, damit Ihr Körper „Hausputz" machen kann. Tun Sie das, was Ihrem Organismus am besten bekommt. Möchten Sie Eiscreme essen? Auf keinen Fall nach einem würzigen italienischen Essen. Essen Sie es ab und zu auf leeren Magen, damit Ihr Organismus wenigstens eine Chance hat, damit zurechtzukommen.

Das gleiche gilt für Joghurt. Essen Sie ihn auf keinen Fall zusammen mit Obst, er wird sonst in Ihrem Verdauungssystem zu gären und zu faulen beginnen. Essen Sie ihn allein auf leeren

---

4) Die Russen essen Joghurt, aber in kleinen Mengen, er ist ziemlich frisch und nicht so stark vergoren wie handelsüblicher Joghurt.

Magen oder rühren Sie ihn in Ihre Salatsoße. Richten Sie einen Salat an und mischen Sie ihn mit Joghurt.

Es gibt Leute, die die Meinung vertreten, Milchprodukte wären für die Ernährung wichtig wegen des Kalziums. Man will uns glauben machen, daß Milch eine bedeutende Kalziumquelle sei und unsere Zähne ausfallen und unsere Knochen leicht brechen, wenn wir keine Milch trinken. Dazu ist in erster Linie zu sagen, daß das Kalzium der Kuhmilch nicht nur anders ist als das der menschlichen Muttermilch, sondern daß es auch an Kasein gebunden ist. Dadurch wird verhindert, daß Kalzium absorbiert werden kann. Zweitens gilt es zu bedenken, daß die meisten Milchtrinker und Käseesser pasteurisierte, homogenisierte oder auf andere Weise behandelte Produkte verzehren. Dadurch wird das Kalzium in seinem Wert beeinträchtigt und die Auswertung erschwert. Selbst wenn Sie Milch roh verzehren, wiegen die vielen Nachteile das mögliche Gute nicht auf. Würden Sie Tabakblätter wegen ihres hohen Gehalts an Aminosäuren essen? Der menschliche Körper ist ungemein anpassungsfähig, aber Kuhmilch ist nun einmal nicht für Menschen gedacht.[5])

Tatsächlich enthalten alle grünen Blattgemüse Kalzium. Alle rohen Nüsse enthalten Kalzium. Und roher Sesamsamen enthält mehr Kalzium als irgendein anderes Nahrungsmittel auf dieser Welt. Auch die meisten Früchte enthalten ausreichend Kalzium. Wenn Sie täglich Obst und Gemüse essen und gelegentlich einige rohe Nüsse, können Sie nicht an Kalziummangel leiden. Als beste Kalziumquellen gelten:

---

5) Herbert M. Shelton, PH. D.: „Gesundheitsfürsorge für Kinder" (The Hygienic Care of Children). Bridgeport Connecticut: Natual Hygiene Press, 1970. N. W. Walker, M.D.: „Diät und Salat" (Diet and Salad Suggestions). Phoenix, Arizona, Norwald Press, 1971. Hannah Allen: „Lesson No. 33, „Warum wir keine Tierprodukte essen sollen" (Why We Should Not Eat Animal Products In Any Form). In the Life Science Health System, Austin, Texas: Life Science, 1984.

rohe Sesamsamen,
alle rohen Nüsse,
Seetang,
Blattgrün und
getrocknete Früchte wie Feigen,
Datteln und Pflaumen.

Wenn Sie immer noch besorgt sind, dann streuen Sie etwas rohen Sesamsamen über Ihren Salat oder Ihr Gemüse, so oft Sie wollen. Sie können keinen Kalziummangel bekommen, selbst wenn Sie es wollten. Wir sind hinsichtlich unseres Kalziumbedarfes von unseren Freunden, den Rindern, ganz gewiß nicht abhängig. Woher bekommt die Kuh ihr Kalzium? Von *Korn und Gras!* Ganz bestimmt nicht vom Milchtrinken oder Käseessen.

Es ist wichtig zu verstehen, welche Rolle das Kalzium im menschlichen Körper spielt. Eine seiner Hauptfunktionen in unserem System ist die Neutralisierung von Säure. Viele Leute, die glauben, an Kalziummangel zu leiden, essen sehr säurebildende Nahrung, so daß das Kalzium ständig für die Neutralisierung der Säure verbraucht wird. Ihre Ernährung enthält genügend Kalzium, aber es wird ständig verbraucht. **Alle Milchprodukte, mit Ausnahme der Butter, sind stark säurebildend.** Butter ist ein Fett und daher neutral. Da Fett die Eiweißverdauung verzögert, ist es besser, Butter nicht gleichzeitig mit Eiweiß zu verzehren, sie *kann* jedoch zusammen mit Kohlenhydraten gegessen werden. Das Ironische an der Sache ist, daß die Menschen Milchprodukte verzehren, um genügend Kalzium zu erhalten, jedoch das in ihrem Körper vorhandene Kalzium für die Neutralisierung der Auswirkungen jener Milchprodukte gebraucht wird. Es geht also nicht darum, den Körper mit Kalzium aufzuladen, sondern statt dessen die Eßgewohnheiten zu ändern, so daß weniger Säure im Körper gebildet wird. Auf diese Weise wird das Kalzium am besten ausgewertet.

Wenn Sie weniger Milchprodukte essen, kann es vorkommen, daß sich Ihre Haut ein wenig schuppt, die Nägel brüchig werden oder sogar etwas Haarausfall eintritt. Dieses darf nicht verwechselt werden mit ähnlichen Erscheinungen, die in den seltenen Fällen eines Eiweißmangels auftreten. Wenn Sie tatsächlich beunruhigt sind, fragen Sie Ihren Arzt. Ihr Körper ist dabei, sich vom Kalzium der Milchprodukte auf Kalzium, das in rohen Nüssen, Samen, Früchten und Gemüse vorkommt, *umzustellen*.

Der Organismus wird die Nägel und das Haar genau so ersetzen, wie er abgelöste Haut ersetzt. Man bemerkt es kaum, aber ihre Haut wird ständig abgelöst und von gesundem Gewebe ersetzt. Auf dieselbe Weise wird ausgefallenes Haar durch glänzenderes Haar ersetzt und abgebrochene Fingernägel durch festere Nägel.

Sollten sich tatsächlich Veränderungen an Ihren Nägeln oder Ihrem Haar ergeben, sind rohe Nüsse ganz besonders hilfreich. Sie werden zusammen mit rohem Gemüse verzehrt und so in das Programm mit einbezogen. Eine halbe Tasse roher Nüsse täglich dürfte im allgemeinen genügen. Wenn Sie sich sofort nach dem Einschränken der Milchprodukte die Vorteile roher Nüsse und Samen zunutze machen und sie zwei- bis dreimal in der Woche zu sich nehmen, werden Ihre Nägel und Ihre Haare fast ausnahmslos kräftiger und glänzender werden als je zuvor.

Ich habe in den letzten 15 Jahren die Erfahrung gemacht, daß viele Allergien und Atemprobleme, besonders Asthma, direkt mit dem Verzehr von Milchprodukten in Verbindung gebracht werden können. Ich habe persönlich mehr als zwei Dutzend Personen geholfen, sich von ihrem Asthma zu befreien, und ich kenne noch viel mehr Leute, denen von anderen Gesundheitsexperten geholfen wurde. In *allen Fällen* hatten die Betreffenden Milchprodukte verzehrt. Ich habe ähnliche Beobachtungen gemacht wie Beth Snodgrass und Dr. Herbert Shelton. Dasselbe gilt für Kinder mit Ohrinfektionen. Ohrinfektionen sind so weit verbreitet, daß man sie als normale Störungen in der Kindheit ansieht. Ich möchte wetten, daß jedes Kind, das jemals eine Ohrinfektion hatte, entweder mit Milchprodukten oder künstlicher Babynahrung (oder beidem) aufgezogen worden war. Kinder, die weder Milchprodukte noch künstliche Babynahrung bekommen, haben selten Ohrinfektionen. Kinder, die mit diesen Produkten gefüttert werden, haben sie. Ich kenne viele Kinder, die nie Ohrinfektionen hatten, weil ihre Eltern klug genug waren, sie nie auf Kuhmilch- und/oder Baby-Fertignahrung festzulegen.

Ich weiß, daß Sie von Experten gehört haben, Milchprodukte wären ein wichtiger Bestandteil einer gesunden Ernährung. Es gibt aber auch Experten, die das Gegenteil behaupten. Um zu verhindern, daß Sie vor Ärger und Frustration die Hände ringen, schlage ich Ihnen vor, Ihre eigene Entscheidung aufgrund Ihrer eigenen Überlegungen zu treffen. Ist es für Menschen *sinnvoll,* Kuhmilch zu trinken? Ob Sie Milchprodukte verzehren sollen oder nicht, hängt von der Antwort auf diese Frage ab. Denn ganz egal, in welcher Form sie gegessen werden, egal wie gut sie schmecken, wenn Sie Milchprodukte zu sich nehmen, ist es, als ob Sie an einer Kuh saugen würden, ist es nun sinnvoll oder nicht?

Ein wesentlicher Bestandteil bei jedem Schlankheits- und Gesundheitsprogramm, ohne den kein Erfolg möglich ist, ist natürlich . . .

Kapitel 11

Bewegung

Kein Gesundheitsprogramm zur Gewichtsabnahme kann erfolgreich sein ohne Bewegungstraining. Da macht „**Fit für's Leben**" keine Ausnahme. Um wirklich den Erfolg zu haben, der Ihnen für Ihre Bemühungen zusteht, sollten Sie täglich Gymnastik in irgendeiner Form machen. Damit die Körperzyklen richtig funktionieren können, ist es unerläßlich, die Ihnen vorgeschlagene Ernährungsumstellung mit einem Übungsprogramm zu verbinden. Sie sollen nicht turnen, bis Sie erschöpft sind, das wäre nur Energieverschwendung. Aber Sie sollten sich täglich darum bemühen, Ihr Herz durch Übungen zu fordern. Körperübungen regen das Atemsystem und den Kreislauf an. Auf diese Weise wird frisches, mit Sauerstoff angereichertes Blut in alle Bereiche Ihres Körpers gebracht. Das ist unerläßlich, wenn er wirkungsvoll funktionieren soll. Das Herz ist ein Muskel und muß wie jeder andere Muskel trainiert werden, wenn es nicht versagen soll. Jeden Tag einmal nach Luft japsen und schwitzen. Genaugenommen schwitzen nur die Pferde, die Männer transpirieren und die Damen glühen. Also, meine Herrschaften, hinaus mit Ihnen zum Glühen und Transpirieren! **Ohne Bewegungstraining wird das Programm nur halb so erfolgreich sein!** Die in den vorausgegangenen Kapiteln dargestellten Erfolge werden in ihrer Wirkung geschmälert, wenn Sie Ihrem Körper das notwendige Bewegungstraining vorenthalten.

Sie können unter vielen Möglichkeiten wählen: Schwimmen, Tennis, Seilspringen, leichtes Jogging, Radfahren, schnelles Gehen, Aerobic-Kurse. Je nach Wunsch können Sie auch Dehn- und Streckübungen machen oder Gewichtheben. Die Bewegungsübungen sollten allerdings zum festen täglichen Trainingsprogramm gehören.

Einige Leute haben sich Übungsgeräte für zu Hause angeschafft. Es gibt Fahrräder, Rudermaschinen, Minitrampoline und viele andere ausgezeichnete Turngeräte für den Hausgebrauch zu vernünftigen Preisen. Wenn Ihre Zeit kostbar ist (und bei wem ist sie das nicht) und Sie nicht immer in den Turnverein gehen können, wäre die Anschaffung einiger Übungsgeräte sicher eine große Hilfe.

Zum Beispiel Trampolinspringen: Eine phantastische Möglichkeit, Ihren Körper täglich durchzuarbeiten. Sie können sich eines dieser preisgünstigen Minitrampoline besorgen und am Morgen gleich nach dem Aufstehen darauf herumhüpfen. Es ist keine Spezialkleidung erforderlich, und Sie brauchen keine Entfernungen zu überwinden. Seit Jahren haben sich Astronauten und Sportmannschaften damit fit gemacht. Sie können bequem zu Hause oder noch besser in Ihrem Garten in frischer Luft herumhopsen. Eine herrliche Übung, geeignet für alle Altersklassen, ohne Risiko für das Knochengerüst, wie es sich beim Jogging auf dem Pflaster ergeben kann, ohne Gefahr für die unteren Rückenbereiche, die oft eine Folge bestimmter Aerobic-Übungen ist. Es kräftigt und tonisiert jede Zelle Ihres Körpers, denn es funktioniert gegen die Schwerkraft.

Als Minimum täglichen Trainings sollten Sie einen 20 Minuten dauernden flotten Spaziergang machen. Das wäre aber wirklich das Minimum, mehr wäre besser. Wenn Sie jedoch mindestens 20 Minuten schnell gehen, hätten Sie zur Unterstützung des Programms genug getan. Die ideale Übungszeit für diese und jede andere Übung ist der frühe Morgen. Nicht nur die Luft ist dann am frischesten, sondern auch Ihr Körper. Neben dem physischen Wert des Trainings am frühen Morgen (zu der Zeit ist der Körper am besten in der Lage, die Übungen für sich nutzbar zu machen), zeigt sich auch ein enormer psychologischer Nutzen. Ich glaube, daß jeder, der daran interessiert ist, Gewicht zu verlieren oder ganz allgemein sein Wohlbefinden zu erhöhen, tief in seinem Herzen die Bedeutung des Bewegungstrainings erkennt. Leider ist es für viele so leicht, sich davor zu drücken. Zu wissen, daß man sich regelmäßig Bewegung verschaffen sollte, und es nicht zu tun, kann negative Gefühle gegen sich selbst auslösen, die wiederum Energieverlust zur

Folge haben. Dies geschieht auf folgende Weise. Jedesmal, wenn Sie tagsüber an körperliche Bewegung denken und es noch nicht getan haben, sagen Sie zu sich selbst: „Ich habe heute noch nichts gemacht, wahrscheinlich habe ich auch später keine Zeit, also mache ich es morgen." Aber in der Zwischenzeit können Sie nicht verhindern, daß Sie sich schuldig fühlen. Wenn Sie jedoch gleich am Morgen Ihre Übungen hinter sich bringen, können Sie den ganzen Tag über mit dem Gefühl der Zufriedenheit, das sich in alle Lebensbereiche erstreckt, an Ihr geleistetes Training denken. Sie fühlen sich hochgestimmt. Haben Sie sich erst einmal daran gewöhnt, jeden Morgen zu turnen, wird jeder ausgelassene Tag eine Enttäuschung bedeuten.

Ich selbst litt unter der für Übergewichtige so typischen Ablehnung gegen jede Art von Bewegungstraining, so daß ich mich selber an die Kandare nehmen mußte, um jeden Morgen zu turnen. Es gab Tage, an denen ich zu mir sagte, „Mein Junge, du warst so gut, du hast einen freien Tag verdient", oder „Selbst die Profis sagen, man dürfe ab und zu mal Pause machen". Aber während ich mit mir selber sprach – genaugenommen war es die Stimme meines alten „Dickerchens, das sich an die Vergangenheit klammerte" –, zog ich schon meinen Trainingsanzug an und bereitete mich auf mein Training vor. Noch während ich auf meinen Heimtrainer kletterte, war da eine innere Stimme, die mich daran hindern wollte. Aber mein neues Selbst, das schlank und gesund sein und bleiben wollte, gewann schließlich die Oberhand. Jetzt bin ich soweit, daß ich mich auf mein morgendliches Training freue. Der tatsächliche Nutzen zeigte sich einen Monat nach Beginn. Als ich regelmäßig zu üben anfing, betrug mein Puls in der Ruhelage 72 Schläge pro Minute. Einen Monat später waren es 54! In einem Monat hatte ich meine Herztätigkeit gekräftigt und um 18 Pulsschläge verbessert. Das sind mehr als 15 000 Herzschläge weniger pro Tag. Das sind Millionen Schläge pro Jahr. Wir sprechen von Langlebigkeit! Die Bürde der Herztätigkeit um mehrere Millionen Schläge pro Jahr zu erleichtern, kann nichts anderes bedeuten als eine Verlängerung des Lebens. Ist das nicht aufregend? So macht mir mein Bewegungstraining nicht nur Spaß, es bringt mir auch enormen Nutzen.

Ich habe nicht den geringsten Zweifel, daß die Kombination der veränderten Eßgewohnheiten mit einem regelmäßigen Bewegungstraining die Ursache dafür ist, daß ich mein Gewicht auf der von mir gewünschten Höhe halten kann.

Bitte machen Sie nicht den Fehler, Bewegungstraining aus Ihrem täglichen Leben auszuschließen. Der Erfolg dieses Programmes hängt davon ab!

Es gibt wohl kaum Leute, die nicht wenigstens einen flotten Spaziergang machen können. Genau so wie die Grundsätze Ihrer neuen Eßgewohnheiten Teil Ihres Lebens sein sollen, muß auch das Bewegungstraining eine wichtige Rolle spielen. In Ihrer neuen Lebensweise sollte es aber noch einige andere Dinge geben, die Ihre Aufmerksamkeit verdienen: **Frische Luft und Sonnenschein.** Nur wenige Menschen sind sich darüber klar, wieviel Kraft wir der Luft, die wir einatmen, entnehmen können. Frische, klare Luft ist eine äußerst wertvolle, lebensspendende Kraft, genauso wie der Sonnenschein, der die Quelle allen Lebens auf dieser Erde ist. Versorgen Sie sich mit diesen beiden so wichtigen Elementen der Gesundheit, so oft Sie können. Sie werden Ihre Fortschritte bei der Gewichtsabnahme und Gesundung Ihres Körpers beschleunigen.

Ein Spaziergang im Wald oder an der Küste, eine Wanderung im Grünen können für Ihr physisches Wohlbefinden geradezu Wunder vollbringen. Von größter Wichtigkeit ist es, bei geöffnetem Fenster zu schlafen. Auch wenn Sie eine zusätzliche Decke benötigen sollten, frische Luft während des Schlafes ist von unschätzbarem Wert. Der Körper kann seine Aufgaben während der Ausnutzungs- und Ausscheidungsphase besser bewältigen, wenn ihm frische Luft zugeführt wird und er nicht gezwungen ist, mit Giftstoffen beladene Luft, die er gerade ausgeatmet hat, wieder einzuatmen.

Es gibt heutzutage leider wieder Stimmen, die glauben, daß die Sonne schädlich ist. **Die Sonne ist die Quelle allen Lebens auf dieser Erde! Das ist eine Wahrheit, die nie vergessen werden darf!** Ohne Sonne gibt es kein uns bekanntes Leben. Mit Hilfe des Sonnenlichtes erzeugen wir wertvolle Nährstoffe. Es hilft uns auch bei der Entgiftung unseres Körpers und bei der Gewichtsabnahme, denn es öffnet unsere Poren, um die Giftstoffe über die Haut auszuleiten. Gefährlich ist allerdings alles, was im Übermaß genossen wird. Wenn Sie Ihren Kopf unter Wasser halten, werden Sie ertrinken. Heißt das, daß wir kein Wasser verwenden sollten? Gefahr ist offensichtlich gegeben. Das heißt jedoch nicht, daß wir Wasser meiden sollen. So ist es auch mit der Sonne. Zuviel davon kann Sie verbrennen, so wie zu viel Wasser Sie ertrinken lassen kann. Aber sprechen wir nicht von Mißbrauch. **Sie sollen die Sonne nicht meiden! Nutzen Sie sie zu Ihrem Vorteil!** Bräunungsmittel und Sonnenfilter empfehlen wir allerdings nicht. Es ist viel besser, sich langsam an die Sonne zu gewöhnen als Öle, Filter oder Sonnenschutzmittel zu verwenden, die die Aufnahme der ultravioletten und infraroten Strahlen verhindern. Sie verhindern nämlich auch die Arbeit der ölabsondernden Drüsen. Es ist wichtig, sich vor Augen zu halten, daß wir von der Sonne nicht nur gebräunt werden, sondern daß sie unseren ganzen Körper revitalisiert – ihre Wirkung ist nicht nur auf die Haut beschränkt. Wenn Sie unbedingt Öle oder andere Sonnenschutzmittel benützen wollen, vermeiden Sie solche mit chemischen Zusätzen. Gehen Sie, wenn Sie können, täglich für eine halbe Stunde in die Sonne oder zumindest so oft wie möglich, am besten am Morgen. Dann wird Ihre Haut diesen schönen Goldton gewinnen, der das sichtbare Zeichen Ihres neuen, **energiegeladenen Lebensstils** ist.

Ganz sicher spielen körperliche Bewegung, frische Luft und Sonnenlicht eine ganz wichtige Rolle bei der Zurückgewinnung Ihres Wohlbefindens. Aber es steht noch ein anderes wichtiges Instrument, das Ihre Gesundheit in jeder Hinsicht verbessern kann, zu Ihrer Verfügung. Es befindet sich bereits in Ihrem Besitz, und seine Anwendung wird Sie auf manche Weise belohnen. Es handelt sich dabei um ein Phänomen, das aus dem Glauben erwächst, daß . . .

Kapitel 12

Sie sind, was Sie denken, das Sie sind

Es scheint, als hätten wir keine bewußte Kontrolle über den Zustand unseres Körpers, denn man hat uns in der Regel beigebracht, daß es zwischen unseren Gedanken und unserem physischen Körper wenig Verbindung gibt. Ob das nun stimmt oder nicht, eines ist gewiß, eine auf uns selbst gerichtete positive Denkweise wird uns keinesfalls schaden. Es ist meine persönliche Überzeugung, und es gibt viele, die sie teilen, daß wir tatsächlich das Verlangen unseres Körpers nach Gesundheit mit unseren Gedanken sehr unterstützen können. In seinem mit großen Beifall aufgenommenen Bestseller „Anatomie einer Krankheit" (Anatomy of an Illness) berichtet Dr. Norman Cousins, daß seine Genesung zum großen Teil darauf zurückzuführen sei, daß er seinen Zustand in positiver Weise betrachtet habe. In dem Buch „Was über die Entspannungsreaktion hinausgeht" (Beyond the Relaxation Response) von Dr. Herbert Benson, Leiter der Abteilung für Verhaltensmedizin im Beth Israel Krankenhaus in Boston und Professor für Kardiologie (Herzspezialist) in Harvard, wird in überzeugender Weise dargestellt, wie die Kraft der Gedanken den Körper physisch verändern kann.

Jede Zelle Ihres Körpers strotzt vor Leben und ist mit eigener Intelligenz ausgestattet, jede Zelle ist wie ein Soldat, der auf Ihr Kommando wartet. Fortwährend senden wir Botschaften und Befehle an unsere Zellen, die von ihnen gehorsam ausgeführt werden. Ich meine damit, daß wir ganz bewußt unsere Zellen anleiten können, das zu tun, was wir von ihnen wollen. Der Körper führt aus, was immer unser bewußtes Denken von ihm verlangt. Unser Bewußtsein bestimmt ohne Unterlaß unsere körperliche Verfassung und bildet Vorstellungen in Übereinstimmung mit dem, was es für richtig hält. Wir können unseren Körper buchstäblich durch eine Änderung unserer Denkungsweise verändern, sogar angesichts gegenteiliger Tatsachen und Beweise.

Wir übermitteln uns selbst fortlaufend eine Flut von Gedanken über unser Gewicht und unsere Gesundheit. Diese Gedanken können positiv oder negativ sein – hilfreich oder schädlich. Wir haben die Mittel zur Verfügung, unserem Körper bei der Gewichtsabnahme zu helfen, aber um gesund zu *sein,* müssen wir damit beginnen zu *glauben,* daß wir gesund sind! Um Gewicht zu verlieren, ist es notwendig, zuerst daran zu glauben, daß wir **können** und **wollen**! Ihre Zellen erwarten Ihre Anweisungen.

Wenn Sie z. B. in den Spiegel schauen und zu sich selbst sagen: „Meine Güte, was bin ich fett", übermitteln Sie Ihrem Körper eine geistige Botschaft, die automatisch genau diese Wirkung eintreten läßt. Sie befehlen damit Ihrer Zellstruktur, das Übergewicht zu halten. Wenn Sie sich immer und immer wieder vorsagen, daß Sie dicke oder unansehnliche Oberschenkel haben, erreichen Sie damit nur, daß sie so bleiben. Das Großartige an der Sache ist jedoch, daß Ihre Zellen sich automatisch an die *letzte* Anweisung halten. Das bedeutet, daß Sie – auch wenn Sie über Jahre hinweg eine negatives Bild von sich hatten und gewohnheitsmäßig sich selbst negative Botschaften übermittelten – *in diesem Augenblick* die Umkehr einleiten können. Wenn Sie aus Gewohnheit etwas Negatives über sich sagen, nehmen Sie es zur Kenntnis, ohne es sich groß einzuhämmern. Statt dessen schlagen Sie sich einfach selbst ein positives Hilfsmittel vor. Wenn Sie zum Beispiel sagen, „Oh je, was habe ich für einen schlaffen Bauch", sollten Sie diese Bemerkung sofort durch ein „Wie schön, ich nehme um die Mitte herum ab" ersetzen, oder „Meine Oberschenkel werden dünner" oder **„Ich nehme ab!"** Ihr Körper wird diese positiven Vorgaben in sich aufnehmen und dadurch die negativen Gedanken ersetzen. Sie geben ihm die *Erlaubnis* abzunehmen. Es ist ein Mittel, das funktioniert und das Sie anwenden können, so oft Sie wollen.

Die durch das dargelegte Programm verbesserte Ernährung, das tägliche Bewegungstraining zur Versorgung Ihrer Zellen mit frischem, durch Sauerstoff angereichertem Blut und das Aussenden einer Flut von positiven Gedanken, die den gewünschten Erfolg verstärken, bilden eine Kombination, die einfach unschlagbar ist.

Die größten Denker dieser Erde, angefangen von Da Vinci bis zu Einstein und Mark Twain, waren sich immer darüber einig, daß wir mit unserem Wissen nur einen winzigen Bruchteil von dem erfassen können, was es tatsächlich zu wissen gibt. Sprichwörter, wie „Je mehr wir wissen, um so mehr erkennen wir, wieviel wir nicht wissen", zeigen, daß der riesige Bereich des Wissens, der in dem großen Unbekannten verborgen ist, immer wieder neue Erkenntnisse ans Licht bringen wird. Es ist kaum vorstellbar, was uns an Wissen über den menschlichen Körper und seine Funktionen noch fehlt.

Sicher gibt es eine Reihe von Leuten, deren Überzeugung oder Glaube sie davon abhält zu akzeptieren, daß sie fähig wären, die Gestalt ihres Körpers durch bewußtes Denken zu verändern. Jeder jedoch, der Gewicht verlieren und seine Gesundheit verbessern möchte, sollte in seinem eigenen Interesse alle Maßnahmen, die ihm zur Verfügung stehen und hilfreich sein könnten, anwenden. Auch dieses Mittel wie all die anderen in diesem Buch angebotenen sollte Sie zum Nachdenken anregen. Probieren Sie es aus, und Sie werden sehen, ob es hilft. Ich glaube, Sie werden eine angenehme Überraschung erleben.

Nachdem wir nun alle Grundsätze besprochen haben, ist es an der Zeit, Antwort zu geben auf . . .

Die Themen Bewegung, Luft, Wasser, Ruhe und Schlaf, Sonnenschein, Liebe, Hygiene und Milieu und glückliche, gesunde Kinder sind in dem Buch „Fit für's Leben", Teil II, von Harvey und Marilyn Diamond umfassend dargestellt.

Kapitel 13

Die am häufigsten gestellten Fragen

Sicher haben Sie einige Fragen, die Sie beantwortet haben möchten. Der Zweck dieses Kapitels ist, auf die am häufigsten gestellten Fragen eine Antwort zu geben.

Frage: *Wie paßt **Kaffee oder Tee** in diese neue Ernährungsweise?*

Antwort: Die Tatsache, daß nur etwa 9 % der Bevölkerung keinen Kaffee oder Tee trinken, zeigt deutlich, wie sehr diese Gewohnheit vorherrscht. Ungefähr die Hälfte der Menschen in den Vereinigten Staaten und Europa trinken von diesen Getränken zwei oder drei Tassen täglich, und ein Viertel der Bevölkerung trinkt sechs oder mehr Tassen täglich. Das bedeutet, daß allein in USA weit über zweihundert Milliarden Tassen mit der Droge Coffein jedes Jahr konsumiert werden. Kaum jemand hält seine morgendliche Tasse Kaffee oder seinen Nachmittagstee für eine Droge. Doch Coffein macht süchtig, es verursacht Entzugserscheinungen und führt zu psychologischer und physischer Abhängigkeit. Schon sein Name klingt nach Droge. Coffein ist ein Anregungsmittel für das zentrale Nervensystem – ähnlich wie Kokain – und wird mit einer Reihe von Leiden, wie erhöhte Herztätigkeit, Veränderung des Durchmessers der Blutgefäße, ungleichmäßige Durchblutung der Herzkranzgefäße, erhöhter Blutdruck, Geburtsfehler, Zuckerkrankheit, Nierenversagen, Magengeschwüre, Bauchspeicheldrüsenkrebs, Ohrgeräuschen, Muskelzittern, Ruhelosigkeit, Schlafstörungen und Verdauungsstörungen in Verbindung gebracht. Außerdem bringt es den Blutzuckerspiegel in Unordnung, denn es zwingt die Bauchspeicheldrüse, Insulin abzusondern.

Nun fragen Sie vielleicht, ob coffeinfreier Kaffee oder Tee besser wäre. Lassen Sie mich die Frage mit einer Frage beantworten: Würden Sie sich lieber den Arm oder den Fuß brechen? Der zur Entziehung des Coffeins notwendige Prozeß erfordert die Verwendung einer stark kaustischen chemischen Lösung, die in die Kaffeebohne eindringt und von Ihnen verdaut werden muß. *Eine Tasse Kaffee oder Tee* benötigt 24 Stunden, um die Nieren und die Harnwege zu passieren. Wenn Sie in diesen 24 Stunden mehr als eine Tasse Kaffee trinken, belasten Sie diese Organe außerordentlich stark. Wenn Sie zu den Menschen gehören, die sieben oder acht Tassen Kaffee oder Tee täglich trinken, sollten Sie sich ernsthaft mit dem Gedanken befassen, sich einen eigenen Dialyse-Apparat zu kaufen. Natürlich ist Kaffee, dem das Coffein mit Hilfe von Dampf oder anderen nicht chemischen Mitteln entzogen wurde, dem chemisch entcoffeinierten Kaffee vorzuziehen, aber das sollte Sie trotzdem nicht zum Trinken ermuntern, säurebildend ist er trotzdem – das ist das Problem.

Wird Kaffee zu einer Mahlzeit getrunken, zwingt er die Nahrung, den Magen früher zu verlassen und er verlangsamt die Beweglichkeit der Därme. Unverdaute Nahrung in einem langsam funktionierenden Verdauungstrakt ist aber eine Hauptursache für Verstopfung. Es ist die kaustische Wirkung des Kaffees, der bei manchen Leuten dazu führt, daß die Nahrung rasch durch ihre Därme befördert wird. Der Kaffee selbst benötigt 24 Stunden, bis er den Körper über die Nieren verlassen hat.

In diesem Buch wurde immer wieder betont, wie ungeheuer wichtig es ist, säurebildende Nahrungsmittel zu vermeiden. Der menschliche Körper verfügt über ein pH-Gleichgewicht, welches das Verhältnis der Säuren zu den Basen widerspiegelt. Der pH-Wert kann zwischen 0 und 14 liegen, wobei 0 total sauer, 14 total alkalisch (basisch) und 7 neutral bedeutet. Das Blut ist leicht alkalisch mit einem pH-Wert von 7,35–7,40. Würde der pH-Wert des Blutes eines Menschen den immerhin noch neutralen Wert von 7,0 erreichen, wäre der Betreffende in großer Gefahr. Der Toleranzbereich zwischen 7,35 und 7,40 ist sehr klein, die Grenze ist schnell überschritten. Das Blut kann leicht aus dem Säure-Basen-Gleichgewicht geraten. Kaffee und Tee bedeuten für den Körper reine Säure. Je mehr Säure Sie im

Blut haben, um so mehr Wasser hält der Körper zurück, um die Säure zu neutralisieren. Das bedeutet eine Belastung des Körpers und . . . Gewichtszunahme!

Wir erzählen Ihnen das nicht, um Ihnen den Kaffee- und Teegenuß zu vergällen, sondern um Ihnen zu helfen, sich bewußt zu werden, welche Wirkung diese „Genußmittel" auf Ihre Gesundheit haben und in welchem Ausmaß Sie den Gewichtsverlust begünstigen oder verhindern können.

Es gibt Leute, die von heute auf morgen auf diese Getränke verzichten können, andere müssen sich langsam entwöhnen. Einige von Ihnen haben jahrelang am Morgen eine einzige Tasse getrunken und möchten dabei bleiben.[1]) Dagegen ist nichts einzuwenden. Eine einzige Tasse Kaffee am Tag wird dieses Programm weder fördern noch untergehen lassen. Freilich wäre es am besten, Kaffee und Tee ganz aus Ihrer Ernährung zu streichen, aber es ist schon viel gewonnen, wenn Sie den Verbrauch dieser Genußmittel einschränken. Je besser Sie sich fühlen, um so mehr werden Sie daran interessiert sein, dieses Wohlbefinden nach Kräften zu steigern. Wenn Sie gelegentlich ein großes Bedürfnis nach einem warmen Getränk haben und nicht auf Kaffee oder Tee zurückgreifen wollen, empfehlen wir Ihnen, Kräutertees zu trinken. Es gibt gut schmeckende Tees, die sehr bekömmlich sind.

Am wichtigsten ist, das Ziel nicht aus den Augen zu verlieren. Der schlanke, gesunde Körper sollte in Ihrer Vorstellungskraft immer gegenwärtig sein. Sie sind auf einer Reise, die ein Genuß und keine Prüfung sein soll. Sie können natürlich mit halsbrecherischer Geschwindigkeit in drei Tagen von New York an der Westküste von USA nach San Francisco an die Ostküste fahren, an allen Sehenswürdigkeiten und Schönheiten vorbei, die das Land zu bieten hat.

---

1) Wenn es Ihnen am Morgen lediglich um ein heißes Getränk geht, versuchen Sie es doch einmal mit heißem Wasser und Zitrone. Das ist ein bekömmliches Getränk, da die Zitrone im Gegensatz zu anderen Früchten keinen Zucker enthält und deshalb im heißen Wasser nicht zu gären beginnt.

Oder Sie lassen sich drei Wochen Zeit und genießen die Fahrt. Sich Zeit lassen und Vertrauen haben, so werden Sie Ihr Ziel als ein glücklicherer, gesünderer Mensch erreichen und für die aufgewendete Mühe reichlich belohnt werden.

Frage: *Wie ist es mit **Limonaden (alkoholfreien Getränken)**?*

Antwort: Der Konsum alkoholfreier Getränke, sogenannte „soft drinks", ist in den letzten Jahren enorm gestiegen. Aber sie sind anders als „soft" für Ihren Organismus. Dr. Clive McCay von der Cornell Universität zeigte, daß diese Getränke den Zahnschmelz angreifen und die Zähne weich werden lassen. (Bericht in: „Die vergiftete Nadel" [The Poisoned Needle], von Eleanor McBean). Der Missetäter, der hierfür in Frage kommt, ist die in den meisten Soft Drinks enthaltene Phosphorsäure. Außerdem enthalten diese Getränke unter anderem Apfelsäure und Kohlensäure. Die in Früchten und Gemüse auf natürliche Weise vorkommenden Apfel- und Zitronensäuren werden im Körper alkalisch. Die Säuren jedoch, die in alkoholfreien Getränken vorhanden sind, bleiben sauer, weil sie destilliert und durch Hitzeeinwirkung extrahiert wurden. Das pH-Gleichgewicht in Ihrem Körper kommt durcheinander. Das sind jedoch nicht die einzigen schädlichen Bestandteile, denn dazu kommt noch der raffinierte weiße Zucker, ungefähr 20 Teelöffel pro Liter. Der einzige Unterschied zwischen normalen Limonaden und Diätgetränken besteht darin, daß statt Zucker Süßstoff verwendet wird, der wiederum so schädlich ist, daß in den USA auf dem Etikett eine Warnung aufgedruckt sein muß wie bei den Zigaretten. Dazu kommt, daß etliche dieser Getränke die Droge Coffein enthalten. Einige der verwendeten Zusätze sind Teerderivate, die zu den krebserzeugenden Stoffen gerechnet werden. Werden diese Getränke zusammen mit einer Mahlzeit genossen, entsteht Gärung anstelle einer guten Verdauung. Abgesehen vom Geschmack enthalten diese Getränke nichts, was Ihnen bekömmlich wäre.

Es ist völlig falsch, Kindern regelmäßig solche Getränke zu geben. Schon das Coffein allein wäre Grund genug, Kindern diese Getränke vorzuenthalten. Interessanterweise erlauben die wenigsten Eltern ihren Kindern, Kaffee zu trinken, während sie ihnen das Trinken von Colagetränken oder anderer coffeinhaltiger Limonaden gestatten. Vielleicht wundern Sie sich, warum Coffein diesen Getränken zugefügt wird. Nach Aussage von Dr. Royal Lee, Mitarbeiter der „Foundation for Nutritional Research", werden Colagetränke mit dem süchtig machenden Coffein angereichert, damit die Verbraucher an die stimulierende Wirkung gewöhnt werden und später ohne sie nicht mehr auskommen. Es gibt nur einen Grund, alkoholfreie Getränke mit Coffein zu versehen: Den Verbraucher von ihnen abhängig zu machen!

Meiden Sie diese Getränke! Vor allem halten Sie diese Getränke von Ihren Kindern fern!

Es sind genügend Mineralwässer auf dem Markt, die zwar wegen ihres Gehalts an Salzen und anorganischen Mineralien auch nicht gerade ideal sind, aber immer noch weit besser, als die „soft drinks".

Am besten, Sie trinken frisch gepreßte Fruchtsäfte, reines destilliertes Wasser oder mineralarmes Wasser.

Frage: *Ist ein bißchen **Schokolade** wirklich so schlimm?*

Antwort: Es gibt kaum etwas, wovon ein kleines bißchen ernstlich schaden würde. Es gibt allerdings in der Schokolade einige Bestandteile, die man kaum als positiven Beitrag zur Gesundheit ansehen kann. Da ist erstens eine dem Coffein verwandte Substanz mit dem Namen Theobromin. (Es sieht fast so aus, als ob wir uns auf einem Feldzug gegen das Coffein befänden.) Den Ausführungen Dr. Bruce Ames von der University of California, Berkeley, zufolge verstärkt Theobromin gewisse krebserzeugende Stoffe in den menschlichen Zellen, die der Desoxyribonukleinsäure (Bestandteil der Zelle) Schaden zufügen. Außerdem verursacht es Hodenschwund.

Der andere Bestandteil, der jedem Schlankheitsprogramm einen Dämpfer versetzen kann, ist der raffinierte weiße Zukker. Er enthält nach dem Raffinieren keine Spur von Leben mehr, alle Nährstoffe werden ihm durch diesen Prozeß entzogen. Fasern, Vitamine, Mineralstoffe, alles wird entfernt. Was bleibt, ist ein toter Rest. Fabrikzucker macht die Leute dick, denn er liefert nur leere Kalorien und Kohlenhydrate im Übermaß, die in Fett verwandelt werden. Dadurch werden Sie veranlaßt, zu viel zu essen, um die nötigen Nährstoffe zu erhalten. Wenn Sie stark zuckerhaltige Nahrungsmittel zu sich nehmen, braucht der Körper zusätzliche Frischkost, um die nötigen Nährstoffe zu erhalten. Die Neigung zuzunehmen wird dadurch verstärkt. Um die Gier nach Süßigkeiten auszuschalten, hilft nichts besser, als Obst auf die richtige Weise zu verzehren. Der in den Früchten enthaltene Zucker ist unbehandelt, er versorgt Ihren Organismus mit allen Nährstoffen, die er braucht. Außerdem vermittelt er durch seine Faserstoffe ein Gefühl der Sättigung, während der raffinierte Zucker – auch in größeren Mengen genossen – ein Gefühl der Leere hinterläßt. Raffinierter Zucker, ganz egal in welcher Form er verzehrt wird, ob in Nahrungsmitteln, in Bonbons oder in Flüssigkeiten, fängt im Organismus an zu gären, verursacht die Bildung von Essigsäure, Kohlensäure und Alkohol. Durch den Vorgang des Raffinierens wird die Grundlage für die Gärung des Zuckers im Körper gelegt.

Es ist schwierig aufzuzeigen, wie ein bestimmtes Nahrungsmittel das gesamte Eßverhalten nachteilig beeinflussen kann. Aus dem Zusammenhang gerissen, scheint alles nur halb so schlimm zu sein. Kommen jedoch mehrere negative Einflüsse zusammen, führen sie schließlich zum Zusammenbruch. Stellen Sie sich ein großes Erkerfenster vor. Ein kleiner Kieselstein, dagegengeworfen, kann das Glas nicht brechen. Aber hunderttausend Kieselsteine werden es zerschmettern. Jeder negative Einfluß, dem Ihr Körper ausgesetzt ist, ist wie ein Kieselstein und all die Einflüsse zusammengenommen können und werden die Gesundheit Ihres Körpers zerstören. Je weniger Steine Sie gegen das Fenster werfen, um so eher wird es standhalten. Je weniger negative Einflüsse Ihr Körper zu ertragen hat, sei es durch Kaffee, Tee, Limonade, Alkohol, Tabak oder Süßigkeiten, um so geringer ist die Aussicht, übergewichtig zu bleiben. Schon die Einschränkung ist eine Wohltat für Ihren Körper, sie bedeutet weniger Kieselsteine.

Frage: *Ich habe gehört, daß* **Wein** *zu den Mahlzeiten die Verdauung fördert? Ist das wahr?*

Antwort: Wer auch immer für diesen Blödsinn verantwortlich ist, sitzt bestimmt im Vorstand einer der großen Weinkellereien. Der Körper braucht ebensowenig eine Verdauungshilfe, wie er Hilfe zum Blinzeln oder Atmen braucht. Es handelt sich um autonome Vorgänge, die wir nicht beeinflussen können. Die Verdauung setzt ganz einfach ein, wenn Nahrung in den Magen kommt. Wenn überhaupt dem Wein ein Einfluß zugeschrieben werden kann, dann der, daß er die Verdauung *verzögert*. So wie das Verhalten Ihres Motors unter dem Einfluß von Alkohol langsamer wird, wird auch die Verdauung langsamer.

Wein ist vergoren, wodurch jedes mit ihm in Berührung kommende Nahrungsmittel verändert wird. Jede Art von Alkohol belastet die Nieren und die Leber. Wenn Sie gerne Wein trinken, versuchen Sie, ihn auf leeren Magen zu trinken. Er wird Sie dann schneller „auflockern" und keine Nahrung beeinflussen. Mäßigkeit sei Ihre Devise. Denken Sie daran, je weniger Kieselsteine gegen das Fenster geworfen werden, um so besser.

Frage: *Mir scheint, daß bei dieser Ernährung die Einnahme von* **Vitamin- und Mineralstoffpräparaten** *überflüssig ist. Stimmt das?*

Antwort: Ohne jeden Zweifel! Über die gegensätzlichen Meinungen hinsichtlich zusätzlicher Vitamin- und Mineralstoffgaben könnte man ein Buch schreiben. Wie sind wir nur jahrhundertelang ohne sie ausgekommen? Die Herstellung und der Verkauf dieser Produkte ist einer der größten Wirtschaftszweige mit einem riesigen Umsatz geworden. Ich möchte gerne wissen, inwieweit die Gebote und Empfehlungen wirtschaftlich motiviert sind.

Was die zusätzliche Einnahme von Vitamin- und Mineralstoffpräparaten angeht, gibt es viele Experten auf dem Gebiet der Ernährungswissenschaften, sowohl innerhalb als auch außerhalb der medizinischen Zunft, die sehr besorgt sind über die

Auswirkungen dieser Produkte auf unsere Gesundheit. Dr. Myron Winick, Direktor des „Institutes für menschliche Ernährung" an der Columbia Universität, folgert, daß einige der altbewährten Vitaminpräparate, die lange als völlig unschädlich galten, medizinische Probleme verursachen, wie z. B. Nervenschäden, leichte Verdauungsstörungen sowie gefährliche Leberschäden. (Bericht der „Los Angeles Times" vom 20. Dezember 1983.)

Unser tatsächlicher Vitamin- und Mineralstoffbedarf ist viel zu hoch eingeschätzt worden. Die Menge, die der menschliche Körper in einem ganzen *Jahr* braucht, füllt nicht einmal einen Fingerhut. Und diese empfohlene Tagesmenge ist schon zweimal so hoch wie der tatsächliche Bedarf. So erschreckend diese Aussagen auch klingen mögen, sie entsprechen den Tatsachen. Jedes für unseren Körper notwendige Vitamin und jeder erforderliche Mineralstoff ist in Früchten und Gemüsen in überreicher Fülle vorhanden. Der Bedarf des Körpers an diesen Elementen ist so gering, daß Sie selbst bei bescheidenem Verzehr von frischen Früchten und Gemüsen ausreichend damit versorgt wären. Das vorliegende Programm ist so gestaltet, daß alle für Ihre Ernährung notwendigen Bestandteile in ihrer reinsten Form so leicht aufnehmbar wie nur möglich und in reichlicher Menge vorhanden sind. Kein von Menschenhand hergestelltes Produkt kann in seiner Qualität dem gleichkommen, was in Früchten und Gemüsen enthalten ist, ungeachtet aller gegenteiligen Reklame der Hersteller und ihrer Behauptung, 100%ig natürliche Produkte herzustellen. 100%ig natürlich hieße von der Natur selbst geschaffen. Ich persönlich habe noch nie einen Vitamin- oder Mineralstoffpillenbaum gesehen.

Von den Menschen gefertigte Ersatzstoffe können einfach nicht das sein, was der menschliche Körper braucht. Durch die Bearbeitungsvorgänge, das Herauslösen und Zerkleinern der Bestandteile, werden sie ihres Wertes beraubt. Solche Vitamingaben werden im Körper toxisch.[2]

---

2) Robert McCarter, Ph. D., und Elizabeth McCarter, Ph. D.: „Eine Betrachtung über Vitamine" (A Statement on Vitamins), „Vitamine und Kuren" (Vitamins and Cures) und „Andere unnötige Zusatzstoffe" (Other Unnecessary Supplements). Health Reporter 11 (1984) S. 10, 24.

Am besten kann der Körper Vitamine und Mineralstoffe auswerten, wenn sie zusammen mit all den anderen Bestandteilen der Nahrung aufgenommen werden. Aus der natürlichen Verbindung herausgelöst, isoliert, verlieren sie ihren Wert. Künstlich hergestellt sind sie völlig nutzlos. Zur Zeit gibt es eine Technologie, der zufolge ein Weizenkorn im Labor hergestellt werden kann. Man ist in der Lage, jede Komponente nachzumachen und das Korn entstehen zu lassen. Aber wenn es in die Erde gelegt wird, keimt es nicht. Andererseits gibt es Körner, die in Gräbern gefunden wurden, viertausend Jahre alt sind und ihre Keimfähigkeit nicht verloren haben. Dem künstlichen Weizen fehlt ein subtiler Bestandteil: Die *Lebenskraft!* Und eben dieser Bestandteil fehlt auch den künstlich hergestellten Vitaminen und Mineralstoffen. Schlimmer noch als daß sie wertlos sind, verhalten sich diese Produkte im Körper wie giftige Rückstände. Unser Ziel ist es, giftige Abfallprodukte *auszuscheiden,* nicht noch mehr zu produzieren.

Der Körper folgt dem Gesetz des Mindestmaßes. Das heißt in anderen Worten, daß er, wenn sein Bedarf an Vitaminen und Mineralstoffen gedeckt ist, den Rest als Überschuß ausscheidet. Wenn Sie ein kleines Glas hätten und einen Krug voller Saft, könnten Sie das Glas doch nur bis zum Rande füllen. Sowie Sie weiter Saft zugießen, läuft das Glas über, der Saft wird verschwendet. Genau so geht es, wenn Sie Ihrem Körper mehr Vitamine und Mineralstoffe zuführen, als er brauchen kann. Allerdings wird der Überschuß zu giftigen Schlacken, die der Körper nur mit Hilfe Ihrer kostbaren Energie wieder los werden kann. Dieser Vorgang belastet Leber und Nieren. Wenn Sie also derartige Zusatzstoffe einnehmen, müssen Sie davon ausgehen, daß sie *immer* überflüssig sind, es sei denn, Ihre Ernährung wäre in höchstem Maße devitalisiert, (tote Nahrung) überbehandelt (verändert) und denaturiert (entwertet). Die in **„Fit für's Leben"** vorgestellte Lebensweise versorgt Sie verschwenderisch mit allen erforderlichen Vitaminen und Mineralstoffen. Gesundheit entsteht durch gesunde Lebensweise. Sie kann nicht in einer Flasche gekauft werden. Gehen Sie sparsam um mit Ihrer Energie . . . und mit Ihrem Geld.

Frage: *Wie schädlich ist eigentlich* **Kochsalz?**

Antwort: Die Ägypter benutzten Salz zur Einbalsamierung. Lassen wir uns das gesagt sein. In diesem Jahr werden die Amerikaner fünfhundert Millionen Pfund Salz verbrauchen. Damit wird viel einbalsamiert. Salz befindet sich überall und in allem, angefangen von der Tiernahrung bis zur Babynahrung. Salz ist die Hauptursache für hohen Blutdruck. Seine Wirkung auf die empfindlichen inneren Gewebe zwingt den Körper, Wasser zurückzuhalten, um es zu neutralisieren.

Dadurch nimmt der Körper an Gewicht zu. Übermäßiger Salzverbrauch kann zu einer ernsthaften Nierenerkrankung beitragen, der Nephritis (Nierenentzündung).

Wenn man bedenkt, daß die Menschen täglich Kaffee, Tee, Limonaden und Alkohol trinken, täglich Vitamin- und Mineralstofftabletten einnehmen, einen hohen Salzverbrauch haben und dies alles durch die Nieren ausgeschieden werden muß, kann man sich da noch wundern, daß so viele Leute jährlich an Nierenversagen sterben? Wir sollten alles tun, was in unseren Kräften steht, um unsere armen überarbeiteten Nieren zu schonen. Salz sollte, wenn überhaupt, nur sehr sparsam verwendet werden. Für alle diejenigen, die meinen, auf Salz nicht verzichten zu können, ist grob gemahlenes Meersalz zu empfehlen. Grobes Meersalz kann in einer Salzmühle verfeinert werden. Es gibt viele Gewürzsalze und salzfreie Gewürze (siehe Einkaufsliste, Seite 184), die Ihnen helfen, Ihren Salzverbrauch zu senken.

Frage: *Wie kommt es, daß heutzutage so viele Leute an* **Hypoglykämie (stark herabgesetzter Zuckergehalt des Blutes)** *zu leiden haben oder glauben, daran zu leiden? Wird dieser Zustand durch den Verzehr von Obst verschlimmert?*

Antwort: Daß so viele Leute unter Hypoglykämie leiden und daß so viele glauben, daran zu leiden, hat zwei Gründe. Erstens sind die bei Hypoglykämie möglichen Symptome derart breit gefächert, daß es schon fast überraschen würde, jemanden zu finden, der nicht wenigstens eines dieser Symptome aufweisen kann. Die Liste mit 62 möglichen Symptomen enthält u. a.

Gefühlsausbrüche, Launenhaftigkeit, verstopfte Nase, Müdigkeit, Erschöpfung, Verwirrung, die Unfähigkeit, richtig zu denken, Ängstlichkeit, Gereiztheit und Entschlußlosigkeit. Sogar Gasbildung, Verdauungsstörungen, Blähungen und *Schläfrigkeit nach Mahlzeiten* sind mögliche Folgen. Ach, du meine Güte! Es gibt wahrscheinlich keine drei Leute in der westlichen Welt, die nicht irgendwann einmal zumindest eines dieser Symptome gehabt haben. Und es gibt davon noch 45 mehr! Zweitens ist die übliche Ernährungsweise mit ihrem energieverschwendenden, säurebildenden Charakter durchaus in der Lage, einen niederen Blutzuckerspiegel zu verursachen (Unterzuckerung).

Im Kapitel über den richtigen Obstverzehr wurde festgestellt, daß Obst, mehr als jedes andere Lebensmittel, heftiger Kritik ausgesetzt war. Der zweite Teil der Frage ist ein klassisches Beispiel für das weitverbreitete Mißverständnis über die so überaus bedeutende Rolle des Obstes bei der Gewinnung und Erhaltung einer guten Gesundheit. Es mag seltsam klingen, aber mit Obst kann man tatsächlich die Hypoglykämie am wirkungsvollsten bekämpfen. Ich meine damit nicht das Unterdrücken der Symptome, sondern die Entfernung der Ursache, so daß gar keine Symptome mehr auftreten. Das zur Unterdrückung von Symptomen am meisten angewandte Mittel ist Essen; in der Regel schwere Eiweißnahrung wie z. B. Fleisch oder Eier. Durch das Ablenken der die Symptome verursachenden Energie auf den Magen zur Verdauung werden die Beschwerden gelindert. Eine vorübergehende Maßnahme, die das eigentliche Problem nicht beseitigt, sondern zu nur noch häufigerem Essen verführt. Es gibt jedoch eine viel einleuchtendere Maßnahme, die die häufigen Mahlzeiten *und* die Hypoglykämie aus der Welt schafft.

Was bedeutet nun niedriger Blutzucker? Wir haben bereits ausgeführt, daß das wichtigste Qualitätsmerkmal der Nahrung ihr Brennwert sein sollte. Daß ungefähr 90% unserer Nahrung uns mit der für die Lebensfunktionen notwendigen Glukose (Traubenzucker) versorgen sollte. Das Gehirn verwendet nur einen einzigen Brennstoff, nämlich Zucker in Form von Glukose. Es verwendet weder Fett, Eiweiß, noch irgendetwas anderes als Glukose, die es für seine Zwecke dem Blut entnimmt. Wenn keine ausreichende Menge verwendbaren Zukkers für das Gehirn im Blut vorhanden ist, wird Alarm gegeben. Dieser Alarm zeigt sich als Hypoglykämie-Symptom. Das Problem ist letztlich nichts anderes als Zuckermangel im Blut. Um dieser Situation zu begegnen, genügt es, dem Blut Zucker zuzuführen. Hier setzt nun gewöhnlich die Verwirrung ein. Es ist absolut notwendig, dem Blut die *richtige* Zuckerart zuzuführen. Jede Art von behandeltem Zucker macht alles nur noch schlimmer. Nur der in frischen Früchten enthaltene Zucker – genannt Fruktose – ist für diesen Zweck geeignet, innerhalb des Körpers kann er schneller in Glukose umgewandelt werden als jedes andere Kohlenhydrat. Von wesentlicher Bedeutung dabei ist, daß das Obst auf *richtige Weise* verzehrt wird, d. h. auf *leeren Magen*. In seinem natürlichen organischen Zustand passiert der Zucker den Magen sehr schnell und befindet sich innerhalb einer Stunde im Blut.

Wenn Sie dem Programm in Teil II dieses Buches folgen, werden Sie Obst automatisch auf die richtige Weise verzehren und somit die *Ursache* der Hypoglykämie beseitigen. Für alle diejenigen, die jahrelang an Hypoglykämie gelitten haben, ohne Befreiung von ihrem Leiden gefunden zu haben, mag das allzu einfach klingen. Wir sind jedoch im Besitz vieler Krankengeschichten von Menschen, die jahrelang an Hypoglykämie gelitten haben. Bei vielen gelang es, durch den Glukose-Toleranz-Test das Leiden nachzuweisen und durch Befolgen des **„Fit für's Leben"**-Programms zu heilen.

Frage: *Kann eine Frau auch in der **Schwangerschaft** nach diesem Programm leben?* (Die Beantwortung dieser Frage überlasse ich meiner Frau Marilyn.)

Antwort: Ja, aber die Vorbereitung für die Geburt eines gesunden Kindes sollte vor der Empfängnis beginnen, mindestens sechs Monate vorher oder noch länger, wenn es möglich ist. Da der Ernährung in der Schwangerschaft eine große Bedeutung zukommt, sollte jede Änderung mit dem Arzt besprochen werden. Es ist jedoch auch während der Schwangerschaft nie zu spät, die Ernährung schrittweise zu verbessern. Jede Veränderung im positiven Sinn kann das Befinden von Mutter und Kind nur verbessern und eine leichtere Geburt ermöglichen. Das vorliegende Programm erfüllt alle diätetischen Anforderungen während der Schwangerschaft, sowohl für die Mutter als auch für das Kind. Durch das große Angebot frischer Früchte wird der Hauptanspruch, nämlich ausreichend Brennstoff in Form von Glukose bereitzustellen, erfüllt. Auch viele der in den täglichen rohen Salaten enthaltenen Bestandteile tragen dazu bei, den Glukosebedarf zu decken; außerdem versorgen diese Salate Mutter und Kind mit den für gesundes Wachstum und Entwicklung notwendigen Mineralstoffen und Vitaminen. Tatsächlich ist die für die Schwangerschaft (aber auch für jede andere Zeit) beste Kost eine Ernährung, die überwiegend aus rohen Früchten und Gemüsen sowie Nüssen und Samen besteht. Dadurch wird die Versorgung mit all den Brennstoffen, Aminosäuren, Mineralstoffen, Fettsäuren und Vitaminen gewährleistet, die notwendig sind, um ein beständiges, hohes gesundheitliches Niveau zu erhalten. Dieses Programm erfüllt diese Anforderungen in hohem Maße. Die richtige Kombination der Nahrung sorgt dafür, daß bei jeder Mahlzeit ein Höchstmaß an Nährstoffen vorhanden ist und die Menge an Abfallprodukten (Schlacken) so gering wie möglich gehalten wird.

Eine *richtige* Ernährung ist die Voraussetzung für eine aktive, angenehme Schwangerschaft. *Falsche* Ernährung kann die Schwangerschaft zu einer Prüfung werden lassen. Sehr häufig wird schwangeren Frauen empfohlen, reichlich pasteurisierte Milch zu trinken, um so sicherzustellen, daß sie für Zähne und Knochen ihrer Babys genügend Kalzium bekommen. Tatsächlich verfügen die meisten Erwachsenen jedoch nicht über die Verdauungsenzyme Laktase und Renin, die erforderlich sind, um das Kalzium aus der Milch zu gewinnen, denn es ist an das unverdauliche Eiweißkomplement Kasein gebunden. Dazu kommt, daß das Kalzium durch die mit der Pasteurisierung verbundene Erhitzung geschädigt und damit nicht mehr verwendbar wird.[3])

---

3) Es gibt mehrere Autoritäten auf dem Gebiet der Gesundheitslehre, die sich einig darüber sind, daß Kalzium aus pasteurisierter Kuhmilch nicht verwendbar ist.

Um die Versorgung mit verwertbarem Kalzium sicherzustellen, sollten schwangere Frauen das gut verwertbare, reichlich vorhandene Kalzium in frischen Früchten, Bohnen, Blumenkohl, Kohl, Kopfsalat und anderem grünem Blattgemüse, Nüssen und Samen (wobei Mandeln und Sesamsamen besonders hervorzuheben sind), Spargel und Feigen in Erwägung ziehen.[4])

Den Ausführungen Dr. Herbert Sheltons in „Gesundheitsvorsorge für Kinder" (The Hygienic Care of Children) zufolge hilft *frischer* Orangensaft dem Körper, seine Kalziumvorräte zu erhalten. Außerdem ist für den Kalziumstoffwechsel Sonneneinwirkung in ausreichendem Maße erforderlich. Das Ungeborene ist in der Lage, in seinen Geweben einen Kalziumvorrat anzulegen, auf den es im späteren Stadium der Schwangerschaft zurückgreifen kann. Deshalb ist es für die Schwangere von größter Bedeutung, in den *ersten* Monaten der Schwangerschaft Kalzium in ausreichendem Maße zu sich zu nehmen und im Körper zu speichern.

Schwangere Frauen wird außerdem geraten, Kuhmilch zu trinken, um für das Baby einen reichlichen Milchvorrat zu schaffen. Das ist lächerlich. Kühe trinken doch auch nicht die Milch anderer Tiere, um ihren eigenen Milchvorrat zu decken. Sie fressen Körner und viel Gras. Auch wir beginnen – genau wie die Säugetiere, zu deren Gattung wir ja gehören – automatisch Milch zu produzieren, wenn wir schwanger werden. Durch den

---

Herbert M. Shelton, Ph. D.: „Gesundheitsvorsorge für Kinder" (The Hygienic Care of Children). Bridgeport, Connecticut: Natural Hygiene Press, 1970.
N. W. Walker, M. D.: „Diät- und Salatempfehlungen" (Diet and Salad Suggestions). Phoenix, Arizona: Norwalk Press, 1971.
Robin A. Hur: „Nahrungsmittelreform: Eine dringende Notwendigkeit" (Food Reform – Our Desperate Need). Austin, Texas: Heidelburg 1975.
Joyce M. Kling: „Schwangerschaftsvorsorge für eine bessere Gesundheit von Mutter und Kind und eine weniger schmerzhafte Geburt" (Prenatal Care for Better Infant and Material Health and Less Painful Childbirth). In The Life Science Health System, by T. C. Fry. Austin, Texas. Life Science, 1984.
M. Bircher-Benner: „Essen Sie sich gesund" (Eating Your Way to Health). Baltimore: Penguin Books, 1973.
4) Siehe: 16. Tag des Programms, frische Mandelmilch, Seite 275

Verzehr reichlicher Mengen frischer Früchte und frischem Blattgemüse können wir unsere Milch weitaus besser anreichern und vermehren. Übrigens, falls man Ihnen Folsäuretabletten „für Ihre Milch" verordnen sollte, könnten Sie sie durch einen täglichen grünen Salat ersetzen, der eine hervorragende, leicht verfügbare, natürliche Quelle für Folsäure darstellt.

Sie dürfen nie vergessen, daß es nicht darum geht, *wieviel* Kalzium in dem von uns verzehrten Nahrungsmitteln enthalten ist, sondern wieviel davon tatsächlich *verwendbar* ist, d. h. absorbierbar und vom Körper deponierbar. Die Einnahme von Kalziumtabletten während der Schwangerschaft versorgt Sie *nicht* mit *verwertbarem* Kalzium. Sehr häufig entstehen dadurch schädliche Kalziumdepots in der Plazenta. Diese Mittel versorgen uns mit anorganischem Kalzium (auch wenn auf dem Etikett „organisch" steht), das unser Körper einfach nicht verwenden kann. Dr. Ralph C. Cinque hat auf dem Gebiet weitreichende Experimente und Untersuchungen durchgeführt. Die hier gebotene Information entstammt direkt den von ihm veröffentlichten Unterlagen.[5])

Auch hier sehen wir uns wieder mit verschiedenen Anschauungen konfrontiert. Die natürliche Gesundheitslehre steht in direktem Gegensatz zur zusätzlichen Einnahme von Vitaminen und Mineralstoffen, die nicht aus natürlichen Quellen kommen, wobei mit natürlichen Quellen Gärten und Obstplantagen gemeint sind und nicht Tabletten. Ich bin ganz sicher, daß sich die Vertreter beider Richtungen in der Überzeugung, recht zu haben, noch die Köpfe einschlagen werden. Die Tatsache bleibt jedoch bestehen, daß für die natürliche Gesundheitslehre, die

---

5) Ralph C. Cinque, Ph. D.: „Schwangerschaftsvorsorge für eine bessere Gesundheit von Mutter und Kind und eine weniger schmerzhafte Geburt" (Prenatal Care for Better Infant and Maternal Health and Less Painful Childbirth). In The Life Science Health System, by T. C. Fry. Austin, Texas: Life Science, 1984.
Rosi Dosti: „Ernährung ist wichtiger für schwangere Teenager und über 30-jährige" (Nutrition Needs Greater for Pregnant Teenagers, over 30s). Los Angeles Times, 31. Mai 1984. „Vitamin-Überdosen können schädlich sein" (Vitamin Megadoses Can Be Harmful). Los Angeles Times, 20. Dez. 1983.

in *diesem* Buch vertreten wird, alle Vitamin- und Mineralstoffzusätze aufgrund ihrer Zerlegung in ihre Einzelbestandteile als belastende giftige Produkte für den Körper gelten. Wie auf so vielen anderen die Ernährung betreffenden Gebieten beginnen auch hier einige Vertreter der traditionellen Ärzteschaft den Standpunkt der natürlichen Gesundheitslehre anzuerkennen. Dr. Vicki G. Hufnagel vertrat auf der 14. jährlichen Ernährungskonferenz die Meinung, ,,daß wir gerade dabei sind zu lernen, welchen Schaden sie einem kleinen Embryo zufügen können. Vitamine sind Drogen." Dr. Hufnagel ist Geburtshelferin und Gynäkologin. Dr. Myron Winick, Direktor des Instituts of Human Nutrition an der Columbia Universität, sagt: ,,Manche Leute halten Vitamintabletten für Bonbons, aber das sind sie nicht. Sie haben mehr den Charakter von Medikamenten. Und wir alle wissen, daß es keine sicheren Medikamente gibt, allenfalls sichere Dosierungen."

Es wäre bei weitem besser, das Mineral Kalzium in Ihrem Garten wie Kalk auszubringen und damit schönen grünen Salat zu ziehen, der Sie dann reichlich mit *verwendbarem organischem* Kalzium versorgt, anstatt fabrikmäßig hergestellte Kalziumtabletten einzunehmen. Es ist äußerst wichtig zu verstehen, daß Kalziummangel nicht nur dadurch entstehen kann, daß man zu wenig davon einnimmt, sondern auch durch übermäßiges Essen und durch falsche Zusammenstellung der Mahlzeiten. Beide Fehler beeinträchtigen sowohl die Verdauung als auch die Absorption der Nahrung. Schwangerschaft ist kein Freibrief für übermäßiges Essen! Eine Gewichtszunahme von mehr als zwanzig bis fünfundzwanzig Pfund kann ein übergroßes Baby und eine risikoreiche Geburt zur Folge haben.[6]

Schwangere Frauen neigen dazu, übermäßig zu essen, wenn sie behandelte, verfälschte Nahrungsmittel zu sich nehmen. Sie essen zu viel, weil ihr Körper ihnen signalisiert, daß sein

---

6) Während meiner letzten Schwangerschaft nahm ich insgesamt nur vierzehn Pfund zu. Sowohl mein Baby als auch ich erfreuten sich ausgezeichneter Gesundheit. Eine Stunde nach der Geburt war ich schon auf den Beinen, um mein Baby zu baden – voller Energie!

Nährstoffbedarf nicht erfüllt wird. Durch „**Fit für's Leben**" lernen Sie jene Nahrungsmittel kennen, die für Mutter und Kind den höchsten Nährwert besitzen und Ihnen helfen, Ihre Gewichtszunahme in Grenzen zu halten.

Nebenbei bemerkt gibt es während der Schwangerschaft bestimmte Dinge, die zu dieser Zeit schädlicher sind als sonst. Durch dieses Programm wird Ihnen geholfen, sie nach und nach auszumerzen. Die Plazenta, die die Aufgabe hat, von der Mutter aufgenommene schädliche Substanzen auszufiltern und das Ungeborene vor diesen Stoffen zu schützen, ist gegenüber Medikamenten, Alkohol, Tabakgiften, Coffein, Salz, Essig sowie chemischen Zusätzen und Konservierungsstoffen in behandelter Nahrung machtlos. Wenn Sie diesem Programm folgen, werden Sie automatisch diese schädlichen Einflüsse ausschalten. Sie sind in den Menübestandteilen nicht enthalten, mit Ausnahme von etwas Salz, dessen Verwendung Ihnen freigestellt wird. Was die anderen noch schädlicheren Bestandteile betrifft, sollten wir im Interesse unserer zukünftigen Nachkommenschaft offen miteinander sein. Es gibt kein „sicheres" Medikament, verschrieben oder nicht verschrieben, das während der Schwangerschaft eingenommen werden kann, ungeachtet der Tatsache, daß vielen schwangeren Frauen Medikamente immer noch empfohlen werden. Thalidomid war nur die Spitze des Eisbergs. Alle Medikamente, angefangen von Aspirin bis zu Schmerzmitteln und Beruhigungsmitteln, sind Risiken, die zu Mißbildung und geistiger Behinderung Ihres Babys beitragen können.

Alkoholkonsum während der Schwangerschaft kann zu dem sogenannten „fötalen Alkoholsyndrom" führen, eine Mißbildung von Gesicht und Kopf, die nicht selten von geistiger Behinderung begleitet wird. Geburtsschäden wurden auch mit dem Coffein im Kaffee, Tee, alkoholfreier Brause und Schokolade sowie anderen Drogen in Verbindung gebracht. Zigarettenkonsum bedeutet für das Ungeborene Sauerstoffmangel, wodurch eine Frühgeburt, zu niedriges Gewicht und geistige Behinderung verursacht werden können.

Wie Sie sehen, werden diese schädlichen Substanzen in diesem Programm nicht befürwortet. Ich erwähne sie nur, um die Aufmerksamkeit schwangerer Frauen auf sie und ihre möglichen Folgen auf das ungeborene Kind zu lenken. Bereits bei 12 % und mehr Geburten zeigen sich Defekte, und diese Anzahl steigt von Jahr zu Jahr mit der Zunahme von Chemikalien und Giften in unserer Umwelt und Ernährung. Eine Schwangerschaft bedeutet, daß wir in dieser Zeit mit besonderer Aufmerksamkeit auf die Bedürfnisse unseres Körpers achten sollen. Das vorliegende Programm wird Ihnen helfen, die richtige Nahrung, frische Luft und Sonnenschein als wesentliche Voraussetzungen einer gesunden Schwangerschaft zu nutzen. Ausreichende Ruhepausen und regelmäßige Gymnastik sind ebenso notwendig.

In bestimmten Fällen ergeben sich besondere Bedürfnisse. In der Schwangerschaft sollten Änderungen in der Ernährungsweise allmählich und unter Aufsicht der Hebamme oder des Arztes vorgenommen werden.

Hier schließt Teil I. In dem ich mich bemüht habe, Ihnen eine klare Vorstellung davon zu geben, welche Veränderungen Ihrer Lebensweise notwendig sind, um Ihre Gewichts- und Gesundheitsprobleme ein für allemal zu meistern, und *warum* Sie diese Veränderungen vornehmen sollten. In Teil II wird Marilyn Ihnen wichtige Hinweise darüber geben, *wie* Sie diese Veränderungen in die Tat umsetzen können, so daß Ihre neue Lebensweise auch von Dauer sein wird. Durch ihre Kenntnisse und ihr Verständnis für die Abhängigkeit der Menschen von ihren Eßgewohnheiten, ihre Ausbildung als Lehrköchin, durch ihr gründliches Verständnis der Grundsätze der natürlichen Gesundheitslehre war sie in der Lage, ein Vier-Wochen-Programm zu entwerfen, das Ihnen zeigen wird, wie Sie eine Vielzahl köstlicher, richtig zusammengestellter, hoch wasserhaltiger Mahlzeiten zubereiten können. Das Programm wurde entworfen, um Ihnen den Weg zu erleichtern, der Sie schnell Ihrem Ziel, Gewicht zu verlieren, näherbringen wird und gleichzeitig auf bequeme Weise die so wichtige Entgiftung Ihres Körpers einleitet und zu einer dauerhaften Gesundheit führt.

Eine erfolgreiche Gewichtsabnahme und eine energiegeladene Lebensweise sind nun nur noch eine Mahlzeit weit von Ihnen entfernt. So lassen Sie uns ein neues Blatt in Ihrem Leben aufschlagen, indem wir auf die nächste Seite schauen und mit Teil II beginnen.

Teil II

„Fit für's Leben"
PROGRAMM
Marilyn Diamond

Im Rezeptteil finden Sie auch einige Gerichte mit Fleisch und Fisch, die als Übergangsgerichte vorgesehen sind, um Ihnen die Umstellung auf eine vegetarische Kost zu erleichtern.

Einführung

Als ich 1975 Harvey zum ersten Mal in seiner Eigenschaft als Ernährungsberater konsultierte, befand ich mich in der schlimmsten Gesundheitskrise meines Lebens. Ich war sehr entmutigt. Ich kam aus einer Mediziner-Familie, hatte eine lange Krankengeschichte vorzuweisen, aber so lange ich denken konnte, hatte ich mich nie richtig wohlgefühlt.[1])

Übergewicht war zu dieser Zeit nicht gerade mein Hauptproblem, womit ich aber nicht sagen will, daß es nicht auch eines meiner Probleme darstellte. Ich muß zugeben, daß ich schon in den ersten Jahren als Teenager mit meiner Figur nicht zufrieden war und schon damals anfing, hohe Absätze zu tragen, um schlanker auszusehen.

Mein eigentliches Problem, das ich jedoch zu der Zeit nicht als solches anerkannte, war, daß ich über keinerlei Energie verfügte. Ich fühlte mich schrecklich und hatte große Schwierigkeiten, mit meinem Leben fertig zu werden. Eigentlich waren meine damaligen Erfahrungen nichts Ungewöhnliches. Energiemangel stellt die Grundursache vieler physikalischer, psychologischer und emotionaler Probleme dar, von denen Männer, Frauen *und* Kinder betroffen sind. Meine Symptome waren nicht unüblich: Magenschmerzen, peinliche Hautausschläge, Depressionen, Verwirrtheit, plötzliche Launen und Gefühlsausbrüche. Was mich ängstigte war, daß diese Sym-

---

1) Während meiner Kindheit war mein Vater als Biochemiker am „Nationalen Institut für Gesundheit" in Bethesda, Maryland, angestellt. Später war er Chef an der New York University Medical School und am Albert Einstein College of Medicine der Abteilung für Mikrobiologie und Molekularbiologie. Zur Zeit ist er Dekan an der Graduate School of Medicine an der Cornell University. Bei Medizinern und Wissenschaftlern wird die ganze Lebensweise vom Beruf stark beeinflußt. Als meines Vaters Tochter konnte ich mich dem nicht entziehen, und während der Sommerferien arbeitete ich in seinem Labor und unter seinem Einfluß belegte ich am College Biologie und Chemie.

ptome ständig schlimmer wurden. Im Alter von 31 Jahren, mit zwei kleinen Kindern, verbrachte ich einen großen Teil meiner Zeit in Tränen und in depressiver Stimmung und fragte mich, ob ich mich jemals wohl genug fühlen würde, um mit meinem Leben zurecht zu kommen – und das, nachdem ich mit so großer Begeisterung mein Studium angepackt hatte, daß ich mit höchsten Auszeichnungen promoviert hatte. Weder die vielen Medikamente, die ich einnahm, noch irgendeine Behandlung oder Therapie hatten in all den Jahren vermocht, meinen Zustand zu ändern oder zu verbessern. Während der ganzen Zeit, in der ich Medikamente für den nervösen Magen und geschwächten Verdauungsapparat einnahm, meine nervöse Spannung beruhigt wurde, ich mich einer Spritzenbehandlung gegen Schmerzen unterzogen hatte und theoretische Gespräche mit „Experten" geführt hatte, die meinem physischen, geistigen und emotionalen „Unbehagen" auf den Grund kommen wollten, hatte mich nicht einer gefragt, was ich denn essen würde! Harvey fragte mich!

Natürliche Gesundheit, wie Harvey sie lehrte, gab mir die Antworten, auf die ich schon nicht mehr zu hoffen gewagt hatte. Was lernte ich? Alles, was ich wissen mußte, um mir selbst helfen zu können und Wohlbefinden zu erlangen. Ich erfuhr, daß ich Schmerzen hatte und an Energiemangel litt, weil ich fast mein ganzes Leben lang meinen Organismus mit *falscher Nahrung* belastet hatte. Da das Stillen der Babys jahrzehntelang aus der Mode gekommen war, gehörte ich zu den Kindern, die nie Muttermilch bekommen hatten. Muttermilch ist die einzig richtige, von der Natur für Menschenkinder vorgesehene Nahrung. In seinem kürzlich erschienenen Buch „Wie ziehe ich trotz meines Hausarztes ein gesundes Kind auf?" schreibt Dr. Robert S. Mendelsohn: „Stillen ist die Grundlage für ein gesundes physisches und emotionales Wachstum . . . *Muttermilch, in Millionen von Jahren bewährt, ist die beste Nahrung für Babys, denn sie ist ein perfektes Naturprodukt.*" [2])

---

2) Robert S. Mendelsohn, M. D.: „Wie ziehe ich trotz meines Hausarztes ein gesundes Kind auf?" (How to Raise a Healthy Child in Spite of your Doctor). Chicago: Contemporary Books, Inc., 1984, S. 46–47

Wie war es möglich geworden, daß unsere Gesellschaft einen solchen Grad von Ignoranz erreichen konnte, daß wir tatsächlich nicht mehr zu erkennen vermochten, welche Bedeutung dem Stillen für die zukünftige Gesundheit unserer Kinder zukam. Dr. Mendelsohn gibt die Schuld an dieser Entwicklung eindeutig den aus kommerziellen Überlegungen handelnden Herstellern von Kindernahrung und den Kinderärzten, die sie dabei unterstützen. Er beschuldigt Geburtshelfer und Kinderärzte, nicht deutlich genug für das Stillen der Kinder einzutreten. Als Folge davon wurden und werden Millionen von Kindern in unserer Gesellschaft mit Babyfertignahrung und Kuhmilch aufgezogen, die mit Eiweiß überladen ist und – nach Meinung einiger Forscher – ungeeignetes und daher schlechter aufnehmbares Kalzium enthält als Muttermilch. Dies führte in meinem Fall zu einer starken Übersäuerung meines jungen Körpers, unglaublich schwächenden Anfällen von Nesselfieber, Gelenkschäden, die Operationen in beiden Knien zur Folge hatten und ein geschwächtes Nervensystem. Wie es so typisch ist, wurde ich von frühester Kindheit an mit Fleisch ernährt. Als geborene Vegetarierin (was ich allerdings erst im Alter von 31 Jahren herausfand) litt ich unter anhaltenden und schmerzhaften Verdauungsstörungen als Folge meiner Unfähigkeit, Fleisch richtig zu verdauen. Ich kam aus einer Feinschmeckerfamilie (meine Mutter war eine hervorragende Gastgeberin und Kochkünstlerin) und war von frühester Kindheit an viel gereist. Schon als Kleinkind kam ich mit der internationalen Küche in Berührung. Als Studentin hatte ich Gelegenheit, mit dem französischen Landkoch Armand Ducellier in Avignon, Frankreich, zu arbeiten. Alles dies war ein Teil meiner Identität und meines Lebensstils, und es fiel mir sehr schwer, darin die Wurzel meiner gesundheitlichen Probleme zu sehen. Aber die Tatsache, daß meine Ernährungsweise in meinem Körper großen Schaden anrichtete und mir dadurch keinerlei Energie mehr für andere Dinge zur Verfügung stand, ließ sich nicht leugnen.

Als ich die von Harvey empfohlenen Grundsätze (die gleichen, die er Ihnen soeben erläuterte) in die Praxis umsetzte, *verlor ich zwanzig Pfund innerhalb von sechs Wochen und zum ersten Mal in meinem Erwachsenenleben war ich mit meiner Figur zufrieden.* Das ist ein berauschendes Gefühl, das jeder verdient! Noch wichtiger für mich war allerdings die Veränderung meiner Stimmungslage. Die Schatten der jahrelangen Depressionen begannen sich zu lichten. Ich fing an, *ganze Tage* innerer Ruhe zu erleben. Nur wer selbst unter dem Sog geistiger und physischer Depression gelitten hat, kann verstehen, welch ein Durchbruch das sein kann. In dem Maße, in dem mein Körper daran arbeitete, sein Gleichgewicht wiederzugewinnen, konnte ich erkennen, daß ich fähig sein würde, das von mir immer erträumte, produktive und erfüllte Leben zu führen. Mir war, als ob ich ins Land der Lebenden zurückkehrte!

Eines war von Anfang an erkennbar: Wenn ich mein Wohlbefinden auf Dauer erhalten wollte, mußte ich meine traditionellen Feinschmeckergewohnheiten aufgeben. Dies wurde während der Entgiftung[3]) offenkundig, als sich mein Gaumen nach vergangenen Gelüsten zu sehnen begann und mein Nachgeben sofort mit Unwohlsein quittiert wurde.

Während der Zusammenarbeit mit Harvey begann ich mich darauf zu konzentrieren, was die Leute tun würden, wenn sie sich, so wie ich, der Bedeutung *gesunden* Gewichtsverlustes bewußt werden würden. Wie würden sie die Umstellung von ihren traditionellen Eßgewohnheiten auf gesunde Ernährung auf angenehme Weise bewerkstelligen können? Was ich und wir alle nötig hatten, war eine aufregende, neue Einstellung zu köstlicher, aber doch ernährungsmäßig wertvoller Nahrung, die den Gaumen erfreuen, physiologische Bedürfnisse befriedigen und Entgiftung ermöglichen würde. Indem ich meine kreative Energie, die schon immer in der Küche ihr Höchstmaß erreicht hatte und meine weitreichenden Erfahrungen auf dem Gebiet der feinen Küche und den kulinarischen Künsten zum Einsatz brachte, entwickelte ich eine energiereiche, hochwertige Ernährungsweise für zu Hause, die den Wunsch nach Vielseitigkeit und Schmackhaftigkeit erfüllt, aber auch die Entgiftung ohne Störung ablaufen läßt und somit eine tägliche Steigerung des Wohlbefindens gewährleistet. In der Folgezeit befaßte ich mich – zusätzlich zu meinen Kenntnissen und Studien der französi-

---

3) Denken Sie daran, der wichtigste Aspekt der Entgiftung ist Gewichtsverlust!

schen und italienischen „haute cuisine", der amerikanischen und volkstümlichen Küche – mit der Kunst chinesischer Speisenzubereitung und der Küche Indiens und des Mittleren Ostens. Zu dieser Zeit machte ich mein Diplom in Ernährungswissenschaften am American College of Health Science.

Harvey hatte sich bei unserer ersten Begegnung bereits sechs Jahre lang mit natürlicher Gesundheitslehre befaßt und fühlte sich bei seiner aus Gemüse und Früchten bestehenden Ernährungsweise viel besser als ich. Er hatte die Übergangsphase, in der man die weniger bekömmlichen Nahrungsmittel zugunsten der neuen gesunden Ernährung wegläßt, bereits hinter sich. Er hatte die Gelüste schon überwunden, mit denen ich gerade zu kämpfen begann. Harvey machte mich mit vielen Gerichten bekannt, die er zu Beginn seiner Übergangsphase gern gegessen hatte, dabei wurde uns beiden klar, daß zur Entgiftung und zum dauerhaften Schlankmachen „des ganzen Landes" eine Vielzahl von Gerichten entwickelt werden mußte, um damit freudige und nicht „klinische" Erfahrungen zu machen. Es war für mich eine echte Herausforderung, Gerichte zu erfinden, die von köstlichem Geschmack und zugleich sättigend waren, die Kinder gerne essen und die *gut* für uns alle sein würden. Ich mußte meine kreativen Fähigkeiten hauptsächlich bei der Zubereitung von Gemüse einsetzen. Sehr oft wurden die Mahlzeiten zu einem betriebsamen Familienunternehmen. Wir hatten in dieser Zeit viel Spaß, und wir möchten diese Freude an der Sache in unserem Programm erhalten, so daß **„Fit für's Leben"** zu einem wundervollen Anfang für den besten Teil des Lebens werden kann. Diese Bemühungen sind die Basis des Programms, das wir Ihnen vorstellen. Die von uns entworfenen Menüs sollen Essen zu einer Gaumenfreude für Sie und zu einem Segen für Ihren Körper werden lassen.

Sie wurden entworfen, Ihnen dabei zu helfen, einen neuen, ernährungsbewußten Lebensstil zu entwickeln, so daß Sie nie wieder mit Übergewicht zu kämpfen haben werden. Sie wurden entworfen, Ihnen Harmonie mit Ihren natürlichen Körperzyklen zu vermitteln. Neue Eßideen werden vorgestellt, die Ihnen gestatten, sich mühelos an die Grundsätze zu halten und mit der so überaus wichtigen Entgiftung Ihres Körpers zu beginnen.

Hat diese Entgiftung erst einmal angefangen, wird sie sich automatisch fortsetzen, so lange Sie sich – nach bestem Vermögen – an diese Grundsätze halten. Auch die Gewichtsabnahme wird automatisch erfolgen, sobald Ihr Körper, mit der nötigen Energie dafür ausgestattet, sich mit Freude auf das für ihn beste Gewicht einpendelt. Wenn Sie an diesen Rezepten Freude haben und Sie damit zufrieden sind, sind Sie vielleicht daran interessiert, auch mein Buch „Neue Eßkultur mit Sonnenkost"[4]) kennenzulernen, das auch viele Rezepte für die Übergangszeit anbietet.

Die folgenden vier Wochen sollten Sie als eine Übergangsphase in Ihrem Leben betrachten. Wenn Sie sich an die beschriebenen Menüs halten, werden Sie automatisch Obst in der richtigen Weise verzehren, eine ausreichende Menge wasserhaltiger Nahrung zu sich nehmen und Ihre Mahlzeiten richtig zusammenstellen. In unserer Praxis und in den von uns abgehaltenen 4-Wochen-Entgiftungs-Kursen[5]) haben wir festgestellt, daß der einfachste Weg, sich eine neue ernährungsbewußte Lebensweise zu eigen zu machen, darin besteht Schritt für Schritt einem vierwöchigen Plan für diese Lebensweise zu folgen.

Machen Sie sich immer bewußt, daß unser Programm ein *Musterbeispiel, ein Modell* sein soll. Unser Programm ist nicht der einzige erfolgreiche Ernährungsplan. Darum geht es nicht in **„Fit für's Leben"**. Wir geben Ihnen lediglich ein Beispiel für die richtige Anwendung der Ernährungsgrundsätze im täglichen Leben. Unser Ziel ist, Ihnen zu zeigen, wie man diese Grundsätze nach eigenem Ermessen in kreativer Weise anwenden kann. Wir wollen Sie nicht in einen Diätplan zwingen, wie das bei Diätprogrammen der Fall ist, die Sie schließlich so langweilen, daß Sie zu Ihren alten Eßgewohnheiten zurückkehren. Deshalb gibt es – wie Sie feststellen werden – im Menüteil keine strengen und festen Regeln. Es gibt keine genau bemessenen Portionen. Wir ermutigen Sie dazu, sich sattzuessen und Ihre Lieblingsspeisen oder sogar einen besonders bevorzugten

---

4) Marilyn Diamond: „Neue Eßkultur mit Sonnenkost".
5) In diesen vierwöchigen Kursen nahmen viele Leute mit Leichtigkeit zwischen 15 und 25 Pfund ab!

Menübestandteil eines anderen Tages auszutauschen. Wenn Sie mit dem Programm fertig sind, haben Sie gelernt, den Grundsätzen entsprechend zu essen, und Sie werden Ihre neue ernährungsbewußte Lebensweise in den Griff bekommen haben. Wenn nicht, wiederholen Sie einfach das Programm, bis Sie sich sicher fühlen. Manche brauchen für etwas Neues eben etwas länger. Worum es geht, ist sich mit Geschick angenehme Eßgewohnheiten anzueignen und dadurch ein natürliches Körpergewicht und beständige Gesundheit zu erreichen.

Sie haben jetzt alles Wissenswerte erfahren. Es ist an der Zeit, das Programm in die Praxis umzusetzen und Erfahrungen aus erster Hand zu sammeln . . .

Kapitel 1

Frühstück

Von jetzt an wird Ihr Frühstück leicht wie eine frische Brise am Morgen sein. Es wird sich selten ändern. **Bis mittags können Sie so viel frisches Obst essen und so viel frisch gepreßten Obstsaft trinken, wie Sie wollen.** Dadurch wird sichergestellt, daß sich Ihr Körper während der gesamten Ausscheidungsphase ganz auf die Ausscheidung einstellen kann und sich nicht mit der Verdauung eines schweren Frühstücks befassen muß! Es steht Ihnen frei, so viel Obst zu essen, bis Sie sich satt fühlen. Natürlich immer nur auf leeren Magen! Versuchen Sie, den Tag mit frischen Früchten oder einem frisch gepreßten Obstsaft zu beginnen aus Früchten, die gerade verfügbar sind, wie z. B. Orangen, Äpfeln, Tangerinen, Melonen, Ananas. Denken Sie immer daran, daß Sie sich den besten Dienst erweisen, wenn Sie Ihren Saft selbst pressen. Die wichtigste Anschaffung wäre eine Saftpresse – zumindest eine einfache Presse für Zitrusfrüchte.

Wenn Sie wollen, können Sie über den ganzen Vormittag verteilt frisches saftiges Obst essen. Während einer Zeit von drei bis vier Stunden empfehlen wir Ihnen mehrmals Obst zu essen. Nach einer Portion werden Sie sich angenehm gesättigt fühlen. Es kann eine Orange, ein Apfel, oder es können zwei in Scheiben geschnittene Pfirsiche sein, über die ein Teelöffel Rosinen gestreut wird. Es kann eine halbe Honigmelone oder eine Scheibe einer Wassermelone sein. Oder ein oder zwei Bananen. Obst zu essen, ist eine Kunst, die jeder nach seinen individuellen Möglichkeiten kultivieren kann. Wichtig ist lediglich, sich dabei satt zu essen. Ob mit einem Stück oder einer ganzen Platte voll ist ohne Bedeutung. Harvey meint dazu: „Einige essen am Morgen gerne Obst, andere trinken lieber Saft, wieder andere bevorzugen warmes Wasser mit Zitronensaft. Was ich Ihnen besonders ans Herz legen möchte ist, daß wir nicht die Absicht haben, Sie in eiserne Regeln zu zwängen, die auf keinen Fall übertreten werden dürfen oder von denen man nicht abweichen darf. Vielmehr handelt es sich um Regeln, die Sie auf einfache Weise mit Ihrer normalen Lebensweise verbinden sollen".

Sie müssen lernen, auf die Wünsche und Bedürfnisse Ihres Körpers zu achten. **Essen Sie weder zu viel noch zu wenig! Sie sollen sich satt essen!** Sie sollen sich weder vollstopfen, um dem Gefühl der Leere zu entgehen, weil Sie vielleicht Ihr kräftiges Frühstück vermissen, noch sollten Sie das Obstessen ganz weglassen, weil Ihnen gerade nicht danach zumute ist. **Sie brauchen das Obst!** Es versorgt Sie mit der für die Entgiftung so nötigen Flüssigkeit und dem Brennstoff.

Wenn Sie sich im Verlauf des Vormittags hungrig fühlen und sich nach kräftigerer Nahrung sehnen, können Sie ein paar Bananen essen.

Sie bleiben etwas länger im Magen als saftige Früchte und sättigen besser. Sie können ohne weiteres mehr als eine essen. Sie sollten reif sein, nicht grün. Wenn sie grün sind, hat die Stärke sich noch nicht in Zucker verwandelt. Sobald sich braune Flecken auf der Schale zeigen, hat sich die Stärke in Zucker verwandelt.

Datteln und andere Trockenfrüchte sollten auf keinen Fall in der Zeit gegessen werden, in der Sie Gewicht verlieren wollen. Sie sind zwar wunderbare natürliche Energiespender, enthalten jedoch so viel konzentrierten Zucker, daß sie das Abnehmen beeinträchtigen können. Da es so leicht ist, zu viel davon zu essen, meidet man sie besser ganz, bis man zumindest einen Teil des Gewichts verloren hat, das man los werden möchte. Wenn Sie Ihrem Idealgewicht nahe gekommen sind, sind Trockenfrüchte ein großartiger Ersatz für Ihr Verlangen nach ungesunden Süßigkeiten. Anfangs können Sie jedoch eine gegenteilige Wirkung haben, besonders wenn es Ihnen an Selbstdisziplin fehlt.

Es ist wichtig, darauf zu achten, saftiges Obst zwanzig bis dreißig Minuten vor dem Mittagessen zu sich zu nehmen. Bananen brauchen etwa fünfundvierzig Minuten, um den

Magen zu passieren. Melonen haben von allen Früchten den höchsten Wassergehalt, deshalb sollten sie immer *vor* anderem Obst gegessen werden. Sie verlassen den Magen am schnellsten.

Wenn Sie morgens gerne wie bisher am Tisch frühstücken möchten, so versuchen Sie es doch mit einem Obstsalat. Wenn Sie Kinder haben, versuchen Sie auch sie nach und nach an frische Früchte oder an frisch gepreßten Fruchtsaft und Fruchtsalat am Morgen zu gewöhnen. Auch wenn sie an ein ausgiebiges Frühstück gewöhnt waren, wird der Übergang zu Obst am Morgen viel mehr Energie für ihre Arbeit vermitteln, statt diese Energie für Verdauungszwecke aufzubrauchen.

Als wir zuerst begannen, das Programm zu entwickeln, waren meine beiden Kinder in der Grundschule. Es dauerte über ein Jahr, bis ich sie der üblichen Morgenmahlzeit entwöhnt hatte. Nie übte ich Druck auf sie aus. Ich achtete jedoch immer darauf, daß sie als erstes Obst zu essen bekamen. Wenn sie dann noch nicht satt waren, bot ich ihnen eine Scheibe Vollkorntoast mit Butter an oder Frischkornbrei mit Obst oder eine Schüssel mit heißem, gedünstetem Gemüse. So bekamen sie wenigstens Kost mit hohem Wassergehalt in der so überaus wichtigen Ausscheidungsphase. Gedünstetes Gemüse ist zumindest echte Vollwertnahrung, nicht zu vergleichen mit den bunten Supermarkt-Packungen, mit chemischen Zusatzstoffen versehene Fabriknahrung, die die Nahrungsmittelindustrie auf unsere Jugend losläßt.

Als meine Kinder den Übergang zu Obst am Morgen geschafft hatten, wurde ihnen klar, wie müde sie früher das schwere Frühstück am Vormittag gemacht hatte. Im Verlauf der Jahre wollten sie am Vormittag gar nichts anderes mehr essen als Obst. Ihr Gesundheitszustand verbesserte sich ganz allgemein. Wenn andere Kinder an Erkältungen litten, hatten sie keine. Ich führte das auf die Tatsache zurück, daß ihre Ausscheidungsphase ungehindert und regelmäßig ohne Störungen ablaufen konnte. Sogar heute noch als Teenager essen sie am Vormittag kaum etwas anderes als Obst.

Als unser Sohn vor sieben Jahren geboren wurde, konnten Harvey und ich noch eindeutiger beweisen, welch ein entscheidenden Vorteil es brachte, Kindern am Morgen nur Obst zu geben. Da die Ausscheidungsphase von Geburt an kaum durch den Verzehr schwerer Nahrung vor dem Mittagessen unterbrochen worden war, litt er weder an verstopfter Nase, noch an Ohrenschmerzen und Husten, wie es bei den meisten Kindern der Fall ist, und was von ihren Eltern als unvermeidlich hingenommen wird. Unser Kind war nie verstopft, seine Körperfunktionen nie von schleimigen Schlacken blockiert, seine Ausscheidungsphase konnte täglich ungehindert ablaufen. Sein kleiner Organismus wurde nicht gezwungen, Schlacken abzulagern, wie es bei so vielen Kindern der Fall ist, deren Körper sich von morgens bis abends mit schweren Mahlzeiten herumplagen muß. Als Säugling und Kleinkind war er glücklich und ausgeglichen, als Siebenjähriger ist er hochgewachsen, aktiv, mit gut koordinierten Bewegungen.

Die Mütter, mit denen ich in meiner Praxis und in den Kursen gearbeitet habe, machten die gleichen Erfahrungen. Waren ihre Kinder erst einmal dem schweren Frühstück entwöhnt und aßen am Morgen anstelle der mit chemischen Zusatzstoffen belasteten Nahrungsmittel überwiegend Obst oder Gemüse, naturreine Lebensmittel, verbesserte sich ihr allgemeiner Gesundheitszustand zusehend. In einem Fall machten zwei junge Mädchen von einer Sonderschule in Südkalifornien derart bemerkenswerte Fortschritte, nachdem sie mit dem Programm begonnen hatten, daß die Lehrer an der Schule sich an die Eltern wandten, um zu erfahren, wodurch die positiven Änderungen hervorgerufen worden waren.

Man darf bei Kindern nie Druck ausüben. (Dies gilt übrigens auch bei Erwachsenen, die Sie beeinflussen wollen.) Druck erzeugt Spannung. Wenn es um Essen geht, muß Spannung immer vermieden werden. Egal, wie gut das Essen sein mag, wenn es unter Druck oder in einer spannungsgeladenen Atmosphäre eingenommen wird, wird es in dem in seiner Ruhe gestörten Verdauungstrakt verderben. Beginnen Sie einfach damit, dem Kind als Alternative einen Obstsalat anzubieten. Essen Sie ihn zusammen mit ihrem Kind, und machen Sie daraus ein kleines Fest, teilen Sie mit ihm die positive Erfahrung. Das macht Spaß. Bieten Sie den Kindern Schüsseln mit gebuttertem, gedämpften Gemüse anstelle der wertlosen Frühstücksbreie. Bieten Sie Vollkorntoast oder -brot mit Butter an. So essen Ihre Kinder wenigstens *echte* Lebensmittel. Schritt für Schritt wird der Übergang erfolgen. Geben Sie ein gutes Beispiel! Essen Sie selbst am Morgen Obst, und die Kinder werden schließlich folgen.

Frühstücksempfehlungen

1. Beginnen Sie den Tag mit **frischen Früchten** oder mit **frisch** gepreßtem Obstsaft, wenn Sie wollen. Empfohlene Menge: ¼–⅜ l.
2. Im Verlauf des Vormittags Früchte, so oft Sie hungrig sind.
3. Alle drei Stunden *mindesten* zwei Portionen Obst.
4. Die Höchstmenge an Obst sollte von Ihren Bedürfnissen bestimmt sein. Essen Sie so viel Sie wollen. Nicht zu viel und nicht zu wenig.
5. Essen Sie Melonen immer *vor* anderen Früchten.
6. Essen Sie Bananen, wenn Sie besonders hungrig sind und nach kräftigerer Kost verlangen.

Kapitel 2

Frisches Obst und frisch gepreßte Säfte

Sie werden feststellen, daß *frisches Obst und frisch gepreßte Säfte* in diesem Programm eine wichtige Rolle spielen. Obst oder Säfte, die mit Ihrem eigenen Entsafter für Sie frisch gepreßt werden. Es gibt auch frische Säfte, die an manchen Orten täglich von Saftherstellern abgefüllt werden. Überlegen Sie sich, ob Sie sich nicht selbst eine Fruchtpresse anschaffen wollen. Das ist am wirtschaftlichsten.

Wir benutzen zu Hause einen Champion-Entsafter, der Obst, Gemüse – ja, selbst Kräuter wie Petersilie und Sellerie schonend – ohne hohe Geschwindigkeit – preßt. Die Reinigung ist leicht und einfach. Wenn Sie sich für diesen Entsafter interessieren, erhalten Sie weitere Informationen von der Lebenskunde e. V., Postfach 1214, 27718 Ritterhude erhalten.

Man ist in unserer Zeit sehr darum bemüht, die Nahrung durch entsprechende Zusätze „aufzuwerten". Millionen nehmen regelmäßig teure Pillen ein, weil Sie nicht wissen, daß eigentlich frisches Obst und frisch gepreßte Säfte die beste und wirkungsvollste Form der Ernährungszusätze darstellen. *Alle Nährstoffe, die der menschliche Körper braucht, sind in ausgeglichenen Mengen in frischen Früchten und Gemüsen vorhanden. Sie können von unserem Körper allerdings nur dann voll verwertet werden, wenn sie als Ganzes aufgenommen werden.* Es ist wirklich wahr, daß eine Ernährung, in der frische Früchte und Gemüse sowie deren Säfte reichlich vorkommen, alle ernährungsmäßigen Bedürfnisse des Körpers erfüllen. Säfte kommen dem Wert der ganzen Nahrung am nächsten, sie sind deren flüssiger Extrakt. Sie sind weder „überkonzentriert" wie die hochdosierten Vitaminpräparate, noch in irgendeiner Weise behandelt oder fabrikmäßig manipuliert. Sie versorgen uns mit den lebenswichtigen Aufbaustoffen für die Regenerierung der Zellen und stellen auf diese Weise einen echten Beitrag für ein langes Leben dar. (Vielleicht haben Sie Lust, Bücher von Dr. Norman Walker, dem Befürworter von Obst- und Gemüsesäften aus Arizona zu lesen. Er ist 116 Jahre alt geworden, und seine Bücher beantworten alle Fragen über Säfte und langes Leben.)

Säfte haben noch einen weiteren Wert: Durch ihr köstliches Aroma sind sie ein wahres Labsal und helfen uns, schädliche Durstlöscher wie Limonaden, Kaffee, Tee, Milch und Alkohol zu meiden. Neben der Muttermilch gibt es kein besseres Getränk für Kleinkinder und jüngere Kinder als Fruchtsäfte.

Machen Sie es sich zur Gewohnheit, frisch-gepreßte Säfte zu trinken! Sie sind die *einzigen* Getränke, die uns mit *echter, vitaler Energie* versorgen, ungeachtet der falschen Versprechungen, die in der Werbung für andere Getränke gemacht werden. Die Gewohnheit, Diätlimonaden zu trinken, nur weil Millionen dafür ausgegeben wurden, um Sie davon zu überzeugen, daß Sie dabei schlank bleiben oder sogar abnehmen, ist das Ergebnis einer gut lancierten Werbekampagne *gegen* Ihr Wohlbefinden. Eine Mischung von im Labor hergestellter chemischer Stoffe kann Ihrem Körper auch nur giftige Stoffe zuführen, aber nicht helfen, sie zu entfernen. Diätlimonaden belasten Ihre Gesundheit und Vitalität.

Nur frisch gepreßte Fruchtsäfte können Ihnen helfen, Gewicht zu verlieren und Ihr Wohlbefinden zu steigern. **Trinken Sie sie auf leeren Magen, nicht mit anderen Nahrungsmitteln zusammen und nicht sofort nach dem Essen!** Genießen Sie sie! Sie sind äußerst wertvoll. **Denken Sie daran, Säfte langsam zu trinken und sie gut mit dem Speichel zu vermischen.** Hinuntergeschüttet oder *zu rasch getrunken,* können sie den Blutzuckerspiegel durcheinanderbringen.

Kapitel 3

Energieleiter

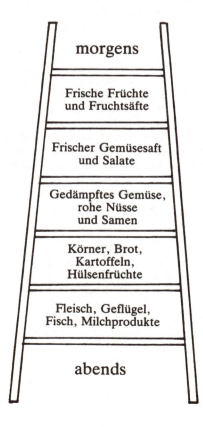

Wir haben die Energieleiter entworfen, um Ihnen zu helfen, Ihre Arbeitskraft und Ihr Leistungsvermögen während des Tages zu steigern und es gleichzeitig Ihrem Körper zu ermöglichen, giftige Abfallstoffe auszuscheiden. Sie zeigt an, welche Nahrungsmittel Sie früh am Tag (Früchte und Gemüse) und welche Sie später – nach getaner Arbeit, wenn Sie sich ausruhen können – essen sollen, um so Ihrem Körper die Möglichkeit zu geben, sich mit der ihm verbliebenen Energie auf die Verdauung zu konzentrieren (Kartoffeln, Getreide, Milchprodukte und Fleisch). Natürlich können die Lebensmittel, die oben auf der Leiter angegeben sind, zu jeder Tageszeit gegessen werden, während die unten angegebenen Nahrungsmittel nicht früh am Tag gegessen werden sollten, wenn Sie Ihre Energie anderweitig benötigen. (Für alle diejenigen, deren Tagesablauf von der Norm abweicht – d. h. tagsüber schlafen und nachts arbeiten – gilt, daß der Körper sich den Verhältnissen anpaßt, wenn absolute Regelmäßigkeit gegeben ist.) Es liegen auf diesem Gebiet noch wenig Erfahrungen vor, aber aufgrund unserer eigenen Beobachtungen können wir jedoch sagen, daß es sich so verhält. Jeder Tag, an dem Sie nur Obst und Gemüse als Ihre einzigen Lebensmittel zu sich nehmen, wird ein Tag hoher Leistung und maximalem Gewichtsverlust sein! Die Menüs dieses Programms sind entsprechend der Energieleiter zusammengestellt.

Kapitel 4

Einkaufsliste für das „Fit-für's-Leben-Programm"

Wenn die Leute anfangen, ihre Eßgewohnheiten zu ändern, sind sie oft angenehm überrascht, wie vielseitig das Angebot an Nahrungsmitteln ist, die „sie noch essen dürfen". Wir haben so oft gehört, „Sie meinen, ich kann *das* essen?", daß wir uns entschlossen haben, eine Einkaufsliste aufzustellen, hauptsächlich, um Ihnen zu zeigen, wie wenig Einschränkungen wir Ihnen mit diesem Programm auferlegen. Nicht alle Artikel werden in Ihrem Supermarkt, Naturkostladen oder Reformhaus vorrätig sein, wir haben sie aber trotzdem aufgeführt, so daß Sie wissen, wonach Sie fragen sollen.

Es ist Ihre Sache – und ich möchte Sie sehr dazu ermutigen – Etiketten zu lesen und alle Produkte zu *meiden,* die chemische Stoffe enthalten. Sorten, die hier nicht genannt sind, aber frei von chemischen Stoffen sind, sind auf jeden Fall vorzuziehen. *Denken Sie immer daran, Chemie in Ihrer Nahrung ist Gift für Ihren Körper!* Viele der aufgeführten Artikel, die früher nur in Reformhäusern angeboten wurden, gibt es jetzt mehr und mehr auch in Supermärkten. Es ist für uns alle von großem Vorteil, reine (unbehandelte) Produkte aus natürlichem Anbau, frei von chemischen Stoffen in unseren Supermärkten kaufen zu können und wir sollten Gebrauch davon machen!

Wir möchten aber ganz eindringlich darauf hinweisen, daß die in der Einkaufsliste erwähnten Produkte nicht *vorgeschrieben* sind. Weder sollen Sie einen Wochenlohn dafür ausgeben, noch ein Wochenende damit verbringen, alles, was auf der Liste steht, in Ihren Eisschrank und in Ihre Speisekammer zu stopfen! Die Liste soll Ihnen lediglich dabei helfen, sich des großen Angebotes bewußt zu werden, das Ihnen für die Veränderung Ihrer Eßgewohnheiten zur Verfügung steht. Wenn Sie schon mit einigen wenigen der aufgeführten Produkte zufrieden sind, umso besser! Wenn nicht, benützen Sie die Liste als einen Wegweiser durch das riesige Angebot, das Ihnen offen steht.

Obst

Früher gab es viele Früchte nur zu bestimmten Jahreszeiten. Inzwischen bringen uns Importe aus allen Ländern das ganze Jahr über eine große Vielfalt. Importe ermöglichen uns auch verschiedenartige Nährstoffe aus unterschiedlichen Böden, gewonnen durch umfangreiche, landwirtschaftliche Techniken zu nutzen. Wenn Sie eine „Apfel-Orangen-Bananen-Person" sind und damit zufrieden sind, dann bleiben Sie dabei. Wenn Sie aber Lust haben zu experimentieren, wird diese Liste Ihnen großartige Ideen vermitteln. Denken Sie immer daran, daß die Früchte *nie gekocht* werden dürfen, da sie sonst ihre alkalischen Eigenschaften verlieren und säurebildend werden.

Das Schöne am Obst ist, daß jede Art, jede Sorte gut für uns ist.

Äpfel	**Birnen**	**Pfirsiche**
	Datteln	
Ananas	**Feigen**	**Pflaumen**
Aprikosen	**Kirschen**	**Tangerinen**
	Mandarinen	
Bananen	**Melonen**	**Weintrauben**
	Honigmelonen	
Beeren	Wassermelonen	
Brombeeren		
Erdbeeren	**Nektarinen**	
Heidelbeeren		
Himbeeren		
Johannisbeeren	**Orangen/Apfelsinen**	
Maulbeeren		
Stachelbeeren	**Pampelmusen**	

Exotische Früchte

Viele exotische Früchte und Gemüse stehen seit einiger Zeit auch auf dem hiesigen Markt zur Verfügung.

Cherymoya Sie wird im allgemeinen die „Aristokratin" unter den Früchten genannt. Die herzförmige Frucht hat eine Haut wie ein Krokodil, ihr puddingartiges Innenleben ist jedoch überaus köstlich. Man schneidet sie in Viertel und ißt aus der Schale, oder man halbiert sie und löffelt das Fruchtfleisch.

Guaven Eine glänzende, grünhäutige Frucht, klein und länglich. Man halbiert sie und ißt das süße grüne und bläuliche Fruchtfleisch mit dem Löffel. In der Reife zart-weich.

Kiwi Flaumige, braunhäutige Frucht, gewöhnlich in Zitronengröße, hell-limonengrünes Inneres von charakteristischem Geschmack, mit winzigen eßbaren Kernen. Entweder schälen und im Ganzen essen oder halbieren und auslöffeln. Sie sind reif, wenn sie sich wie ein weicher Pfirsich anfühlen.

Loquat Kleine, zart orangefarbige Frucht, glänzende Haut. Wächst in Büscheln auf Zweigen. Während der Reife wechselt die Farbe von grün zu gelb oder zu orange. Kann, aber muß nicht geschält werden. Köstliches, saftiges orangenartiges Fleisch, große braune Samen.

Lychies Klein, nußartig, harte braune oder rötliche Haut. Perlweißes saftiges Fruchtfleisch mit braunen Samen in der Mitte. Schwer erhältlich, mit Ausnahme einer kurzen Zeit im Sommer. Frisch sind sie selten zu haben (meistens in Dosen), sie besitzen jedoch einen erfrischenden Geschmack, den man nicht leicht vergißt.

Mango Große Vielfalt. Dicke Haut, die man schälen muß, um an das dunkelorange Fruchtfleisch zu kommen. Kann in Scheiben geschnitten oder ganz gegessen werden. In der Mitte großer Kern, von dem sich das Fleisch schlecht löst.

Papaya Grünliche, gelb-orange Haut, runde oder längliche Frucht. Papayas können so groß wie eine Hand aber auch so groß wie eine kleine Wassermelone sein. Das Fruchtfleisch kann hell orange oder erdbeerfarben sein. Sie sind reif, wenn die Haut sich gelborange färbt und die Frucht dem Druck nachgibt. Die schwarzen Kerne sind bitter und sollten nicht gegessen werden.

Khaki Sehr süße, tomatenähnlich aussehende, orangefarbene köstliche Frucht.

Persimmon
(Amerikanische Dattelpflaume) Große Vielfalt. Alle Sorten haben etwa Apfelgröße. Die Schale kann, muß aber nicht geschält werden. Dickes, orange-puddingartiges Fruchtfleisch, mit wenigen oder keinen Kernen.

Granatäpfel Rosahäutige Frucht, fühlt sich hart an, Größe etwa die eines Tennisballs. Wenn die Frucht hart ist, in Viertel teilen, innen carmesinrotes Fruchtfleisch von bittersüßem Geschmack. Die Frucht besteht aus winzigen, saftigen Abschnitten, von denen jeder einen Kern enthält. Kinder saugen die Früchte gerne aus. Erwachsene haben kaum so viel Zeit.

Sapote Runde, grünhäutige Frucht, weißes puddingartiges Fruchtfleisch. Erst reif, wenn sehr weich. Sehr selten.

Gemüse – Früchte

(Vegetabile Früchte)

Sie werden häufig als Gemüse bezeichnet, botanisch gesehen handelt es sich jedoch um Früchte, denn sie enthalten Samen. Gemüse-Früchte lassen sich roh gut mit Früchten kombinieren, z. B. Avocado mit Bananen, Papaya oder Mango, Gurken mit Pfirsichen, Orangen oder Nektarinen. Sie lassen sich außerdem gut mit allen rohen oder gekochten Gemüsen kombinieren sowie mit stärkehaltigen Kohlenhydratträgern wie Brot, Reis, Teigwaren oder Kartoffeln. Es ist am besten, die Früchte *nie zu kochen,* ab und zu kann man mit Paprika eine Ausnahme machen. Avocado, Gurken und Tomaten sollten *nie* gekocht werden. Tomaten sind in gekochtem Zustand *sehr säurebildend,* sie säuern den ganzen Organismus. Sie können Gemüse-Früchte als Alternative zu süßen Früchten genießen, wenn Sie etwas essen wollen, was saftig, aber nicht süß ist. Ausgenommen Avocados, die im Höchstfall eine Stunde im Magen verbleiben, können alle saftigen Gemüse-Früchte ohne Wartezeit mit anderen Früchten kombiniert werden.

Avocado

Gurken

Paprika

Pepperoni

Tomaten
(Tomaten sind in gekochtem Zustand extrem säurebildend, Sie essen sie besser ungekocht. Roh reagieren sie basisch und sind sehr gesund)

Getrocknete Früchte

Sie sind sehr konzentriert und sollten nur in kleinen Mengen gegessen werden. Getrocknete Früchte können in bescheidenem Maß mit anderen weniger süßen Früchten zusammen gegessen werden, um deren Süße aufzuwerten. Vermeiden Sie alle geschwefelten Früchte. Wir empfehlen nur an der Sonne getrocknete, natürlich gedüngte und nicht mit Schädlingsbekämpfungsmitteln und Konservierungsmitteln behandelte Früchte.

Äpfel **Korinthen**
Ananas **Mango**
Aprikosen **Papaya**
Bananen **Pfirsiche**
Birnen **Pflaumen**
Datteln **Rosinen**
Feigen

Gemüse

Artischocken

Auberginen

Blattsalate
 Chicorée
 Eisberg
 Endivien
 Escariol
 Feldsalat
 Kopfsalat
 Radicchio
 Römischer Salat
 Schnittsalat

Brokkoli

Erbsen

Fenchel
(die Wurzel kann geschmort oder roh in den Salaten geschnitten werden. Blätter und Samen werden als Kräuterwürze verwendet)

Grüne Bohnen

Karotten
 Möhren

Kartoffeln

Keimlinge
 Alfalfa
 Buchweizen
 Erbsen
 Kürbiskerne
 Leinsamen
 Linsen
 Mungobohnen
 Radieschensamen
 Roggen
 Roter Kleesamen
 Sojabohnen
 Sonnenblumenkerne
 Weizen

Knoblauch

Kohl
 Blumenkohl
 Chinakohl
 Rosenkohl
 Rotkohl
 Spitzkohl
 Weißkohl
 Wirsingkohl

Kohlrabi

Kraus- oder Grünkohl

Kürbisse/Squash

Lauch
 Porree

Limabohnen

Löwenzahnblätter

Mangold

Pak-Choy

Pastinaken

Pilze
(frisch oder getrocknet, wenn frisch nicht erhältlich)
- Austernpilze
- Braunkappen
- Champignons
- Morcheln
- Pfifferlinge
- Steinpilze

Radieschen

Rhabarber

Rote Beete (rote Rüben)

Stielmus

Schalotten

Schwarzwurzeln

Sellerie
(Stangen und Knollen)

Senfblätter

Spargel

Steckrüben

Zucker-Mais

Tang

Wachsbohnen

Wasserkresse

Weiße Rüben

Zucchini

Zuckererbsen

Zwiebeln

Nüsse

Alle Nüsse sollten roh verzehrt werden. In diesem Zustand sind sie in ihrem Nährwert *hochkonzentriert* und vollständig vom Organismus verwertbar. Als Eiweißquelle (Aminosäuren von hoher Qualität) und Kalziumquelle hinterlassen sie im Organismus keine giftigen Rückstände, wie dies bei Milchprodukten der Fall ist. Bedenken Sie jedoch, daß Nüsse als Eiweißquellen schwieriger abzubauen sind als Gemüse und Früchte und daß sie stark konzentrierte Nahrung sind. *Vermeiden Sie, zu viel davon zu essen und essen Sie sie nie geröstet.* Geröstete Nüsse sind extrem säurebildend. Rohe Nüsse sind eine hervorragende natürliche Ölquelle.

Hinweis: Wenn Sie Nüsse als Mahlzeit zu sich nehmen, sollten Sie keine weiteren konzentrierten Nahrungsmittel zu sich nehmen.

Cashew-Nüsse	**Mandeln**
Haselnüsse	**Paranüsse**
Kokosnüsse (frisch oder getrocknet, nie gesüßt)	**Pekannüsse**
	Pinienkerne
Macadamia-Nüsse	**Pistazien**
	Walnüsse

Samen

Samen sind wie Nüsse eine konzentrierte Eiweißquelle und sollten roh – niemals geröstet – und in kleinen Mengen verzehrt werden. Samen sollten nie mit anderen konzentrierten Nahrungsmitteln kombiniert werden.

Kümmel	**Mohn**
Kürbis	**Sesam**
Leinsamen	**Sonnenblumen**

Samen- und Nußbutter

Sollte vorzugsweise roh verwendet werden. Geröstet ist sie säurebildend. Kombiniert mit rohem Gemüse am besten verdaulich. Schaumig geschlagen mit Wasser ergeben beide Sorten eine hervorragende Soße. Erdnüsse gehören zu den Hülsenfrüchten. Erdnußbutter ist schwerer verdaulich als Nuß- oder Samenbutter.

Mandelbutter	**Sesambutter**
Paranußbutter	**Sonnenblumenbutter**

Getreide

Brotsorten (Vollkorn, Mehrkorn oder gekeimt)

Gerste

Nackthafer

Kuskus (Kuskus wird als Korn angesehen, ist jedoch ein dünner Teig aus Weizengries, Mehl, Wasser und Salz. Er ist vorgekocht, getrocknet und wird vor Verwendung gewässert.)

Hirse

Reis (Naturreis, ungeschält, unpoliert)

Frühstücksbreie (Müsli)
(sollten am besten selbst geschrotet werden. Fertigmüsli sind durch die Behandlung und Alterung bereits oxidiert und haben wesentliche Vitalstoffe verloren)

Chips
Wenn Sie gerne Chips essen, empfehlen wir eine Sorte, die wenig oder gar nicht gesalzen ist. Essen Sie sie zu Gemüse oder Salat.

Crackers
(nur Sorten nehmen, die keine chemischen Zusätze, kein Salz, keinen Zucker, Käse oder Konservierungsmittel enthalten)

Teigwaren/Nudeln (nur Vollkornware einkaufen)

Mehl (Korn selbst mahlen und innerhalb 12 Stunden verwenden)

Hülsenfrüchte

Bohnen **Kichererbsen**
Erbsen **Linsen**
Erdnüsse, roh, ungeröstet

Milchprodukte

Alle Milchprodukte sollten wenn irgend möglich unpasteurisiert (roh) sein. Es bestehen zwar medizinische Bedenken im Zusammenhang mit rohen bzw. nicht pasteurisierten Milchprodukten, die Kontroverse scheint jedoch eher kommerzieller als wissenschaftlicher Natur zu sein. Dessen ungeachtet sind viele der Auffassung, daß ihre Gesundheit durch das Vermeiden unnötig pasteurisierter Produkte verbessert werden kann.

Butter (ungesalzen)
Joghurt (einfach, ohne Zusatz von Früchten, Kuh- oder Ziegenmilch)
Sauerrahm
Schlagrahm
Weiße Käsesorten (die gelben sind meistens gefärbt)

Fleisch und Fisch

Gesättigte Fette sollten möglichst gemieden werden. Schweinefleisch kann am wenigsten empfohlen werden. Rindfleisch steht an zweiter, Ente an dritter Stelle. Geräuchertes oder gesalzenes Fleisch oder Fisch werden nicht empfohlen (z. B. Frankfurter Würstchen oder andere Wurstwaren, geräucherter Fisch). Verwenden Sie Fleisch und Geflügel (wenn überhaupt) aus natürlicher Tierhaltung. (Achten Sie auf Parasiten – essen Sie Fleisch und Fisch nicht roh!) Kaufen Sie Fisch möglichst frisch oder gefroren statt in Dosen.

Ente
Fisch
Gans
Hähnchen

Hühnerfleisch
Meeresfrüchte
Truthahn

Öle

Öle sollen kaltgepreßt und nicht raffiniert sein.

Avocado
Distel
Erdnuß
Leinöl
Mais

Mandel
Nußöl
Oliven
Sesam
Sonnenblumen

Salatsoßen/Dressings

Alle reinen Produkte, die weder Salz, Zucker noch Essig, noch Chemikalien enthalten, können verwendet werden. Am besten selber machen!

Würzmittel

Gemüsebouillons und Brühen
Gewürzsalz (Kräutersalz)
Mayonnaise
Meersalz
Miso
Oliven (wenn sie keine sauren Konservierungsmittel oder Essig enthalten)
Pickles (wenn sie keine Konservierungsmittel enthalten)
Salzersatz
Senf
Soya-Soße und Tamari
Tofusoße

Kräuter

Im Naturkostladen oder im Reformhaus erhalten Sie im allgemeinen reine, unverfälschte Kräuter. Die in der folgenden Liste aufgeführten Kräuter werden von vielen Firmen angeboten, einige können jedoch chemische Zusätze enthalten. Achten Sie daher auf die Inhaltsangaben.

Basilikum	**Majoran**
Dillkraut	**Petersilie**
Dillsamen	**Pfefferminze**
Estragon	**Rosmarin**
Fenchel	**Salbei**
Kari-Blätter*	**Selleriesamen**
Kerbel	**Thymian**
Knoblauch	**Wilder Majoran**
Lorbeerblätter	**Zwiebeln**

*ein indisches Gewürzkraut (auf indischen Märkten erhältlich).

Gewürze

Achten Sie auch bei Gewürzen auf die Inhaltsangaben, besonders bei Gewürzmischungen, die oft viel Kochsalz enthalten.

Cayenne-Pfeffer
Curry
Gewürzmischung
Ingwer
Kardamon
Koriander
Kümmel
Muskatblüte
Muskatnuß

Nelken
Paprika
Roter Pfeffer
Safran
Senfsamen
Süßer ungarischer Paprika
Weißer Pfeffer
Zimt

Süßungsmittel

Ahornsirup
Ahornzucker
Dattelzucker
nicht erhitzter Honig

Erhitzter Honig ist wertlos, da er säurebildend wirkt.

Tees

Kräutertees
(Schwarzer Tee wird nicht empfohlen wegen seines Gehalts an Teein [ähnlich Coffein] und der Purinstoffe, die säurebildend sind)

Kaffee-Ersatz

Gersten-Kaffee

Kapitel 5

„Salat als Hauptgericht"

Das Herzstück des Schlankheitsprogramms

Ein wichtiger Aspekt bei unserem Schlankheits- und Gesundheitsprogramm ist, den Salat zum Hauptgericht zu machen. Eine sehr praktische Angelegenheit, die Sie aus dem Ärmel schütteln können. Alle, mit denen wir direkt gearbeitet haben, hatten keine Probleme, diese Änderung in ihre Eßgewohnheiten einzubeziehen und sich ihre Vorteile zunutze zu machen.

Der Salat als Hauptgericht schmeckt köstlich und ist gleichzeitig sättigend. Haben Sie erst einmal entdeckt, wie einfach die Zubereitung ist, wird sie Ihnen Spaß machen. Der Grundgedanke bei diesen kulinarischen Salatgerichten ist, daß mit ein bißchen Erfindergeist alle Zutaten für eine Mahlzeit Bestandteile eines gut schmeckenden wasserhaltigen, richtig kombinierten Salates werden können. Durch dieses Konzept wird gewährleistet, daß der größte Teil Ihrer Mahlzeit aus *lebendfrischem* Gemüse besteht, und das ist sein größter Vorteil. Egal, was Sie Ihrem Salat noch hinzufügen, der Hauptanteil Ihrer Mahlzeit ist lebendige Nahrung. Was Sie auch immer unter den Salat mischen, wird durch das Vorhandensein all der frischen, rohen Gemüse leichter abgebaut und wird das Verdauungssystem leichter passieren, denn es handelt sich um richtig zusammengestellte Nahrung.

In all den Jahren haben wir mehr als ein Dutzend Salate als Hauptgericht entworfen und immer wieder verbessert und immer noch fällt uns etwas Neues ein. Das ist ja gerade das

Schöne an der Sache – es gibt unendlich viele Möglichkeiten! Auf den folgenden Seiten werden wir Ihnen sieben Salatgerichte vorstellen, die wir für die köstlichsten halten. Diese sieben besonders ausgewählten Salate enthalten beliebte Lebensmittel in großer Vielfalt, so daß in den nächsten vier Wochen viele Ihrer Abendmahlzeiten aus neuen Gerichten wie „Reissalat à la Mediterraine" (Seite 220), „Geflügelsalat mit Curry" (Seite 233), „Kartoffelsalat" (Seite 245), „Salat für Steakfreunde" (Seite 254), „Californische Tostada" (Seite 263), „Farmer's Chop Suey" (Seite 283) und „Kantoneser Meeresfrüchte-Salat" (Seite 307) bestehen werden. Ist es nicht großartig, sich zu einer kompletten, originellen Salatmahlzeit an den Tisch zu setzen, die aus einigen Ihrer Lieblingsnahrungsmittel zusammengestellt ist? Erst wenn Sie diese Salate gegessen haben, werden Sie wissen, wie herrlich Salatgerichte sein können.

Ein weiterer großer Pluspunkt für Salatgerichte ist, daß ihre Zubereitung wenig Mühe macht, das Ergebnis jedoch großartig ist, und zwar sowohl vom Standpunkt der Gewichtsreduzierung und Gesundheit her gesehen als auch im Hinblick auf die Gaumenfreuden. Und als ob das nicht schon genug wäre: Salatgerichte sind durchweg preiswert. Sie werden immer wieder erstaunt sein, wie wirtschaftlich Sie sich selbst, Ihre Familie und Ihre Freunde auf diese Weise ernähren können. Bleibt etwas übrig, können die Reste für den nächsten Tag aufgehoben werden. Das ist ziemlich ungewöhnlich, aber diese Salate sind phantastisch!

Der Salat als Hauptgericht spielt in den Menüs der nächsten vier Wochen eine lebenswichtige Rolle. Diese Menüs wurden entworfen, um Ihnen zu helfen, abzunehmen und rasches Wohlbefinden zu erlangen. Nutzen Sie die Gelegenheit und genießen Sie diese Gerichte. Sie bereiten keine Mühe bei der Zubereitung und das Beste daran ist, daß Sie den Tisch vollkommen gesättigt verlassen. Diese interessanten sättigenden Gerichte schmecken nicht nur gut, sie fördern auch die Gewichtsabnahme.

Denken Sie immer daran, daß Sie jedes Abendessen durch ein Salatgericht ersetzen können. Sie können auch die Salatgerichte untereinander austauschen!

Ein Wort über Salatbuffets

Salatbuffets sind für den gesundheitsbewußten, auf sein Gewicht achtenden Menschen ein wahrer Segen, wenn sie optimal genutzt werden. Manchmal enthalten sie jedoch eine derartige Mannigfaltigkeit an rohen und gekochten Speisen, daß man tatsächlich mit einem Teller an seinen Tisch zurückkommen kann, der alles andere enthält als Salate. Ich habe Leute an ihre Tische zurückkehren sehen, deren Teller beladen waren mit Krabbensalat, Kartoffelsalat, Geflügelsalat, Makkaronisalat, saurem Hering, Knoblauch-Toast und Käsekuchen. Ich mußte mich zusammennehmen, um nicht zu fragen „wo ist der Salat?", wenn sie begeistert ihre Gabeln hineinschoben und dabei ausriefen: „Großartig, diese Salatbuffets!" Salate? Was sie auf ihren Tellern hatten, waren „Smörgasbröd" mit Dressing!

Ich möchte Ihnen einige Tips geben, wie Sie das meiste aus einem Salatbuffet machen können.

Sie sollen es mit dem Gefühl verlassen, wirklich einen guten wasserhaltigen, richtig zusammengestellten Salat gegessen zu haben. Als erstes, noch bevor Sie einen Teller in die Hand nehmen, sollten Sie sich überlegen, was Sie womit bei dieser Mahlzeit kombinieren wollen. Verschaffen Sie sich einen Überblick. Um an einem Salatbuffet eine richtige Mahlzeit zusammenstellen zu können, muß man planmäßig vorgehen. Einige der angebotenen Salate und Salatzutaten bestehen aus konzentrierten Speisen, wie z. B. Makkaronisalat, Croutons und Garnelen-, Krabben- oder Geflügelsalat. Einige können mit Käse garniert sein. Wenn Sie auf Eiweiß eingestellt sind, meiden Sie alle Kohlenhydrate, wie z. B. Bohnen, Brot, Kartoffel- oder Makkaronisalat. Wenn Sie aber Bohnen, Kartoffeln, Brot oder ein wenig von all diesen Dingen haben wollen, so meiden Sie Eiweiß. Werden Eiweiß und Kohlenhydrate zusammen gegessen, können sie nicht richtig verdaut werden, auch bei verschiedenen Eiweißen funktioniert es nicht richtig. Mehrere Kohlenhydrate, wie z. B. Bohnen und Croutons, sind zwar auch nicht ideal, können aber miteinander gegessen werden, vorausgesetzt, daß Nahrungsmittel mit hohem Wassergehalt den überwiegenden Anteil an der Mahlzeit ausmachen. Wenn Sie konzentrierte Nahrungsmittel auswählen, sollten Sie darauf achten, daß *Gemüse und Salat mit hohem Wassergehalt* den Löwenanteil darstellen.

Nebenbei bemerkt, falls an dem Salatbuffet ein frischer Fruchtsalat oder frische Früchte angeboten werden und Sie Zeit haben, können Sie ohne weiteres davon essen, *aber vor dem Gemüsesalat!!* Aber auch nur dann, wenn Sie in den vergangenen drei Stunden nur Obst und nichts anderes gegessen haben und Ihr Magen inzwischen wieder leer ist. Dann sollten Sie *zwanzig Minuten warten,* bis das Obst den Magen verlassen hat und sich dann den Gemüsesalat holen.

Wir werden oft gefragt, was mit den angebotenen Salatsoßen geschehen soll. ,,Sind sie nicht mit Zucker, chemischen Zusatzstoffen und Essig zubereitet?" Bedauerlicherweise ist das an den meisten Buffets der Fall, aber das ist kein großes Problem. Man kann es leicht umgehen. An vielen Buffets sind Zitronenscheiben und Öl erhältlich, so daß man sich eine einfache Öl-Zitronen-Soße selber machen kann. Viele bieten mehrere Salatsoßen an, von denen zumindest eine passend sein dürfte. Ich selbst kenne Leute, die sich der natürlichen Lebensweise so verschrieben haben, daß sie sich sogar ihre eigenen Salatsoßen mitbringen, wenn sie an ein Salatbuffet gehen und nicht sicher sind, welche Soßen angeboten werden. Gelegentlich haben wir uns auch in einem Reformhaus eine Flasche Salatsoße ohne chemische Zusätze und Zucker besorgt, bevor wir zu einem uns unbekannten Salatbuffet gingen, um für alle Fälle gerüstet zu sein. Vor einigen Jahren arbeiteten wir mit einer Gruppe junger, dynamischer Verkäufer zusammen, die sich gar nichts dabei dachten, den Gang zum Salatbuffet mit einer Flasche

Salatsoße in ihrer Aktentasche anzutreten. Aber werden Sie bitte nicht fanatisch! Wenn Ihre größte Diätsünde darin besteht, eine weniger gute Salatsoße zu Ihrem Salat zu nehmen, treffen wir uns immer noch beim Tennisspielen, selbst wenn Sie achtzig sind! Die Qualität der Salatsoßen an den Buffets wird sich verbessern, wenn mehr und mehr Leute darauf bestehen.

Salatbuffets sind eine sehr zeitgemäße Neuerung in Amerika und finden auch immer mehr Freunde in Europa. Es ist typisch, daß das Land, das auf der Welt führend im Verzehr von ,,junk food" (Schnellimbiß) ist, als erstes eine Wendung in Richtung Salatbuffets angetreten hat – eine sehr positive Richtung. In einem Land, wo hinsichtlich der Eßgewohnheiten am meisten gesündigt wurde und auch noch wird, erscheint es erstaunlich, daß sich hier gesündere Eßgewohnheiten als erstes durchsetzen. Aber immer mehr Amerikaner erkennen inzwischen, daß sie etwas für ihre Gesundheit tun müssen, nachdem Pillen, Medizin, Vitamine oder Mineralstoffe aus der Apotheke nichts helfen.

Salatbuffets stellen eine wunderbare kulinarische Alternative dar, wo sich die individuelle Kreativität auf dem Gebiet der Eßkultur entfalten kann. Das reichhaltige Angebot frischer, lebendiger Nahrung verstärkt das Gefühl des Wohlbefindens, das sich automatisch beim Verzehr überwiegend lebendiger Speisen einstellt.

Kapitel 6

Grundsätzliche Verhaltensregeln

Halten Sie sich immer vor Augen, daß dieses Programm *nur ein Beispiel* dafür sein soll, wie Sie essen sollten. Sie können die in den Rezepten enthaltenen Zutaten durch andere ersetzen, die Ihnen lieber sind oder auch weglassen, was Ihnen nicht schmeckt. Es gibt keine genauen Mengenangaben, denn Sie sollen essen, bis Sie satt sind. Die Menüs sind so naturrein, so ideal, wie es nur eben möglich ist, um gleichzeitig zu gewährleisten, daß Sie die Übergangszeit so gut überstehen, wie wir sie auch überstanden haben. Wir sind sicher, daß Sie die gleichen, guten Ergebnisse erzielen werden, wie Tausende vor Ihnen – und Sie werden gleichzeitig Freude am Essen empfinden –, so daß Sie *nicht allzuoft* den Wunsch haben werden, zu Ihrer früheren, weniger gesunden Lebensweise zurückzukehren.

* Verwenden Sie frische Früchte, Gemüse und Salate, wann immer es möglich ist. Tiefgefrorenes (ohne Zucker oder Soßen) sollte nur verwendet werden, wenn frische Ware nicht verfügbar ist.
* Die in den folgenden Abschnitten angegebenen Rezepte sind für die ganze Familie vorgesehen, nicht nur für diejenigen, die abnehmen wollen. Die meisten davon sind auch für Kinder geeignet.
* **Sie können jederzeit eines der Salatgerichte anstelle des vorgeschlagenen Abendmenüs essen.**
* Wenn Sie hungrig sind, können Sie Obst essen, drei Stunden nach dem Mittagessen.
* Wenn Sie hungrig sind, können Sie auch drei Stunden nach dem Abendessen Obst essen.
* Verwenden Sie nur Salatsoßen, Gewürze und Würzmittel ohne chemische Zusätze und ohne Konservierungsmittel, ohne Zucker oder Mononatriumglutamat (Geschmacksverstärker).

* Vermeiden Sie Essig in den Salatsoßen. Essig ist ein Ferment, das die Mundverdauung behindert und die Verdauung von Kohlenhydraten verzögert. Nehmen Sie statt dessen Zitronensaft.
* Essen Sie nicht zu viel Zwiebeln und Knoblauch. Sie haben einen ungünstigen Einfluß auf die Geschmacksorgane und verführen zum Genuß schwerer Mahlzeiten.
* Frieren Sie Suppenreste ein. Sie können später verwendet werden.
* Essen Sie nur Vollkornbrot.
* Verwenden Sie nur rohe Butter und rohe Milchprodukte, sofern sie verfügbar sind.
* Sie können immer Obst oder einen Obstsalat anstelle der Mittagsmahlzeit essen.
* Schränken Sie Ihren Verbrauch an Milchprodukten ein, und essen Sie rohe Nüsse. Sie sind eine reichhaltige Kalziumquelle. Rohe Nüsse sind besonders günstig für Frauen, die das normale Absinken des Kalziumpegels am Anfang der Periode ausgleichen.
* Sie können die einzelnen Produkte immer austauschen, je nach Ihrem Geschmack oder nach dem Angebot der Gegend, in der Sie leben. Frische Ware ist Tiefgefrorenem immer vorzuziehen. Das Programm ist so flexibel, daß Sie sich ohne weiteres nach den geographischen Gegebenheiten richten können.

Wenn diese Grundsätze befolgt werden, werden Sie auch Erfolg haben.

* Sie können Ihre Mahlzeiten immer leichter gestalten als in den Rezepten angegeben, vermeiden Sie aber das Gegenteil. Wenn Sie Ihre Mahlzeiten kontinuierlich leichter machen, kann die Entschlackung des Körpers stärker gefördert werden, was u. U. aber etwas Unbehagen verursachen kann. Versuchen Sie also, sich so gut wie möglich an die Angaben zu halten.
* Die bei den Rezepten angegebenen Zeitangaben beziehen sich auf Kochzeiten.

Essen Sie nicht zuviel
Essen Sie nicht zuviel
Essen Sie nicht zuviel
Essen Sie nicht zuviel
Essen Sie nicht zuviel
Essen Sie nicht zuviel
Essen Sie nicht zuviel
Essen Sie nicht zuviel
Essen Sie nicht zuviel
Essen Sie nicht zuviel
Essen Sie nicht zuviel
Essen Sie nicht zuviel
Essen Sie nicht zuviel
Essen Sie nicht zuviel
Essen Sie nicht zuviel
Essen Sie nicht zuviel
Essen Sie nicht zuviel
Essen Sie nicht zuviel
Essen Sie nicht zuviel
Essen Sie nicht zuviel
Essen Sie nicht zuviel
Essen Sie nicht zuviel
Essen Sie nicht zuviel
Essen Sie nicht zuviel

**Das beste hochwertigste Nahrungsmittel
wird von Ihrem Körper nicht aufgenommen,
wenn Sie zuviel davon essen.
Bitte, essen Sie daher nicht zuviel!**

Wenn Sie dazu neigen, zu viel zu essen, hilft es Ihnen vielleicht, die physiologischen Hintergründe zu kennen. Abgesehen von psychologischen Ursachen gibt es hauptsächlich zwei physiologische Gründe, die übermäßiges Essen begünstigen. Sie sind besonders deshalb wichtig, weil sie oft leichter zu korrigieren sind als psychologische Ursachen. Sind die physiologischen Probleme beseitigt, fällt es meist leichter, die psychologischen Ursachen zu korrigieren.

Ein Grund für übermäßiges Essen ist häufig, daß unser Körper die ihm zugeführten Nährstoffe gar nicht aufnimmt. Nährstoffe werden über die Verdauungsorgane aufgenommen. Wenn die winzigen Darmzotten, die die Nährstoffe aufsaugen, verstopft oder verklebt sind, wird unser Körper nicht ernährt, egal, wie viel wir essen. Diese Darmzotten können sehr leicht durch Schlacken verstopft werden, die durch Nahrung entstehen, die unser Körper nicht richtig umsetzen und auswerten konnte. Wenn durch die Verstopfung keine Nährstoffe aufgenommen werden können, signalisiert der Körper, daß er gefüttert werden möchte, und obwohl wir gerade gegessen haben, möchten wir noch mehr essen.

Ein anderer Grund für übermäßiges Essen ist der Verzehr von Fabriknahrungsmitteln, wie „junk food", Fertiggerichte für Erwachsene und Kinder und andere stark veränderte Nahrungsmittel. Wieder schlägt unser Körper Alarm, denn er hungert buchstäblich . . . nach **Nährstoffen**. Der beste Weg, Ihren Körper schlecht zu ernähren ist, Fabriknahrungsmittel sowie „junk food" zu essen. Ein falsch ernährter Körper schreit nach Nahrung, obwohl der Betreffende riesige Mengen verzehrt. Handelt es sich um große Mengen „junk food", vollzieht sich ein Prozeß langsamen Verhungerns. Man kann sagen, daß der Grund, warum über 60 % unserer Bevölkerung übergewichtig ist, darin zu suchen ist, daß wir langsam verhungern, während wir uns mit „junk food" langsam überessen.

Die neue natürliche Lebensweise wird Ihnen helfen, beide Ursachen übermäßigen Essens auszuschalten. Die große Menge an Nahrung mit hohem Wassergehalt hilft, den Verdauungsapparat zu reinigen und die Darmzotten zu entschlacken, so daß der Körper die Nährstoffe wieder aufnehmen kann. Da nur vollwertige, frische, mit Nährstoffen reichhaltig ausgestattete Lebensmittel in diesem Programm verwendet werden, wird Ihr Körper von der Nahrung, die er zu sich nimmt, auch ernährt werden.

Kurz gesagt, Ihr Körper hat es nicht mehr nötig, Alarm zu schlagen, um mehr Nahrung zu bekommen, denn er wird regelmäßig Nahrung erhalten, die ihn reinigt und nährt. Wenn Sie anfänglich immer noch das Bedürfnis haben, zu viel zu essen, machen Sie sich deshalb keine Sorgen. Bleiben Sie bei diesem Programm, und erlauben Sie Ihrem Körper, sich zu reinigen. Essen Sie saftige, rohe Früchte und rohes Gemüse, wann immer Sie das Bedürfnis haben, noch mehr zu essen. Rohes Gemüse ist besonders hilfreich. Je mehr Sie von diesen, mit Nährstoffen überreich ausgestatteten Lebensmitteln essen, um so weniger werden Ihre physiologischen Ursachen, die dem übermäßigen Essen zugrunde liegen, zutage treten. Eines Tages werden Sie – wie viele andere – sagen können: „Es gab Zeiten, in denen ich viel zu viel gegessen habe."

Vier-Wochen-Plan für das „Fit für's Leben"-Programm

1. Tag – Montag

Frühstück: Frische, saftige Früchte in ausreichender Menge *oder*
Fruchtsalat
Bananen, wenn Sie sehr hungrig sind *oder* frisch gepreßter Saft, Menge nach Belieben, bis zu ca. ¾ l.
Der Verzehr der Früchte kann auch über den ganzen Morgen verteilt werden.

Mittagessen: Frisches Obst *oder*
Karotten *oder*
frischer Obstsaft *oder*
frischer Karottensaft, ¼ bis ½ l.
Energiesalat 1), zusätzlich rohes Gemüse mit einer leichten Salatsoße 2) *oder* ein richtig belegtes Sandwich oder Brot 3) mit Gurken oder Selleriespießchen

Abendessen: Frischer Gemüsesalat *oder*
frischer Gemüsesaft-Cocktail 4)
Blumenkohlcremesuppe 5)
gebackene Kartoffeln 6)
Brathähnchen 7)
Grüne Bohnen mit Knoblauch 8)
Grüner Salat, französische Art 9)

1) Energiesalat
für 1–2 Personen   *15 Min.*

3 Tassen Kopfsalat, Eissalat, roter Blattsalat oder alles gemischt, waschen, trocknen und in mundgerechte Stücke geteilt
1 Tasse Spinat, grob geschnitten (nach Wahl)
1 kleine Gurke, geschält und in Scheiben geschnitten oder zwei kleine Gurken
1 mittelgroße Tomate in Würfel oder Scheiben geschnitten
1–2 Tassen Keimlinge, Alfalfa, roter Klee, Mungo Bohnen, Linsen, Sonnenblumen oder Buchweizen oder alles gemischt, dazu rohes Gemüse jeder Art wie z. B. Karotten, Sellerie, Pilze, Rot- oder Weißkraut, Radieschen, rote Beete, Zucchini, Blumenkohl, Brokkoli oder Artischocken (nach Wahl)
¼ Tasse Oliven oder einige Scheiben Avocado
½ Tasse Bohnen oder ¼ Tasse Sonnenblumenkerne oder Sesamsamen (nach Wahl)

Alle Zutaten werden in einer großen Schüssel vermischt. Dazu kommen ¼–⅓ Tasse leichte Salatsoße (siehe unten) oder eine Soße nach Ihrer Wahl. Gut vermischen. Diesen Salat können Sie ganz nach Ihren Wünschen zusammenstellen und die Menge der Zutaten variieren. Die Tomaten und Gurken sind wichtig wegen ihres hohen Wassergehaltes. Sie unterstützen die Verdauung der faserigen Blattsalate.

2) Leichte Salatsoße
(für 1–2 Salatportionen)   *5 Min.*

1 Knoblauchzehe halbiert
3 Eßlöffel Oliven-, Distel- oder kalt gepreßtes Sonnenblumenöl
1 Eßlöffel frischer Zitronensaft
¼ Teelöffel Meersalz, Gewürzsalz oder salzfreies Gewürz, das weder Mono-Natrium-Glutamat („Geschmacksverstärker") noch andere chemische Stoffe enthält
Frisch gemahlener schwarzer Pfeffer (nach Wahl)

Alle Zutaten kommen in einen Meßbecher, 15 Minuten stehen lassen, so daß das Öl den Knoblauchgeschmack annehmen kann. Dann den Knoblauch mit der Gabel anstechen und mit dieser Gabel den Inhalt des Bechers schlagen. Knoblauch entfernen. Die Soße über den Salat gießen und gut mischen.

3) Richtig belegtes Sandwich

Seiner eigentlichen Natur nach ist ein Sandwich oder ein belegtes Brot eine Kombination von Eiweiß und Kohlenhydraten und benötigt deshalb eine große Menge Verdauungsenergie. Richtig belegte Brote aus Vollkornbrot mit Tomaten, Avocados und/oder Gurken, mit grünem Salat und Keimlingen sind köstlich und energiespendend. Sie sollten Brot immer leicht toasten, um den Kleber aufzuspalten und es so leichter verdaulich zu machen. Verwenden Sie Würzzutaten nach Wunsch, so daß es Ihnen wirklich schmeckt. Wenn Sie Tomaten verwenden und das Brot nicht gleich essen, empfiehlt es sich, eine Lage grünen Salat darunter zu geben, so daß das Brot nicht aufweicht.

Lassen Sie mich etwas zum besseren Verständnis der Avocados sagen. Sie sollten sich diese einzigartige und köstliche Frucht gönnen. Ihr Ruf als Dickmacher ist unbegründet. Sie enthält natürliche Fette, die für den menschlichen Organismus leicht verdaulich sind, da er ihnen biologisch angepaßt ist. Wichtig ist lediglich, daß die Frucht in der richtigen Zusammenstellung gegessen wird. Sie läßt sich gut mit Kohlenhydraten wie z. B. Brot oder Chips, mit allen gekochten oder rohen Gemüsen aber auch mit Früchten wie Papaya, Mango, Bananen und Orangen kombinieren. Zusammen mit diesen Früchten püriert, eignet sie sich vorzüglich für die natürliche Ernährung von Babys. Ich habe Avocados schon anstelle von Sauerrahm oder Butter auf gebackenen Kartoffeln gesehen.

Avocados sind reif, wenn die Früchte leichtem Fingerdruck nachgeben. Wenn sie zu weich sind, ist ihr Öl ranzig. Kaufen Sie also keine weichen, sich breiig anfühlenden Früchte zu Sonderpreisen. Mit Avocados richtig umzugehen, ist sehr einfach. Man schneidet sie der Länge nach auf, entfernt den Kern und löffelt sie aus. Oder Sie schneiden die entkernte Frucht in Scheiben und schälen jede Scheibe einzeln. Wenn Sie eine zerdrückte Avocadofrucht nicht gleich verwenden, legen Sie den Kern mit in die Schüssel oder fügen einige Tropfen Zitronensaft zu, damit die Mischung sich nicht verfärbt. Anschließend fest verschlossen in den Kühlschrank geben. Angeschnittene oder in Scheiben geschnittene Avocado-Früchte müssen zur Aufbewahrung zusammen mit dem Kern fest eingewickelt werden, damit sie sich nicht verfärben.

Avocados sind eine köstliche Nahrung. Wenn die Leute erfahren, daß sie sie essen dürfen, geraten sie manchmal in Gefahr, zu viel davon zu essen und verzehren gleich mehrere Früchte täglich. Wir empfehlen, nicht mehr als eine halbe bis eine ganze Avocado pro Person und Tag zu essen. Solange Sie sich nicht an die Avocados in Ihrer Ernährung gewöhnt haben, besteht die Gefahr, zu viel davon zu essen. Ein wichtiger Punkt im Umgang mit Avocados ist, sie *nicht* mit Eiweiß zu kombinieren, denn sie hemmen die Eiweißverdauung, obwohl sie zu den Gemüsen zählen. Sie können mit Kohlenhydraten wie Chips oder Brot kombiniert werden. Was Sie auch immer über Avocados in Zusammenhang mit dem Ansteigen des Cholesteringehaltes im Organismus gehört haben, ist völlig unbegründet. Das Cholesterin, über das Sie sich Gedanken machen sollen und zwar zurecht, kommt nur in Nahrungsmitteln tierischen Ursprungs vor, *niemals* in pflanzlicher Nahrung. Wir befinden uns in einer Zeit, in der viele Gesundheitsorganisationen mit Nachdruck darauf hinweisen, wie ungemein wichtig die Reduzierung von Cholesterin in der Ernährung für den Rückgang der Herzerkrankungen ist. Genau das ist es, was „Fit für's Leben" mit seinem Eßprogramm zustande bringt. Avocados helfen dabei mit!

2 Scheiben Vollkornbrot, leicht getoastet
2 oder 3 dicke Tomatenscheiben
3 oder 4 der Länge nach geschnittene Gurkenscheiben
Mehrere Scheiben Avocados
Blattsalat oder Keimlinge
Mayonnaise, Senf oder Butter

Verwenden Sie Brot, Gewürze sowie mehrere dicke Scheiben Avocados, Tomaten und Gurken alleine oder in einer beliebigen Kombination. Darüber geben Sie Alfalfa- oder rote Kleekeimlinge und/oder Salatblätter. Essen Sie nicht mehr als ein Sandwich täglich.

4) Cocktail aus frischen Gemüsesäften
1 Große Portion *10 Min.*

Dieser Cocktail ergänzt das Programm auf besonders wirkungsvolle Weise. Trinken Sie ihn vor dem Mittag- oder Abendessen, wann immer Sie wollen. Trinken Sie ihn langsam, 10 Minuten vor der Mahlzeit. Wenn Sie keinen Entsafter haben, sollten Sie sich einen Naturkostladen suchen, der frische Säfte führt oder sie auf Bestellung herstellt.

8 große Karotten
1 Stangensellerie
¼ von einer kleinen roten Beete
1 mittelgroße Tomate
1 kleine rote oder grüne Paprikaschote
1 kleine Handvoll Spinat oder frische Petersilie

Karotten und Sellerie sollten immer enthalten sein, andere Gemüsearten können nach Wunsch verwendet werden. ½ bis ¼ des Saftes sollte immer aus Karotten bestehen. Schneiden Sie die bitteren Enden der Karotten ab, schälen ist nicht erforderlich. Entfernen Sie die Sellerieblätter. Geben Sie alles Gemüse in den Entsafter.

5) Blumenkohlcreme-Suppe

für 4 Personen *35 Min.*

2 Eßlöffel Butter
1 Eßlöffel Olivenöl
1 mittelgroße Zwiebel, grob gehackt
6–8 Schalotten, gehackt
2 Selleriestangen, gehackt
2 mittelgroße Köpfe Blumenkohl, ohne Strunk, grob gehackt
½ Teelöffel Meersalz
½ Teelöffel Curry (nach Geschmack)
⅛ Teelöffel frisch gemahlener schwarzer Pfeffer
½ Teelöffel getrockneter Thymian*
1 Teelöffel getrocknetes Basilikum
1 Teelöffel getrockneter Salbei oder Majoran
1 zerdrückte Knoblauchzehe

* Ich empfehle keine frischen Kräuter, weder hier noch in den meisten anderen Rezepten. Das Kochen mit frischen Kräutern verändert Rezepte beträchtlich. Wenn Sie einmal getrocknete und das nächste Mal frische Kräuter verwenden, ändert sich der Geschmack von Fall zu Fall. Außerdem gibt es frische Kräuter meistens nur kurze Zeit. Getrocknete Kräuter gibt es dagegen das ganze Jahr über.

Ich bemühe mich, die Rezepte mit Rücksicht auf Berufstätige einfach und leicht in der Zubereitung zu gestalten. Deshalb vermeide ich frische Kräuter. In einigen Fällen werden sie jedoch verwendet und die genaue Menge angegeben. Wenn Sie frische Kräuter in Ihrem Garten haben, so können Sie diese selbstverständlich verwenden. Die richtige Zugabemenge müssen Sie dann selbst durch Probieren herausfinden.

6 Tassen Wasser
2 Eßlöffel weißes Miso (besser als Gemüsebouillon, weil es die
    Suppe nicht dunkel färbt)
⅛ Teelöffel frisch gemahlenes Muskat (nach Geschmack)

Butter in einem Suppentopf zum Schmelzen bringen. Öl hinzufügen. Dann Zwiebeln, Schalotten und Knoblauch dazugeben. Anschließend Sellerie und Blumenkohl sowie die Gewürze.

Gut mischen und im offenen Topf bei mittlerer Hitze mehrere Minuten kochen und dabei öfters umrühren. Dann Wasser und Miso zugeben. Zum Kochen bringen. Zugedeckt bei mittlerer Hitze 15 Minuten oder solange bis der Blumenkohl weich ist, ziehen lassen. Deckel entfernen und leicht abkühlen lassen. In kleinen Mengen im Mixer pürieren, bis die Suppe glatt und cremig ist. Wieder erwärmen und – falls gewünscht – mit frisch gemahlenem Muskat würzen.

6) Gefüllte Kartoffeln, im Ofen gebacken
für 2–4 Personen (je nach Kartoffelgröße)   1 Std. und 20 Min.

Wenn Sie gern gebackene Kartoffeln mit Käsefüllung essen, sollten Sie diese herrliche Alternative versuchen!

2 große Kartoffeln (mehlige)
½ – ¾ Tassen Kürbis
¼ Tasse geschmolzene Butter
¼ Teelöffel Kümmel (je nach Geschmack)
1 Teelöffel Meersalz, Paprika oder salzfreies Gewürz, süßer
    ungarischer Paprika
2 Teelöffel geschmolzene Butter

Backen Sie die Kartoffeln ca. 60 Minuten bei 220 °C im Backofen, bis sie weich sind. Währenddessen schälen Sie den Kürbis und schneiden ihn in kleine Würfel, geben ihn in einen Dämpftopf und lassen ihn zugedeckt 15 Min. über kochendem Wasser dämpfen, bis er sehr weich ist.

Lassen Sie die Kartoffeln leicht abkühlen. Noch während sie warm sind halbieren und vorsichtig, ohne die Schale zu verletzen, aushöhlen.

Mischen Sie Kürbis, Kartoffelmasse, ¼ Tasse geschmolzene Butter, Kümmel und Meersalz mit einem Kartoffelstampfer oder im Mixgerät, bis Sie ein cremiges, gelbes Püree erhalten.

Füllen Sie die Mischung in die Kartoffelhälften. Mit Butter bestreichen und mit Paprika bestreuen. Im Backofen 10 Min. oder bis zur leichten Bräunung backen.

7) Brathähnchen
55 Min.

1 kleines Brathähnchen vom Bio-Bauern
frisch gemahlener schwarzer Pfeffer
Meersalz

Backofen auf ca. 220 °C vorheizen. Hähnchen innen und außen mit Meersalz und Pfeffer einreiben. 45 – 55 Minuten backen, dabei häufig mit Bratenfett begießen. Ergibt ein goldbraunes, saftiges Hähnchen.

8) Grüne Bohnen mit Knoblauch
für 2 Personen   *40 Min.*

2 Eßlöffel Olivenöl
1 Teelöffel zerdrückter Knoblauch
4 Tassen frische oder tiefgefrorene Bohnen in 5 cm Stücke geschnitten
½ Teelöffel getrockneter Thymian
½ Teelöffel Meersalz, Gewürzsalz oder salzfreies Gewürz, frisch gemahlener schwarzer Pfeffer
2 Tassen Wasser
2 Teelöffel gekörnte Gemüsebrühe oder 1 Gemüsebrühwürfel
1 Spritzer Zitronensaft

Öl in großer schwerer Pfanne erhitzen. Knoblauch und Bohnen zufügen, bei starker Hitze schmoren, häufig umrühren, damit nichts anbrennt. Nach Geschmack Thymian, Meersalz und Pfeffer zugeben. Dann Wasser und Gemüsebrühe. Zum Kochen bringen, fest zudecken, Hitze auf mittelschwach reduzieren, 20–30 Minuten oder bis Bohnen weich sind (mit scharfem Messer anstechen) köcheln. Falls nötig, mehr Wasser zugeben. Gefrorene Bohnen garen in der Hälfte der Zeit. Spritzer Zitronensaft zugeben und gut vermischen.

9) Grüner Salat auf französische Art
für 2 Personen *15 Min.*

1 Kopfsalat oder anderer Blattsalat
1 Tasse Gartenkresse (nach Wahl), grob geschnitten
3 Eßlöffel Olivenöl
1 Eßlöffel frischer Zitronensaft
¼–½ Teelöffel Meersalz, Gewürzsalz oder salzfreies Gewürz
Frisch gemahlener Pfeffer

Der Salat und die Kresse waschen und trocknen. Den Blattsalat in mundgroße Stücke teilen, dabei die Mittelrippen der Blätter entfernen. Den Blattsalat und die Kresse zusammen in eine große Schüssel geben. Öl zufügen und gut mischen. Dann den Zitronensaft, Meersalz und Pfeffer nach Geschmack dazugeben und leicht mischen, so daß die Blätter nicht zusammenfallen.

Maße und Mengen

1 Tasse	= ca. 150g/150ml			
1 Suppentasse	= ca. 200g/150ml			
1 Eßlöffel	= 10ml			
1 Teelöffel	= 5ml			
1 Liter (l)	=	10 Deziliter (dl)		
	=	100 Zentiliter (cl)		
	=	1000 Milliliter (ml)		
1/2 Liter (l)	=	500 Milliliter (ml)		
1/4 Liter (l)	=	250 Milliliter (ml)		
1/8 Liter (l)	=	125 Milliliter (ml)		
1000 Gramm (g)	=	1 Kilogramm (kg)	=	2 Pfund
500 Gramm (g)	=	1/2 Kilogramm (kg)	=	1 Pfund
250 Gramm (g)	=	1/4 Kilogramm (kg)	=	1/2 Pfund
125 Gramm (g)	=	1/8 Kilogramm (kg)	=	1/4 Pfund

2. Tag – Dienstag

„Salat als Hauptgericht"

Hier haben Sie den ersten Tag, wo der „Salat als Hauptgericht" dient. Zum Frühstück und zum Mittagessen gibt es Obst, beliebigen Fruchtsaft und am Abend einen Salat als Hauptgericht. Denken Sie daran, daß Tomaten, Avocados und Gurken zu den Früchten gezählt werden und tagsüber von Ihnen gegessen werden können. Wenn Sie mittags eine Gemüseplatte essen, sollten Sie den Avocados ein bis zwei Stunden Zeit für die Verdauung lassen, bis Sie anderes Obst essen. Tomaten und Gurken, miteinander vermischt, benötigen keine zusätzliche Zeit zur Verdauung. Sie haben einen sehr hohen Wassergehalt. Sie können auch rohes Gemüse wie Sellerie und Karotten essen, aber auch nach diesen Sorten sollten Sie ein bis zwei Stunden warten, ehe Sie Obst essen oder Avocados. Einfaches, rohes Gemüse hat – bedingt durch seinen hohen Wassergehalt, keine lange Verweilzeit im Magen.

Frühstück: Wie am ersten Tag.

Mittagessen: Essen Sie weiter Obst *oder*
die Gemüseplatte 1)

Abendessen: Frischer Gemüsesalat *oder*
frischer Cocktail aus Gemüsesäften
(Seite 214) *oder*
1 Papaya *oder*
frische Ananasstücke.
Reissalat à la Mediterrain 2)

1) Gemüseplatte
für 1 Person   *5 Min.*

1–2 mittelgroße Tomaten in Scheiben
1 kleine Gurke oder 2 kleine Gurken, geschält und in Scheiben geschnitten
½ große Avocado, geschält und in Scheiben
salzfreies Gewürz (nach Wahl)

Das Gemüse wird auf der Platte angeordnet und mit salzfreiem Gewürz bestreut.

2) Reissalat à la Mediterraine
für 2 Personen   *30–60 Min. je nach Reisart*

1 Tasse brauner Langkorn-Naturreis oder Indischer Reis (s. unten)
1 Eßlöffel Olivenöl
4 mittelgroße Zucchini, in ½-cm-Scheiben geschnitten
1–2 Eßlöffel Wasser
1 Teelöffel getrocknetes Basilikum
1 Teelöffel getrockneter Majoran
4 Tassen Kopfsalat oder andere Blattsalate oder eine Mischung verschiedener Blattsalate
2 Tassen Spinat oder Kresse, grob geschnitten
1 Tasse Alfalfakeimlinge
½ Tasse Oliven mit Paprika gefüllt, in Scheiben geschnitten

Reis-Zubereitung

Indischer Reis (z. B. Basmati-Reis) ist für dieses Rezept besonders geeignet, ist er nicht erhältlich, kann er durch braunen Langkornreis ersetzt werden.

1 Tasse braunen Langkorn-Naturreis
2¼ Tassen Wasser
1 Eßlöffel kalt gepreßtes Distelöl

Geben Sie alle Zutaten in eine große Pfanne, bringen Sie sie zum Kochen und rühren Sie leicht um. Zugedeckt bei niedriger Hitze 40 Min. ziehen lassen. Ohne den Deckel abzunehmen beiseitestellen. Erst nach 10 Min. den Deckel abnehmen.

oder
1 Tasse Indischer Reis
2 Tassen Wasser
1 Eßlöffel kalt gepreßtes Distelöl

Geben Sie alle Zutaten in eine Pfanne, bringen Sie sie zum Kochen und rühren Sie leicht um. Zugedeckt bei niedriger Hitze 20 Min. ziehen lassen. Deckel sofort abheben und den Reis mit der Gabel auflockern.

Zubereitung der Zucchinis

Öl in einer Schmorpfanne erhitzen. Zucchinischeiben dazugeben und im Öl wenden. Mit Wasser bespritzen und einige Minuten wenden, bis sie Farbe annehmen. Basilikum und Oregano zugeben. Wenden und auf die Seite stellen.

Knoblauch-Kräuter-Soße

1 Knoblauchzehe, gehackt oder zerdrückt
5 Eßlöffel Olivenöl
2 Eßlöffel frischer Zitronen- oder Limonensaft
½ Teelöffel getrockneter Kerbel
½ Teelöffel getrockneter Majoran
¼ Teelöffel getrocknete Minze
½ Teelöffel getrockneter Thymian
⅛ Teelöffel getrockneter Estragon
½ Teelöffel Meersalz, Gewürzsalz oder salzfreies Gewürz
frisch gemahlener schwarzer Pfeffer

Zubereitung der Salatsoße

Alle Zutaten in eine Schüssel geben und mit der Gabel schlagen oder in einem Mixer oder in einer Küchenmaschine mischen.

Zubereitung des Salates

Blattsalat waschen und trocknen und in mundgerechte Stücke teilen. Zusammen mit Spinat oder Kresse und Keimlingen in eine große Schüssel geben. Reis, Zucchini, Oliven und Salatsoße zugeben und gut vermischen.

Vergessen Sie nicht, wenn Sie wieder hungrig sind, sollten Sie frühestens 3 Stunden nach dem Abendessen wieder Obst essen, denn der hohe Wassergehalt des Obstes wird die Ausscheidung am nächsten Tag begünstigen.

3. Tag – Mittwoch

Frühstück: Wie am ersten Tag.

Mittagessen: Frisches Obst *oder*
Karottensaft (nach Wunsch)
Nußbutter-Dip 1) mit Gemüserohkost *oder*
Energiesalat (mit leichter Salatsoße *oder* eine Soße Ihrer Wahl) (Seite 211).

Abendessen: Maiseintopf 2)
New York Sandwich 3) 4) 5) 6)
Spinatsalat mit Keimlingen 7)

1) Nußbutter-Dip

1 Min.

Ungesalzene rohe Mandel-, Cashew-, Sesam- oder Sonnenblumenkernbutter ist für dieses Rezept am besten geeignet. Erdnußbutter kann auf Wunsch auch verwendet werden.

¼ Tasse Nußbutter, weich oder in Stückchen
¼ Tasse Wasser

Die Nußbutter mit dem Wasser schaumig schlagen, bis sich eine cremige Soße zum Einstippen ergibt. Sie kann für Sellerie, Karotten, Zucchini, grüner oder roter Paprika, rohen Blumenkohl oder Brokkoli, Fenchel oder Scheiben von Artischocken verwendet werden.

2) Ländlicher Maiseintopf

für 4 Personen

6 Tassen Wasser
6 mittelgroße Kartoffeln, geschält und gewürfelt
1 mittelgroße Zwiebel, gehackt
2 Knoblauchzehen, fein gehackt
1 Selleriestange, gehackt
2 Gemüsebrühwürfel oder 1 Gemüsebrühwürfel und
  1 Eßlöffel helles Miso
⅛ Teelöffel getrockneter Salbei
½ Teelöffel getrockneter Thymian
½ Teelöffel getrockneter wilder Majoran
½ Teelöffel Meersalz (nach Wunsch)
½ Teelöffel Gewürzsalz oder salzfreies Gewürz
Frisch gemahlener schwarzer Pfeffer nach Geschmack
3–4 Tassen frischer oder gefrorener Mais
1 Eßlöffel Butter
¼ Tasse grüner Paprika, fein gehackt
½ Tasse Schalotten, fein gehackt
¼ Tasse Sahne oder Crème fraîche (nach Wunsch)
1 Eßlöffel frischer Dill, fein gehackt (nach Wunsch)

Zubereitung:

35 Min.

Wasser zum Kochen bringen. Kartoffeln, Zwiebeln, Knoblauch und Sellerie zugeben. Nachdem das Wasser wieder kocht, Brühwürfel und Gewürze zufügen. Zugedeckt bei mittlerer Hitze 15–20 Min. ziehen lassen oder so lange, bis die Kartoffeln weich aber nicht zerkocht sind. Leicht abkühlen. 2 Tassen Kartoffeln aus der Brühe nehmen und beiseite stellen. Den restlichen Eintopf in kleinen Portionen pürieren. Bei schwacher Hitze wieder erwärmen. Mais und die restlichen Kartoffeln zugeben. Nicht kochen, dabei umrühren, damit der Eintopf nicht ansetzt (5 Min.). Butter in kleiner Pfanne schmelzen. Grünen Paprika und Schalotten zugeben. Schmoren, bis die Gemüse hellgrün werden (ungefähr 3 Min.). Dann in den köchelnden Eintopf geben, Sahne und Dill nach Wunsch zufügen. Abschmecken.

3) New-York-Sandwich

25 Min.

Ob Sie es glauben oder nicht, dieses Gemüsegemisch ergibt ein absolut köstliches Sandwich, etwas, woran man sich sehr gewöhnen kann. 750 Leute aßen auf einem unserer Seminare 1600 Stück davon auf der „Queen Mary" in Long Beach, Kalifornien. Es war eine neue Erfahrung, und sie waren begeistert!

1 Tasse Brokkoli
½ Tasse Blumenkohl (nach Wunsch)
2 Eßlöffel Karotten, fein geraspelt
2 Eßlöffel Rotkohl, fein geraspelt
2 Eßlöffel gelber Kürbis, fein geraspelt
¼ Tasse geröstete Zwiebel (siehe unten), (nach Wunsch)
1 Chapati 4), Tortilla 5) oder Pita 6) (Fladenbrote)
1 Eßlöffel Mayonnaise
3 Scheiben (dünn) saure Gurken
½ Tasse Kopfsalat, fein zerrupft
½ Tasse Alfalfakeimlinge
2 Scheiben Avocado (nach Wunsch)
eine Prise Meersalz oder salzfreies Gewürz (nach Wunsch)

Zubereitung der Gemüse:

Brokkoli in dünne Längsstücke schneiden, dabei nur die Röschen und die oberen Teile der Stiele verwenden. Blumenkohl ebenfalls in Röschen teilen. Beide Gemüse in Gemüsedampftopf geben und zugedeckt 5 Min. oder bis sie gar sind über kochendem Wasser dämpfen. Zur Kontrolle mit scharfem Messer anstechen. Karotten, Kohl und Kürbis zusammengeben und gut mischen.

Geröstete Zwiebeln mit Grillsoße:

2 Teelöffel Distelöl
1 kleine weiße Zwiebel, in Scheiben
½ Eßlöffel Grillsoße

Zubereitung der gerösteten Zwiebeln:

Öl in kleiner Pfanne erhitzen. Zwiebeln zugeben und dünsten, bis sie weich werden. Grillsoße unter Umrühren dazugeben, weiter dünsten, bis die Zwiebeln vollständig gar sind. Diese Menge reicht für 3 oder 4 Sandwiches. Übrig gebliebene Röstzwiebeln schmecken köstlich in jeder Gemüsesuppe.

4) Chapati*

Chapati Mehl (⅔ Weizenmehl 1050, ⅓ Grahammehl, fein)

mit Wasser geschmeidig kneten, in Kugeln rollen. In einem Mehlteller plattdrücken und mit der Rolle zum Kreis ausrollen. In der trockenen oder leicht eingefetteten Pfanne kurz auf der einen Seite backen, auf der zweiten Seite etwas länger; wieder auf der ersten Seite backen, bis der Teig hochkommt.

5) Tortilla (Mais-Pfannkuchen)

250 g Maisgries in ½ Liter destilliertem oder mineralarmen Wasser etwas quellen lassen
1 Teelöffel Meersalz
2 Eßlöffel Öl
50 g Buchweizenmehl

hinzufügen und in der Pfanne in heißem Fett ausbraten oder auf dem gefetteten Backblech im nicht vorgewärmten Ofen bei guter Hitze in 20 Minuten backen.

Tostados

Tortillas (siehe oben) in Streifen oder Dreiecke schneiden und in heißem Öl knusprig backen.

---

* Chapatis, Tortillas und Pitas können Sie meistens auch in Pizzerias fertig kaufen. Sie können aber auch immer geröstetes Vollkornbrot als Unterlage verwenden!

6) Pita

4 Tassen Weizenvollkornmehl
1–2 Teelöffel Meersalz
1½ Tassen Wasser

Das frisch und sehr fein gemahlene Mehl in eine Schüssel geben, Salz zufügen und vorsichtig mit Wasser verkneten. Es hängt vom Mehl ab, wieviel Wasser man braucht. Der Teig muß so fest sein, daß man ihn ausrollen kann.

Teig 30 Minuten ruhen lassen. In 8 Stücke teilen, aus jedem Teigstück einen Ball formen und diesen auf einem bemehlten Brett dünn ausrollen, ca. 2 mm dick. Die Fladen auf der heißen Herdplatte oder in der heißen, trockenen Pfanne unter Schütteln und mehrmaligem Wenden ca. 10 Minuten backen.

Für diese Fladen eignen sich auch: Hafermehl, Maismehl, Roggenmehl oder Erbsenmehl.

Variation: Ein paar Eßlöffel zerlassene Butter an den Teig geben, ruhen lassen, dann backen.

Herstellung des Sandwich
für 1 Person

Tortillas oder Chapatis in heißer trockener Pfanne erhitzen, dabei von einer Seite auf die andere drehen, bis sie weich, aber nicht knusprig sind. Dann auf ein großes Stück Folie legen.

Tortilla mit Mayonnaise bestreichen. In der Mitte, von oben nach unten, bildet man eine Lage mit Brokkoli. Darauf den zerkrümelten Blumenkohl. Dann eine Lage mit Gurken, eine Lage mit dem geraspelten Gemüse, eine Lage mit den gegrillten Zwiebeln. Oben darauf den Kopfsalat, die Keimlinge und Avocado. Mit salzlosem Gemüsegewürz bestreuen, wenn es gewünscht wird. Jetzt die Tortillas wie Crêpes um das Gemüse rollen. Fest in Folie einpacken, bis sie serviert werden. So ein

Sandwich kann 2 bis 3 Tage im Kühlschrank aufbewahrt werden (wenn es Ihnen gelingt, es vor Ihren Freunden und Ihrer Familie zu verstecken!). In der Mitte durchschneiden und Folie teilweise zurückschieben, aber am Ende verschlossen halten, damit die Soße nicht herauströpfelt.

7) Spinatsalat mit Keimlingen
für 2 Personen

2 Tassen Kopfsalat, in kleine Stücke geschnitten
2 Tassen Spinat, in kleine Stücke geschnitten
2 Tassen Alfalfa-Keimlinge
1 Tasse gemischte Keimlinge – Linsen, Mungobohnen, Radieschen, Erbsen, roter Klee oder Weizenkörner
1 Tasse Gurke, geschält und gewürfelt
1 mittelgroße Tomate in Scheiben geschnitten
1 Tasse Kresse, geschnitten (nach Wunsch)
2 Eßlöffel Olivenöl
2 Teelöffel frischer Zitronensaft
2 Teelöffel Soyasoße oder ½ Teelöffel Dijonsenf

Gemüse und Keimlinge in große Schüssel geben. Öl zufügen und mischen. Zitronensaft und Sojasoße oder Senf dazugeben und noch einmal mischen.

4. Tag – Donnerstag

Frühstück: Wie jeden Tag

Mittagessen: Frisches Obst *oder* Karotten (nach Wunsch Nüsse und Gurken 1) *oder* Energiesalat (Seite 211)
mit Hüttenkäse, wenn gewünscht

Abendessen: Frischer Gemüsesalat oder Cocktail aus frischen Gemüsesäften (Seite 214)
Eintopf für zwei 2)
Cäsar-Salat 3)
Kohl mit Curry 4)

1) Nüsse und Gurken
2 Min.

½ bis 1 Tasse rohe Mandeln, Pekannüsse, Walnüsse oder Paranüsse
1 mittelgroße Gurke, geschält und in Stifte geschnitten

Vergewissern Sie sich, daß die Nüsse roh sind. Nach dem Rösten sind sie für den Körper nicht mehr verwertbar und tragen nur zu seiner Vergiftung bei. Nüsse und Gurken hört sich nicht nach großer Mahlzeit an, stellen aber eine sehr sättigende Mahlzeit dar. Da die Nüsse gut gekaut werden müssen, ist man eine Weile damit beschäftigt. Die Aromen ergänzen sich bestens – der Nährwert ist unübertroffen.

2) Eintopf für zwei Personen

40 Min.

8 kleine neue Kartoffeln
3 große Karotten
2–3 Eßlöffel Butter
1 kleine Zwiebel, gehackt
1 Stange Sellerie, gehackt
4 Brokkolistangen ohne Röschen, geschält und in 1 cm große Stücke geschnitten
2 kleine Zucchini, in Scheiben geschnitten
1 Tasse gefrorene Limabohnen (nach Wunsch)
½ Teelöffel gefrorene Erbsen (nach Wunsch)
¼ Teelöffel Selleriesamen
¼ Teelöffel getrockneter Salbei
¼ Teelöffel getrockneter Majoran
½ Teelöfel Meersalz, Gewürzsalz oder salzfreies Gewürz
Gemüsebouillon oder 2 Teelöffel natürliche Gemüsebrühe
1–2 Tassen Wasser

Kartoffeln und Karotten ganz in den Gemüsedämpftopf geben und zugedeckt 15 Minuten über kochendem Wasser dämpfen. Dann werden die Karotten in 1-cm-Scheiben geschnitten, die Kartoffeln geschält und in ca. 2 cm große Würfel geteilt. Beiseitestellen. In großer Pfanne die Butter schmelzen. Kartoffeln, Karotten, Zwiebeln, Sellerie, Brokkoli, Salz, Bouillon und Wasser zufügen. Zum Kochen bringen. Zugedeckt 5 Min. ziehen lassen. Zucchinis und Erbsen zugeben. Wieder zum Kochen bringen und zugedeckt unter gelegentlichem Umrühren weitere 10 Min. köcheln lassen. Kinder freuen sich, wenn sie gebutterte Vollkorntoast-Brote in diesen köstlichen Eintopf tunken dürfen.

3) Cäsar-Salat

für 2 Personen   *15 Min.*

1 Knoblauchzehe
3 Eßlöffel Olivenöl
1–2 Eßlöffel frischer Zitronensaft

1 Teelöffel Dijonsenf
1 Blatt Nori (gepreßter Seetang) nach Wunsch
¼ Teelöffel Meersalz, Gewürzsalz oder salzfreies Gewürz
1 kleiner Kopf römischer Salat
1 Tasse Knoblauch-Croutons
Frisch gemahlener schwarzer Pfeffer

Knoblauch in eine große Schüssel geben und mit der Gabel zerdrücken. Öl zufügen und gut umrühren. Knoblauch herausnehmen. Zitronensaft und Senf zugeben und mit der Gabel mischen. Nori mit der Hand 1–2 Sek. auf jeder Seite über heiße Flamme (Gas oder elektrisch) halten, bis sich die Farbe von schwarz zu grün ändert. Zerkrümeln und in die Salatsoße mischen. Meersalz zufügen und Soße schlagen. Salat waschen und gründlich trocknen. In mundgerechte Stücke teilen, die dicken Rippen entfernen, in die Schüssel geben und unter die Salatsoße mischen. Zuletzt die Knoblauch-Croutons (siehe unten) zufügen und nach Geschmack pfeffern.

Knoblauch-Croutons

für 1–2 Personen *10 Min.*
Sie sind leicht herzustellen und den abgepackten Sorten weit überlegen.

1 Scheibe Vollkornbrot
2 Teelöffel Butter
1 Knoblauchzehe, zerdrückt oder in 2 oder 3 Stücke geschnitten

Brot in kleine Würfel schneiden. Butter in kleiner Pfanne schmelzen lassen. Knoblauch zufügen. Kurz schmoren, um die Butter zu aromatisieren. Knoblauch entfernen. Brot zugeben und unter häufigem Umdrehen rösten, bis er knusprig ist. Die Croutons können Salaten, Suppen oder Gemüsegerichten zugegeben werden.

4) Kohl mit Curry
3–4 Portionen *12 Min.*

1 Eßlöffel Distelöl
2 Teelöffel Senfsamen
1 Teelöffel Turmoric (Gelbwurzel oder Kurkumawurzel) oder
 ¼ Teelöffel Currygewürz
1 kleine weiße Zwiebel, geviertelt und in dünne Scheiben
 geschnitten
1 kleiner Kohlkopf, ohne Stiel, geviertelt und fein geschnitten
½ Teelöffel Meersalz
2 Eßlöffel frischer Zitronen- oder Limonensaft

Öl in großer Pfanne erhitzen. Senfsamen und Turmoric zufügen, einen Augenblick brutzeln lassen. Die Zwiebel dazugeben und mehrere Minuten schmoren, dabei häufig umrühren. Kohl und Salz hineingeben und gründlich durcheinander mischen. Unbedeckt bei Mittelhitze unter ständigem Rühren kochen lassen, bis der Kohl zusammenfällt. Mit Zitronen- oder Limonensaft beträufeln.

5. Tag – Freitag

„Salat als Hauptgericht"

Frühstück: wie immer

Mittagessen: den ganzen Tag nur Obst und Obstsäfte
oder
Gemüseplatte (Seite 220)

Abendessen: Cocktail aus frischen Gemüsesäften
(Seite 214) *oder*
½ Honig-Melone *oder* 1 ganze Grapefruit
Geflügelsalat mit Curry 1)

1) Geflügelsalat mit Curry

2 Portionen *25 Min.*
zusätzliche Zubereitungszeit für das Hähnchen

4 Tassen Butterkopfsalat, gewaschen, getrocknet und in mundgerechte Stücke geteilt
2 Tassen Spinat, grob gehackt
½ Tasse Alfalfa-Keimlinge
¼ Tasse Kresse oder frische Petersilie, gehackt (nach Wunsch)
2 Tassen Brathähnchen, gehäutet und zerzupft (Seite 217) oder gegrilltes, gedünstetes oder geschmortes Hähnchen (vom Bio-Bauern)
2 Tassen Spargel
½ Tasse Karotten, geraffelt

Zubereitung des Salates

Kopfsalat, Spinat, Keimlinge und Kresse oder Petersilie in eine große Schüssel geben. Vom Spargel die harten Endstücke entfernen und schräg in 2-cm-Stücke schneiden. Spargel in kochendes Wasser werfen, 3–4 Min. kochen oder solange, bis er gar ist. Aus dem kochenden Wasser herausnehmen und sofort kalt abschrecken. Kochendes Wasser über die Karotten schütten und 1–2 Min. blanchieren. Abtropfen lassen. Hähnchen, Spargel und Karotten unter die Blattsalate mischen.

Mayonnaise-Soße mit Curry

2 Eßlöffel Olivenöl
1 Eßlöffel frischer Zitronensaft
1–2 Eßlöffel Mayonnaise
1 Teelöffel Honig
½ Teelöffel Curry
½ Teelöffel getrocknetes Basilikum oder
2 Teelöffel frisches Basilikum, fein gehackt
1 Teelöffel Schalotten, fein gehackt
¼ Teelöffel Meersalz (nach Wunsch)
Frisch gemahlener schwarzer Pfeffer

Zubereitung der Soße

Öl, Zitronensaft, Mayonnaise und Honig in eine kleine Schüssel geben und cremig schlagen. Curry, Basilikum, Schalotten und Meersalz zufügen. Noch einmal schlagen. Über den Salat schütten. Nach Geschmack pfeffern.

6. Tag – Samstag

Frühstück: wie immer

Mittagessen: Frisches Obst *oder* Karotten (nach Wunsch)
Energiesalat (Seite 211) *oder* Blumenkohltoast 1)

Abendessen: Erntesuppe 2) und heiße, gebutterte Maistortillas 3) *oder*
Karottenmus 4)
Japanischer Brokkoli 5)
Pikanter Grünkohlsalat 6)

1) Blumenkohltoast
1 Portion *20 Min.*

Das beste Gerät für ein getoastetes Sandwich ist ein einfacher Sandwich-Grill. Wenn Sie keinen haben, streichen Sie die Füllung auf gebutterten Toast.

1 Tasse Blumenkohl, gedämpft
1–2 Eßlöffel Mayonnaise
¼ Teelöffel Dijonsenf (nach Wahl)
¼ Teelöffel Meersalz, Gewürzsalz oder salzfreies Gewürz
1 Teelöffel Sellerie oder Wasserkastanien, gehackt (nach Wahl)
2 Scheiben Vollkornbrot
1 Eßlöffel Butter
½ Tasse Alfalfa-Keimlinge oder Kopfsalat in Stückchen geschnitten
1 Eßlöffel Karotten, geraffelt

Blumenkohl pürieren, Mayonnaise, Senf und Meersalz darunter mischen. Sellerie oder Wasserkastanien zugeben und gut vermischen. Brot mit Butter bestreichen. Blumenkohlmischung auf die ungebutterte Seite einer Brotscheibe streichen. Mit Keimlingen oder Kopfsalat und Karotten bestreuen. Mit der zweiten Brotscheibe bedecken, die gebutterte Seite nach außen. In den Apparat geben, erhitzen, bis das Brot sich golden färbt und die Füllung sich erwärmt hat. Ungefähr drei Minuten auf jeder Seite.

2) Erntesuppe
8 Portionen *55 Min.*

9 Tassen Wasser
1 große weiße Zwiebel, grob gehackt
2 große Knoblauchzehen, fein gehackt
2 Selleriestangen, grob gehackt
1 mittelgroße Selleriewurzel, geschält und gewürfelt (nach Wunsch)
2 Tassen Bananenkürbis, gewürfelt
1 kleiner Blumenkohl ohne Stiel, in 2½-cm-Röschen geteilt
4 mittelgroße Karotten, geschält, in 1 cm große Würfel geschnitten
4 mittelgroße Zucchini, in ½ cm Scheiben geschnitten
4 mittelgroße gelbe Zucchini oder Sommerkürbis, in ½ cm Scheiben geschnitten
3 mittelgroße Kartoffeln, geschält, halbiert, in ½-cm-Scheiben geschnitten
1 kleiner Kopf Wirsing-Kohl, ohne Stiel, geviertelt, dünn gehobelt
½ Teelöffel getrockneter Thymian
½ Teelöffel getrocknetes Basilikum
½ Teelöffel getrocknetes Bohnenkraut
2 Eßlöffel weißes Miso oder 2 Gemüsebouillonwürfel
1 Teelöffel Meersalz (nach Wahl)
1 Prise Zimt
1 Prise Muskat
2 Eßlöffel frischer Zitronensaft

Wasser in Suppentopf zum Kochen bringen. Alle Zutaten mit Ausnahme des Zitronensaftes zugeben. Wieder kochen lassen. 30 Minuten unter häufigem Rühren ziehen lassen, um den Kürbis breiig werden zu lassen, so daß sich eine dicke Brühe ergibt. Zuletzt den Zitronensaft zufügen. Diese Suppe kann in größeren Mengen hergestellt werden, denn sie eignet sich hervorragend zum Aufwärmen.

3) Heiße gebutterte Mais-Tortillas
4 Portionen *8 Min.*

8 Tortillas (Seite 226)
2 Eßlöffel Butter

Die Tortillas, eine nach der anderen, in heißer, trockener Pfanne erhitzen, dabei wenden, bis sie weich, aber nicht kroß sind. Nach dem Erhitzen etwas Butter in die Mitte der Tortilla geben und die nächste Tortilla darauf legen. Den ganzen Stapel in einer verschlossenen Kasserole warmhalten, um das Austrocknen zu verhindern. Man kann die Tortillas wie einen Kuchen in Stücke schneiden oder einzeln in traditioneller Weise aufrollen.

4) Karottenmus
3 Portionen *30 Min.*

2 Eßlöffel Butter
1 Teelöffel Distelöl
3 mittelgroße Karotten, geschält und fein gerieben
3 mittelgroße Kartoffeln, geschält und fein gerieben
½ kleine weiße Zwiebel, fein gerieben
½ Teelöffel Meersalz (nach Wahl)

Butter und Öl in einer Pfanne schmelzen lassen. Karotten, Kartoffeln und Zwiebeln zugeben. Würzen. Eine Seite braun werden lassen und wenden. Zweite Seite ebenfalls bräunen. In kleine Stücke brechen oder Stücke aus der Runde schneiden.

5) Japanischer Brokkoli
3 Portionen *15 Min.*

Ein köstliches Gericht, um übriggebliebene Brokkolistiele zu verwerten.

3 oder 4 Brokkolistiele ohne Röschen
1 Eßlöffel Sesam- oder Distelöl
1–2 Knoblauchzehen, fein gehackt
2 Eßlöffel Tamari
Spritzer frischer Zitronensaft (nach Wahl)

Mit einem Schälmesser die dicke Schale von den Stielen entfernen, dann der Länge nach in dünne Scheiben schneiden. Öl in einer Pfanne erhitzen. Knoblauch kurz schmoren. Brokkoli zugeben. 3–5 Minuten bei mittlerer Hitze schmoren, bis die Stiele weich sind. In Tamari und Zitronensaft schwenken.

6) Pikanter Grünkohlsalat
3 Portionen *15 Min.*

Grünkohl (nach Größe)
2 Eßlöffel frischer Dill, gehackt
2 Eßlöffel frische Petersilie, gehackt
½ Tasse Sauerrahm
Saft einer kleinen Zitrone
½ Teelöffel Seetang (nach Wunsch)
½ Teelöffel Meersalz, Gewürzsalz oder salzfreies Gewürz
Frisch gemahlener schwarzer Pfeffer

Den Kohl schneiden oder fein hacken. Dill und Petersilie in großer Schüssel vermischen. Sauerrahm und Zitronensaft mischen und über den Kohl schütten. Seetang, Meersalz und Pfeffer nach Geschmack zugeben. Gut mischen. (Übriggebliebenen Kohl für den 9. Tag aufheben.)

7. Tag – Sonntag

Frühstück: Wie am 1. Tag *oder*
Obstsalat nach Ihrer Wahl *oder*
Erdbeer-Kiwi-Salat 1) mit Fruchtdip 2)

Mittagessen: Frisches Obst *oder*
Karotten (nach Wunsch) Erntesuppe (Seite 236) und Salat nach Ihrer Wahl mit Dressing Ihrer Wahl *oder*
Gurken-Sandwich 3)

Abendessen: Frischer Cocktail aus Gemüsesäften (Seite 214)
Hirtenpastete 4)
süße Karotten mit Basilikum 5)
Pariser Salat mit Spargel 6)

1) Erdbeer-Kiwi-Salat

2 Portionen *10 Min.*

2 Orangen, geschält und quer in Scheiben geschnitten
2 Tassen Erdbeeren, in Scheiben geschnitten
2 große Kiwi, geschält und in Scheiben geschnitten
1 kleine Banane, geschält und in Scheiben geschnitten
1 Eßlöffel Rosinen (nach Wahl)

Orangenscheiben auf kleiner Platte anrichten. In einer großen Schüssel Erdbeeren, Kiwi und Bananen mischen. Rosinen zugeben. Leicht vermischen und auf die Orangenscheiben häufen. Fruchtdip herstellen (siehe Rezept) und über den Salat gießen oder separat servieren.

2) Fruchtdip

Sie finden hier 5 verschiedene Fruchtdip-Vorschläge. Es gibt noch viele andere Möglichkeiten.

Im Mixer pürieren:
½ Papaya, ¼ Tasse frischen Orangensaft und ¼ Teelöffel Muskat oder
1 Dattelpflaume und 1 Banane oder
1 Banane und ½ Tasse Erdbeeren oder
½ Tasse frischen Orangen- oder Apfelsaft und 6–8 entsteinte Datteln oder
½ Tasse Ananaswürfel und eine Banane

Über oder mit dem Obstsalat servieren.

3) Gurken-Sandwich

3 Stück pro Person   *5 Min.*

Maistortillas
Mayonnaise oder Butter
Gurkenspieße
Alfalfa-Keimlinge oder zerpflückter Kopfsalat
Gemüsegewürz oder Petersilien-Salz (salzlos)

Die Gurken schälen und in dünne Spieße schneiden (12–15 cm). Tortillas in heißer trockener Pfanne erhitzen, wenden bis sie weich, aber nicht kroß sind. Mayonnaise auf die heißen Tortillas streichen. 2–3 Gurkenspieße in die Mitte der Tortillas geben. Mit Keimlingen oder Kopfsalat und Gewürzen bestreuen, fest einrollen. Sie können auch Toastbrot nehmen und belegen!

4) Hirtenpastete

Füllung:
½ Tasse Butter
1 mittelgroße weiße Zwiebel, fein gehackt
1 Tasse Sellerie, fein gehackt
¼ Tasse Schalotten, fein gehackt
8 Tassen Vollkornbrot-Würfel (ca. 1 cm groß), am besten altbacken
2 Teelöffel gemahlener Salbei
½ Teelöffel getrockneter Majoran
½ Teelöffel getrockneter Tymian
½ Teelöffel Selleriesamen
¼ Teelöffel Paprika
½ Teelöffel Meersalz
Frisch gemahlener schwarzer Pfeffer
1 Eßlöffel frische Petersilie, fein gehackt
1 Gemüsebouillonwürfel
2 Tassen kochendes Wasser

Gebackener Kartoffelbrei

4–6 Portionen

8–10 kleine Kartoffeln, geschält und in 2½-cm-Würfel geschnitten (8–10 Tassen)
1 Stange Sellerie mit Blättern
1 Lorbeerblatt
1 große Knoblauchzehe
3 Eßlöffel Butter
¼ Tasse rohe Sahne
½ Teelöffel Meersalz, Gewürzsalz oder salzfreies Gewürz
Frisch gemahlener weißer Pfeffer

Kartoffeln schälen und in Topf mit kaltem Wasser geben. Sellerie, Lorbeerblatt und Knoblauch dazugeben. Zum Kochen bringen, bedecken und 20 Min. oder bis Kartoffeln weich sind, köcheln.

Währenddessen die Füllung vorbereiten. Butter in großer Pfanne schmelzen. Zwiebel, Schalotten und Sellerie zugeben. Schmoren, bis das Gemüse weich wird. Brotwürfel, Salbei, Majoran, Thymian, Selleriesamen, Paprika, Meersalz und Pfeffer zufügen. Gut mischen. 1 Gemüsebrühwürfel in 2 Tassen kochendem Wasser auflösen. Zur Füllung geben und gut vermischen. Zugedeckt bei sehr niedriger Hitze und unter häufigem Umrühren 15 Min. dämpfen.

Backofen auf ca. 190° vorheizen. Kartoffelbrei vorbereiten. In kleinem Topf Butter schmelzen und Sahne zufügen. Erhitzen, aber nicht kochen. Lorbeerblatt und Knoblauch entfernen. Kartoffeln in der Küchenmaschine oder mit der Hand pürieren, dabei die Butter-Sahne-Mischung untermengen. Meersalz und Pfeffer nach Geschmack zufügen und gründlich schlagen.

Die Füllung in eine feuerfeste Kasserolle geben und mit dem Kartoffelbrei bedecken. 30–45 Minuten im Backofen überbakken, bis die Kartoffeln eine goldbraune Kruste bilden. Inzwischen die Pilzcremesoße (s. unten) vorbereiten.

Pilzcremesoße

4–6 Portionen

2 Eßlöffel Butter
1 Schalotte, fein gehackt
1 Pfund Pilze, in Scheiben geschnitten
2 Eßlöffel Butter
2 Eßlöffel Mehl
1½ Tassen Wasser
2 Gemüsebrühwürfel
2 Eßlöffel rohe Sahne oder Crème fraîche
½ Teelöffel Meersalz
¼ Teelöffel Knoblauchsalz

2 Eßlöffel Butter in einer großen Pfanne schmelzen. Schalotte und Pilze zufügen, solange schmoren, bis die Pilze weich sind und eine dunkelbraune Soße gebildet haben. Pilze mit Sieblöffel aus der Pfanne nehmen. Soße in Meßbecher geben und beiseite stellen.

2 Eßlöffel Butter in dieselbe Pfanne geben. Mehl zufügen und mit Schneebesen einrühren. Pilzsoße zufügen, weiter mit dem Schneebesen rühren, bis die Soße eindickt. Langsam unter ständigem Rühren Wasser zufügen. Brühwürfel dazugeben und unter Rühren auflösen. Sahne, Meersalz und Knoblauch zugeben. Jetzt können auch die Pilze in die Soße gegeben werden oder extra zur Hirtenpastete serviert werden.

5) Süße Karotten mit Basilikum
4–6 Portionen *25 Min.*

12 mittelgroße Karotten, geschält
3 Eßlöffel Süßrahmbutter
2 Eßlöffel reiner Ahornsirup
1–2 Teelöffel frisches Basilikum
¼ Teelöffel Meersalz

Karotten in ¼ cm dünne Scheiben schneiden oder in der Küchenmaschine schneiden. In zugedeckten Gemüsedämpftopf 10 Minuten über kochendem Wasser dämpfen, bis sie weich, aber nicht breiig sind. Auf die Seite stellen. Die Karotten können im voraus gedämpft werden und erst kurz vor dem Servieren mit den anderen Zutaten vermischt werden. In großer Pfanne Butter schmelzen. Ahornsirup, Karotten, Basilikum und Meersalz zugeben und gut umrühren, daß die Karotten sich mit der Buttersoße überziehen.

6) Pariser Salat mit Spargel *15 Min.*

1 Butterkopfsalat
½ Kopf roter Blattsalat
½ Pfund frischer oder gefrorener Spargel

Salat waschen, gründlich trocken tupfen und in mundgerechte Stücke teilen, dabei die dicken Mittelrippen entfernen. Die dicken Enden des Spargels entfernen und den Spargel 3–5 Minuten in kochendes Wasser geben, bis er weich ist. Aus dem Wasser nehmen, abtropfen lassen und in 3 ½ cm lange Stücke schneiden. Zum Kopfsalat geben.

French Dressing/Salatsoße
4 Portionen

3 Eßlöffel Olivenöl
1 Eßlöffel frischer Zitronensaft
½ Teelöffel Dijonsenf
Meersalz (nach Wahl)
1 Knoblauchzehe, halbiert
Frisch gemahlener schwarzer Pfeffer

Öl, Zitronensaft, Senf und Meersalz in Meßbecher geben. Knoblauch auf die Gabel spießen und Soße mit der Knoblauchgabel schlagen. Über den Salat gießen, pfeffern nach Geschmack und gut durchmischen.

8. Tag – Montag

„Salat als Hauptgericht"

Frühstück: wie jeden Tag

Mittagessen: Den ganzen Tag Obst und Obstsäfte *oder* Gemüseplatte (Seite 220)

Abendessen: Cocktail aus frischen Gemüsesäften (Seite 214) *oder* eine halbe Honigmelone Kartoffelsalat 1)

1) Kartoffelsalat
2 Portionen   *35 Min.*

6 kleine neue Kartoffeln
2 Eßlöffel Butter
½ Teelöffel Meersalz, Gewürzsalz oder salzfreies Gewürz
¼ Teelöffel süßer ungarischer Paprika
2 Tassen Brokkoliröschen (mit 5 cm vom Stiel)
4 Tassen Kopfsalat, gewaschen, getrocknet und in mundgerechte Stücke geteilt
2 Tassen Spinat, grob gehackt
1 Tasse Alfalfa-Keimlinge
1 Tasse Rotkohl, fein geschnitten oder geraffelt

Die ganzen, ungeschälten Kartoffeln in den Dämpftopf geben und zugedeckt 20 Minuten über kochendem Wasser garen, bis sie beinahe weich sind. Inzwischen Brokkoli, Blattgrün und Salatsoße vorbereiten. Die gekochten Kartoffeln in ca. 1 cm große Würfel schneiden (mit oder ohne Schale). In große Schüssel geben und beiseite stellen. Butter in kleiner Pfanne schmelzen und über die Kartoffeln gießen, gut mischen. Gewürze zugeben, mischen. Die Kartoffeln auf Backfolie ausbreiten und auf die oberste Schiene im Bratrohr stellen. 5–10 Minuten backen. Inzwischen Brokkoli 5–7 Minuten dämpfen, bis er gar und hellgrün ist. Abkühlen.

Kopfsalat und Spinat in große Schüssel geben. Keimlinge trennen, damit sie keine Klumpen bilden und ebenfalls zufügen. Dann den Kohl dazugeben. Brokkoli der Länge nach in feine Scheiben schneiden, zum Grünzeug geben.

Cremige Salatsoße

1 große Knoblauchzehe
2 Eßlöffel frischer Zitronen- oder Limonensaft
¼–½ Teelöffel Meersalz (nach Wahl)
¼ Tasse Olivenöl
½ Teelöffel getrockneter wilder Majoran
¼ Teelöffel getrockneter Thymian
1–2 Eßlöffel Mayonnaise
Frisch gemahlener schwarzer Pfeffer (nach Wahl)

Knoblauch schälen und zerdrücken (wenn Sie starken Knoblauchgeruch wünschen) oder halbieren (wenn Sie einen milderen Salat wollen). Knoblauch in Meßbecher geben und mit Gabel anstechen. Zitronen- oder Limonensaft, Salz, Olivenöl und Kräuter zugeben. Dann die Mayonnaise hinzufügen und die Soße mit der Knoblauchgabel schlagen, bis sie dick und cremig wird. Soße über den Salat gießen und alles gut mischen.

Fertigstellung des Salates

Kartoffeln aus dem Bratrohr nehmen und in den Salat geben. Wenn gewünscht, mit Pfeffer würzen, gut mischen.

9. Tag – Dienstag

Frühstück: Wie jeden Tag

Mittagessen: Frisches Obst *oder* Karotten (nach Wahl)
Energiesalat (Seite 211) *oder*
Avocado-Creme mit Maischips 1) und Selleriestangen

Abendessen: Cocktail aus frischen Gemüsesäften (Seite 214), Gemüse mit gerösteten Bröseln 2) *oder*
gebutterter Vollkorntoast
herzhafte Erbsensuppe 3)
Pikanter grüner Kohlsalat (Seite 238)

1) Avocado-Creme
1–2 Portionen 5 Min.

1 Avocado
½ Teelöffel Gemüsegewürz oder Petersiliensalz
½ Teelöffel Kümmel
½ Teelöffel getrockneter wilder Majoran

Avocado halbieren, Kern entfernen, Fruchtfleisch herausnehmen, den Kern aufheben. In einer kleinen Schüssel das Fruchtfleisch mit der Gabel zerdrücken und die Gewürze untermengen. Mit der Gabel cremig schlagen. Wird die Avocado-Creme nicht gleich serviert, Kern in die Schüssel geben, um Verfärbung zu verhindern, fest verschließen und bis zum Verzehr in den Kühlschrank stellen. Als Dip für natürliche Maischips, Selleriestangen oder anderes Rohgemüse verwenden.

2) Gemüse mit gerösteten Bröseln
25 Min.

1 mittelgroßer Blumenkohl, ohne Stiel, in kleine Röschen geteilt
¼ Rotkohl, ohne Strunk, geraffelt
6 mittelgroße Karotten, in Scheiben, Stäbchen oder Würfel geteilt
2 mittelgroße gelbe Kürbisse
2 Tassen Pak-Choy grün, geraffelt

Zubereitung des Gemüses

Blumenkohl, Rotkohl, Karotten und Kürbisse im Dämpftopf zugedeckt 10 Min. über kochendem Wasser oder bis zur Gare dämpfen. Pak-Choy grün zuletzt zugeben, bis die Blätter zusammenfallen.

Butterbrösel-Haube

2 Eßlöffel Butter
1 Knoblauchzehe, fein gehackt
4 Scheiben Vollkornbrot

Die Butter in großer Pfanne schmelzen. Knoblauch zugeben und schmoren, um die Butter zu aromatisieren. Brot in der Küchenmaschine oder im Mixer zerkleinern (mittelgroße Brösel). Brösel in Knoblauchbutter wälzen, bis sie sich gleichmäßig vollgesogen haben.

1 Eßlöffel Butter
½ Teelöffel Gemüsegewürz
¼ Teelöffel Meersalz
Frisch gemahlener schwarzer Pfeffer
2 Eßlöffel Butter

Zusammenstellung der Kasserolle

Backofen auf 260° vorheizen. Das gedämpfte Gemüse mit 1 Eßlöffel Butter, Gemüsegewürz und Meersalz in großer Schüssel gut vermengen. Wenn gewünscht, pfeffern und ½ Tasse Butterbrösel zufügen. Gut mischen. Das Gemüse in flacher, feuerfester Kasserolle verteilen. Mit den restlichen Bröseln bestreuen. 2 Eßlöffel Butterflöckchen verteilen. 5 Minuten im Rohr überbacken. Übriggebliebene Reste der Kasserolle können für Suppen, Gemüsetoasties (kleine Toasts) oder in Chapatis (Seite 226) gerollt Verwendung finden.

3) Erbsensuppe

8 Portionen　　　　　　　　　　　　　　*1 Stunde und 40 Min.*

2 Eßlöffel Butter
1 Eßlöffel Distelöl
1 Tasse Karotten, grob gehackt
1½ Tassen Zwiebeln, fein gehackt
2 Tassen Kohl, fein geraffelt
10 Tassen Wasser
2 Tassen grüne Erbsen
1 Teelöffel getrocknetes Basilikum
1 Teelöffel getrockneter Thymian
1 Teelöffel getrockneter Majoran
½ Teelöffel getrockneter wilder Majoran
½ Teelöffel getrocknetes Bohnenkraut
⅛ Teelöffel getrockneter Salbei
⅛ Teelöffel getrockneter Estragon
¼ Teelöffel Selleriesamen
¼ Teelöffel gemahlener Koriander
½ Teelöffel Meersalz (nach Wahl)
¼ Teelöffel Gewürzsalz oder salzfreies Gewürz
Frisch gemahlener Pfeffer nach Geschmack
1 Gemüsebrühwürfel
4 Eßlöffel frische Petersilie, fein gehackt

Butter und Öl zusammen in großem Suppentopf erhitzen. Karotten, Sellerie, Zwiebel, Knoblauch und Kohl zufügen und einige Minuten unter häufigem Umrühren schmoren. Wasser, Erbsen, Gewürze und Brühwürfel zugeben. Zum Kochen bringen. Zugedeckt bei Mittelhitze 1½ Stunden unter häufigem Umrühren köcheln. Zuletzt Petersilie zugeben und abschmecken. Diese Suppe kann gut eingefroren werden.

10. Tag – Mittwoch

Frühstück: Wie jeden Tag

Mittagessen: Richtig belegtes Sandwich (Seite 212) *oder*
Nußbutter-Dip und Rohgemüse (Seite 223) *oder*
Nüsse und kleine Gurken (Seite 229)

Abendessen: Cocktail aus frischen Gemüsesäften (Seite 214)
Nudeln mit geraffeltem Gemüse 1)
Cäsar-Salat (Seite 230 ohne Croutons, wenn gewünscht)
Maiskolben 2)

1) Nudeln mit geraffeltem Gemüse

1 Eßlöffel Distelöl
1 Teelöffel Knoblauch, feingehackt
½ Teelöffel frischer Ingwer (nach Wahl)
2 Tassen Kohl, geraffelt
1 Tasse Schalotten, der Länge nach geschnitten
2 Tassen Zucchini, in ½-cm-Scheiben geschnitten und dann gestiftelt
1 Tasse Erbsenschoten, geraffelt
2 Tassen Spargel oder Brokkoli, in ½-cm-Stücke oder Röschen geteilt
3 Eßlöffel Distelöl
4 Tassen kalte, gekochte Nudeln (Buchweizen, Spaghetti, Vollkornspaghetti oder andere Vollkorn-Nudeln)

Brokkoli – falls er verwendet wird – 4 Minuten vordämpfen. Schmortopf einige Minuten heizen, während das Gemüse vorbereitet wird. 1 Eßlöffel Öl hineingeben, im Topf gut verteilen. Zuerst Knoblauch und Ingwer und sofort danach alle Gemüse hineingeben. Unter ständigem Rühren im heißen Öl braten, falls notwendig 1–2 Eßlöffel Wasser zufügen, um das Anbrennen zu verhindern. Braten, bis sich die Gemüse hellgrün gefärbt haben (nach ein paar Minuten), dann auf großer Platte anrichten.

Nudelsoße

2 Portionen

1 Eßlöffel Tofu oder Soja-Soße
1 Teelöffel frischer Zitronensaft oder trockener Sherry
1 Eßlöffel geröstetes Sesamöl
2 Eßlöffel Grillsoße oder chinesische Bohnen- oder Erdnußsoße
1 Teelöffel Honig
1 Teelöffel heiße Currypaste (nach Wahl), oder ½ Teelöffel Currypulver*

Alle Zutaten in kleine Schüssel geben, gut mischen und beiseite stellen. 3 Eßlöffel Öl im heißen Schmortopf erhitzen. Nudeln zugeben und unter Umrühren rösten, bis sie warm sind. Gemüse und Soße zugeben. Gut vermengen. Auf großer Platte anrichten.

* Erhältlich in Asiengeschäften

2) Maiskolben

2–4 Personen   *7 Min.*

4 Maiskolben
Butter
Meersalz, Gewürzsalz oder salzfreies Gewürz

Mais immer in den Hülsenblättern im Kühlschrank aufbewahren. So hält er sich besser und länger. Wasser im Suppentopf zum Kochen bringen. Mais mit den Blättern genau 5 Minuten kochen. Mit Butter und Meersalz servieren.

Vergessen Sie nicht, Sie können jederzeit das Abendessen durch einen Hauptgericht-Salat Ihrer eigenen Wahl ersetzen.

11. Tag – Donnerstag

„Salat als Hauptgericht"

Frühstück: Wie jeden Tag

Mittagessen: Frischer Obst- oder Karottensaft (nach Wahl)
Obst *oder* Obstsalat *oder*
Gemüseplatte (Seite 220)
Wenn gewünscht, Rohkost

Abendessen: 1 ganze Grapefruit
Salat für Steakfreunde (Texas-Salat) 1)

1) Salat für Steakfreunde

40 Min.

3 Tassen grüne Bohnen mit Knoblauch (Seite 217)
1 Steak von ca. 300–350 g
2 Teelöffel Distelöl
1 kleine rote oder weiße Zwiebel, in Scheiben geschnitten
4 Tassen Butterkopfsalat, gewaschen, getrocknet und in mundgerechte Stücke geteilt
2 Tassen Spinat ohne Stiele
3 große Pilze, in Scheiben oder Stäbchen geschnitten

Zuerst die grünen Bohnen mit Knoblauch vorbereiten. Während die Bohnen kochen, braten Sie das Steak Ihrem Geschmack entsprechend. Schneiden Sie es in dünne Schrägstreifen. Beiseite stellen. Öl in kleiner Pfanne erhitzen. Zwiebel in Öl weich schmoren, so lange, bis sie kroß wird. Kopfsalat und Spinat in große Schüssel geben. Steak, Bohnen, Zwiebel und Pilze zugeben.

Dijon-Salatsoße
2 Portionen

3 Eßlöffel Olivenöl
1 Eßlöffel frischer Zitronensaft
¾ Teelöffel Dijonsenf
½ Teelöffel Meersalz, Gewürzsalz oder salzfreies Gewürz (nach Wahl)
¼ Teelöffel Gemüsegewürz (nach Wahl)
Frisch gemahlener schwarzer Pfeffer

Öl, Zitronensaft und Senf in kleiner Schüssel schaumig schlagen. Meersalz und Gemüsegewürz zugeben, wenn gewünscht. Über den Salat gießen. Nach Geschmack pfeffern. Gut mischen.

4 Stunden nach dem Abendessen können Sie etwas Obst zu sich nehmen.

12. Tag – Freitag

Frühstück: Wie jeden Tag

Mittagessen: Frisches Obst *oder*
Karotten (nach Wunsch)
Energiesalat
(Seite 211) *oder*
gefülltes Pita-Sandwich 1)

Abendessen: Cocktail aus frischen Gemüsesäften
(Seite 214)
Gemüse mit Curry und Gurken-Joghurt 2)
oder
gebackene Fischsteaks 3) und
Gurken mit Dill 4)
Süßer Spaghetti-Kürbis 5)

1) Gefülltes Pita-Sandwich
2 Portionen *15 Min.*

Vollkorn-Pita-Brot (Seite 227) ist ein ausgezeichneter Ersatz für normales Brot. Pitas kurz im Ofen erwärmen, aber nicht toasten, da sie sonst nicht gefüllt werden können. Am oberen Ende der Pita einen dünnen Streifen abschneiden und nach Belieben füllen. Jede Art von Salat, frisches oder gedämpftes Gemüse oder eine Kombination von beidem, kann eine ausgezeichnete Füllung für ein Pita-Sandwich sein.

Es empfiehlt sich, dicke Salatsoßen zu verwenden, da flüssige Soßen das Brot aufweichen. Als ich vor acht Jahren begann, neue Rezepte auszuprobieren, verkauften wir Pita-Sandwiches in unserem Laden. Zu einer Zeit, in der diese Art von Sandwich noch ziemlich unbekannt war, hatten wir damit großen Erfolg.

Einige Salatblätter, gewaschen und getrocknet
Einige Spinatblätter

1 kleine Tomate (nach Wunsch). (Wenn Sie Ihr Pita-Sandwich nicht gleich aufessen, ist es besser, die Tomate wegzulassen, da sie das Pita-Sandwich aufweichen könnte.)

1 Selleriestange
½ kleine Gurke oder 1 kleine saure Gurke
1 kleine Karotte
½ Avocado (nach Wunsch)
2 Tassen Alfalfa-Keimlinge (nach Wahl)
1–2 Eßlöffel Mayonnaise
½ Teelöffel Senf oder Tamari
1 Spritzer frischer Zitronensaft
Meersalz, Gewürzsalz oder salzfreies Gewürz (nach Wunsch)
2 Vollkorn-Pitabrote

Den Kopfsalat, Spinat, Tomate, Sellerie und Gurke fein hakken und in einer kleinen Schüssel vermischen. Die Karotte reiben und die Avocado würfeln, dazugeben. Die Keimlinge zugeben sowie die Mayonnaise, Senf oder Soja-Soße, den Spritzer Zitronensaft und das Salz nach Geschmack. Gut mischen. Den Salat in die leicht gewärmten Pitataschen einfüllen. In Folie wickeln und im Kühlschrank bis zum Verzehr aufbewahren.

2) **Gemüse mit Curry**
3–4 Portionen *30 Min.*

Die Grundlagen der indischen Küche sind eigentlich sehr einfach. Das folgende authentische Rezept erhielt ich von einer guten Freundin aus Bombay, die eine ungemeine talentierte Köchin ist. Es handelt sich um trockenen Curry. Eine „nasse" Curryvariante folgt dem Rezept.

2 Teelöffel Distelöl oder Butter oder Ghee[a)] (geklärte Butter)
½ Teelöffel Senfsamen (nach Wunsch)
Eine Prise Asafetida oder Hing[b)] (nach Wunsch)
1 Eßlöffel grüner Chili, gehackt, Paprika, gehackt (wenn Sie scharfen Curry lieben, sollten Sie grünen Chili verwenden)
1 kleiner Blumenkohl ohne Stiel und in kleine Röschen geteilt
¼–½ Teelöffel Meersalz
1 Teelöffel Korianderpulver
⅛ Teelöffel Turmoric
1 Eßlöffel Wasser
1½ Tassen gefrorene kleine Erbsen
3 Eßlöffel Kokosnuß, fein gerieben
2 Eßlöffel frische Petersilie, fein gehackt
Saft einer halben Limone

Zubereitung des Gemüses

Öl, Butter und Ghee* in einer großen Deckelpfanne erhitzen. Senfsamen, Asafetida und grünes Chili oder Paprika zufügen. Dann den Blumenkohl dazugeben. Zudecken und bei sehr schwacher Hitze trocken dünsten, dabei Meersalz, Koriander und Turmoric zugeben. Häufig umrühren. Sobald die Masse dick zu werden beginnt, Wasser zufügen. Unter häufigem Rühren 5–10 Minuten, oder bis der Blumenkohl gar ist, kochen. Dann die Erbsen dazugeben. Gut mischen und weitere 3–4 Minuten kochen. Kokosnuß, Petersilie und Limonensaft unterrühren. Gut mischen und noch ein paar Minuten leicht erwärmen.

---

* a) Ghee kann in indischen Läden gekauft werden, Sie können es aber auch selbst herstellen, indem Sie Butter zum Schmelzen bringen und dann durch Käseleinen seien. Das Klären der Butter bewirkt die Entfernung der Milchfeststoffe und macht die Butter leichter verdaulich.
b) Ein indisches Gewürz, das in der indischen Küche als Verdauungshilfe verwendet wird. In indischen Läden erhältlich. Nur eine winzige Prise verwenden, eine kleine Menge hat eine große Wirkung. Hing ist ein anderer Name für Asafetida.

„Nasse" Curryvariante

Geriebene Kokosnuß, ¼ Teelöffel Kümmel, eine kleine Scheibe frischen Ingwer, 1–2 Knoblauchzehen, 1 Teelöffel Koriander, ⅛ Teelöffel Turmoric mit soviel Wasser in den Mixer geben, daß die Zutaten bedeckt sind. Verflüssigen. Diese Kokosnußsoße zusammen mit den Erbsen am Ende der Kochzeit zugeben. Noch 3–4 Minuten kochen, dann Petersilie und Limonensaft zugeben.

2) Gurken-Joghurt
4 Portionen   *10 Min.*

Hier handelt es sich um ein Rezept für ein kühlendes Joghurt, das traditionsgemäß mit Curry serviert wird. Da es aus Joghurt hergestellt wird, ist sie eine schwere Beilage zu jeder Art von Kohlenhydraten, wie der traditionelle Reis oder Chapatis (Seite 226). Deshalb haben wir zu dieser Currymahlzeit Spaghetti-Kürbis genommen (Seite 261).

1 kleine Gurke, geschält und grob gerieben
1½ Tassen einfachen Joghurt
2 Teelöffel Distelöl
Prise Asafetida oder Hing (erhältlich in indischen Läden)
½ Teelöffel Senfsamen
¼ Teelöffel Meersalz (nach Wunsch)
2 Eßlöffel frische Petersilie, gehackt

In einer kleinen Schüssel Gurke mit Joghurt vermischen. Sie können, wenn Sie wollen, die Gurke vorher ausdrücken. Öl in kleiner Pfanne erhitzen. Asafetida, Senfsamen und Curryblätter zufügen und kurz brutzeln lassen. In die Gurken-Joghurt-Mischung gießen. Meersalz und Petersilie zugeben. Gut mischen.

3) Gebratene Fischsteaks
2 Portionen *10 Min.*

2 Scheiben (ca. ½ Pfund pro Scheibe) Schwertfisch, Heilbutt, Lachs, Dorsch, Schellfisch oder irgendein anderes dickes Fischsteak
2 Eßlöffel geschmolzene Butter oder Olivenöl
Spritzer Tabasco oder Cayenne-Pfeffer
¼ Teelöffel Meersalz, Gewürzsalz oder salzfreies Gewürz
Frisch gemahlener schwarzer Pfeffer (nach Wunsch)
1 Teelöffel frischer Zitronensaft

Backofen vorheizen. Fischsteaks waschen und trocken tupfen. Alle anderen Zutaten in eine kleine Schüssel geben. Den Fisch auf beiden Seiten mit der Soße einreiben, so daß er nicht anklebt und in den Backofen geben. Die Fischsteaks öfter mit Soße beträufeln. Auf beiden Seiten 3–4 Minuten braten. Nicht zu weich werden lassen. Sie sollten weich und feucht sein.

4) Gurken mit Dill
15 Min.

1 Gurke geschält, entkernt und in dünne Scheiben geschnitten, dann in dünne Streifen schneiden
½–¾ Tassen Sauerrahm, je nach Größe der Gurke 2 Eßlöffel frischer Zitronensaft
1 Teelöffel Schalotte, fein gehackt
2 Eßlöffel frischer Dill, gehackt oder 1 Teelöffel getrockneter Dill
¼ Teelöffel Meersalz, Gewürzsalz oder salzfreies Gewürz

Alle Zutaten gut mischen. Bis zur Verwendung in den Kühlschrank stellen. Entweder als Salat oder als Soße für den gebratenen Fisch servieren. Ergibt 2–4 Portionen.*

* Wenn Sie besonders knackige Gurken mit wenig Kernen bevorzugen, verwenden Sie Treibhausgurken oder Gürkchen.

5) Süßer Spaghetti-Kürbis
6 Portionen *30 Min.*

1 mittelgroßer Spaghettikürbis
1 Eßlöffel Butter
4 mittelgroße Karotten, fein gerieben
1 Schalotte, fein gehackt
¼ Tasse Rosinen (nach Wunsch)
½ Tasse Wasser
1 Teelöffel frischer Dill (nach Wunsch)
2 Eßlöffel reiner Ahornsirup (nach Wunsch)
1 Teelöffel Zimt
½ Teelöffel Kardamon
½ Teelöffel Meersalz (nach Wunsch)
¼ Teelöffel frisch gemahlener weißer Pfeffer

Den Kürbis der Länge nach halbieren. Kerne entfernen und mit der Schnittfläche nach unten in Gemüsedämpfer geben. Ungefähr 20 Minuten oder bis zur Gare über kochendem Wasser dämpfen. Leicht abkühlen, Fruchtfleisch aus der Schale schaben und beiseite stellen.

Butter in großer Pfanne zerlassen. Karotten, Schalotte und Rosinen zugeben und kurz schmoren. Wasser zufügen, zudecken und köcheln, bis die Karotten beinahe weich sind. Dill, Ahornsirup, Zimt, Kardamon, Meersalz und Pfeffer dazugeben. Kürbismasse hineinrühren und gut vermengen. Bei niedriger Hitze zugedeckt 10 Minuten ziehen lassen, dann Deckel abnehmen und weiter köcheln, dabei häufig umrühren, bis das Wasser eingekocht ist. Mit dem Gemüse-Curry-Gericht oder an Stelle von Reis oder Teigwaren servieren. Reste des Kürbisgerichtes können Suppen oder Eintopfgerichten beigegeben werden.

13. Tag – Samstag

„Salat als Hauptgericht"

Frühstück: Wie jeden Tag

Mittagessen: Den ganzen Tag Obst oder Obstsaft *oder* einen leichten Obstsalat 1)

Abendessen: Gemüsesaft oder
Cocktail aus frischen Gemüsesäften (Seite 214) *oder*
1 Papaya *oder*
1 Scheibe Wassermelone (ca. 2½ cm bis 7 cm dick, von den Melonenhälften geschnitten)
Californische Tostada 2) mit
frischer Tomatensoße 3)

1) Leichter Obstsalat
2 Portionen *10 Min.*

2 Äpfel, entkernt, geschält und in Scheiben geschnitten
½ Teelöffel Zimt (nach Wunsch)
2 Orangen, geschält und in Scheiben geschnitten
2 Bananen, in Scheiben geschnitten
2 Eßlöffel Rosinen
¼–½ Tasse frischer Orangen- oder Apfelsaft (nach Wunsch)

Äpfel in großer Schüssel in Zimt wälzen, bis sie gleichmäßig bedeckt sind. Orangen und Bananen zugeben. Dann Rosinen und Saft zufügen, gut mischen. Die Rosinen sollen die Fruchtzuckerkonzentration erhöhen. Da Obst nicht immer süß genug ist, kann der Salat durch die Beigabe von Rosinen energiemäßig aufgewertet werden. Sie können jedem Obstsalat durch die Beigabe von Rosinen eine besondere Note verleihen. Diese Zugabe bedeutet Energie!

2) Californische Tostada

45 Min.

1 Tasse frische oder gefrorene Karotten, gewürfelt
1 Tasse frische oder gefrorene Stangenbohnen, in ca. 1 cm lange Stücke geschnitten
1 Tasse frische oder gefrorene Erbsen
1 Tasse frischer oder gefrorener Mais
6 Tassen Eisberg-Salat, grob gehackt
3 Tassen Tortilla Chips oder 1 Tasse geraffelter Weißhäuser oder Münster Käse
½ Tasse schwarze Oliven
Frische Tomatensoße 3)
Avocado-Creme (Seite 247)
Sauerrahm (nach Wunsch)

Zubereitung des Gemüses

Karotten und Bohnen im Dampftopf zugedeckt 10 Minuten über kochendem Wasser dämpfen. Erbsen und Mais zufügen und weitere 5 Minuten oder bis zur Gare der Gemüse dämpfen. Wenn Sie frisches Gemüse verwenden, können Sie die Karotten und Bohnen im Ganzen dämpfen und nachher klein schneiden. Wenn Sie frischen Mais verwenden, können Sie ihn 5 Minuten im Ganzen kochen oder dämpfen und anschließend die Körner vom Kolben entfernen. Wird nur gefrorenes Gemüse verwendet, verringert sich die Kochzeit ungefähr auf die Hälfte der Zeit. Das gedämpfte Gemüse zusammen in eine große Schüssel geben und beiseite stellen.

Tortillas (Seite 226) in Streifen oder Dreiecke schneiden und in heißem Öl knusprig backen.

3) Frische Tomatensoße

3 Tomaten
3 Eßlöffel Olivenöl
½ Tasse rote Zwiebel, fein gehackt
1 kleine grüne Chili, fein gehackt (nach Wunsch)
1 kleine rote Pfefferschote, fein gehackt
3 Eßlöffel frische Petersilie, fein gehackt
1 Knoblauchzehe, fein gehackt (nach Wunsch)
½ Teelöffel Meersalz, Gewürzsalz oder salzfreies Gewürz (nach Wunsch)

Zubereitung der Soße

Tomaten für einige Sekunden in kochendes Wasser tauchen. Aus dem Wasser nehmen, Haut entfernen und klein würfeln, beiseite stellen. Öl in kleiner Pfanne erhitzen, Zwiebel hineingeben und schmoren, bis sie weich zu werden beginnt. Chili und Pfefferschoten zufügen, schmoren, dabei häufig umrühren, bis sie eine kräftige Farbe angenommen haben. Petersilie und Knoblauch hineinrühren. Das Gemüse etwas abkühlen lassen und zu den Tomaten in der kleinen Schüssel geben. Salzen und gut mischen. Beiseite stellen.

Zubereitung der Tostada

Die Hälfte der Gemüse mit dem Eissalat mischen. Die Hälfte der Soße über das Gemüse-Salat-Gemisch gießen und gut vermengen. Dann die Soße bis auf eine Vierteltasse auf den Rest des Gemüses gießen. Wenn Sie lieber Chips als Käse verwenden, geben Sie je eine Tasse Tortilla-Chips auf 2 Teller. Mit einem Löffel mehrere Häufchen Avocado-Creme auf die Chips geben. Dann die Mischung aus Gemüse, Salat und Soße über Chips und Avocado-Creme geben. Oben darauf das restliche

Gemüse. Dazu wieder ein Häufchen Avocado-Creme und ein Häufchen Sauerrahm, wenn Sie wollen, 2 Eßlöffel Ketchup oder Grillsoße über jede Tostada schütten. Mit schwarzen Oliven und übrigen Chips garnieren. Wenn Sie Käse verwenden, lassen Sie die Chips weg und bestreuen das Ganze mit Käse.

Anmerkung:
Wenn die Salatsoße cremiger sein soll, mischen Sie ¼ Tasse Mayonnaise mit 2 Eßlöffeln Ketchup oder Grillsoße und fügen diese Mischung der Gemüse-Eisberg-Salat-Kombination bei, bevor Sie sie über die Tostada gießen.

Geben Sie eine geschälte Banane in einen luftdichten Plastikbehälter oder in eine Plastiktüte, und legen Sie sie für die morgige Fruchtcreme in den Gefrierschrank.

14. Tag – Sonntag

Frühstück: Wie jeden Tag oder Fruchtcreme 1)

Mittagessen: Frischer Obst- *oder* Karottensaft (nach Wunsch)
richtig belegtes Sandwich (Seite 212) *oder*
Maischips und Selleriestangen
Gemüsetoasties 2)
(Maischips, wenn Sie wollen. Es geht in Ordnung, gelegentlich Maischips zusammen mit einem Sandwich zu essen. Zweierlei Kohlenhydrate sind eine annehmbare Kombination. Wenn es nur darum geht, etwas Knackiges zu Ihrem Sandwich zu haben, versuchen Sie doch die Chips durch Sellerie- oder Karottenstifte zu ersetzen)
oder
Energiesalat (Seite 211)

Abendessen: Blumenkohl-Erbsencreme-Suppe 3)
Tortilla Boogie 4) *oder*
gebackene Süßkartoffeln mit roher Butter
französischer Salat (Seite 218)

1) Fruchtcreme

1–2 Portionen

1 Tasse frischen Orangen- oder Apfelsaft
1 gefrorene oder frische Banane
¼ Papaya, 1 entkernter Apfel, 1 Pfirsich oder eine Tasse Erdbeeren oder 1–2 Tassen irgendeiner anderen Frucht Ihrer Wahl

Saft, gefrorene oder frische Banane und die Früchte Ihrer Wahl in den Mixer geben und pürieren.

2) Gemüsetoastie
1 Portion *15 Min.*

1 Tasse gedämpftes Gemüse (grüne Bohnen, Karotten und Blumenkohl z. B.)
1–2 Eßlöffel Mayonnaise
½ Teelöffel Meersalz, Gewürzsalz oder salzfreies Gewürz
1 Eßlöffel Butter
2 Scheiben Vollkornbrot
½ Tasse Alfalfa-Keimlinge

Das gedämpfte Gemüse mit der Mayonnaise und den Gewürzen zu einem Brei verrühren. Das Brot buttern. Das Gemüse auf die ungebutterte Seite einer Scheibe legen. Mit Keimlingen und der zweiten Brotscheibe belegen, gebutterte Seite nach außen. In den Toaster geben. Drei Minuten auf jeder Seite erhitzen.

3) Blumenkohl-Erbsencreme-Suppe
3 Portionen *35 Min.*

5 Tassen Wasser
1 mittelgroße weiße Zwiebel, grob gehackt
1 Stange Sellerie, gehackt
2 Schalotten, gehackt
1 mittelgroßen Blumenkohl ohne Stiel und in 2½-cm-Röschen geteilt
1 Teelöffel Meersalz (nach Wunsch)
1 Eßlöffel weißes Miso oder einen Gemüsebouillonwürfel
2 Tassen frische oder gefrorene Erbsen
1 Teelöffel getrockneter Dill oder 2 Eßlöffel frischer Dill
1 Eßlöffel frische Petersilie, gehackt
1 Teelöffel getrocknetes Basilikum
¼ Teelöffel getrockneter Salbei
¼ Teelöffel frischer Kerbel, gehackt (nach Wunsch)
2 Eßlöffel Butter
½ Teelöffel Gewürzsalz oder salzfreies Gewürz (nach Wunsch)

Wasser in einem Suppentopf zum Kochen bringen. Zwiebel, Sellerie, Schalotten, Blumenkohl, Salz und Miso hineingeben und wieder zum Kochen bringen. Zugedeckt weitere 10 Minuten ziehen lassen. Deckel entfernen und leicht abkühlen lassen. In der Küchenmaschine pürieren, bis die Masse cremig ist. Wieder erhitzen. Butter zugeben und während des Erhitzens umrühren. Abschmecken, salzen, wenn gewünscht.

Anmerkung:
Wenn Sie gerne Gemüsestücke in der Suppe haben, bewahren Sie zwei Tassen davon auf und geben Sie sie nach dem Pürieren wieder in die Suppe.

4) Tortilla Boogie
2–3 Portionen *25 Min.*

Hier haben Sie eine perfekte Alternativmahlzeit, die Sie in Ihre neuen Eßgewohnheiten einbauen sollten. Sie macht Spaß, ist köstlich und sehr sättigend. Wir haben von vielen Leuten gehört, daß Sie sich nach einer Tortilla-Boogie-Mahlzeit am nächsten Tag großartig fühlten.

6 Maistortillas (Seite 226)
2 Eßlöffel Butter (nach Wunsch)
Ein Gemisch gedämpften Gemüses, 6–7 Tassen davon, nach Ihrer Wahl
Brokkoli, in 5 cm × 1-cm-Röschen mit Stiel, geschnitten
Blumenkohl in kleine Röschen geteilt
Rosenkohl, halbiert oder geviertelt
Spargel, ganz, harte Ende entfernt
gelber Kürbis, in 1-cm-Scheiben geschnitten
3 Tassen Kopfsalat, in kleine Stücke zerzupft, oder Alfalfa-Keimlinge
1 Avocado, zerdrückt oder in Scheiben
Mayonnaise oder Senf oder salzfreies Gemüsegewürz

Gemüse im Dampftopf zugedeckt 5–7 Minuten, oder bis es weich ist, über kochendem Wasser dämpfen (Garprobe mit spitzem Messer). Alles zusammen in große Schüssel geben. Mit etwas Distelöl oder Olivenöl und Zitronensaft beträufeln, wenn gewünscht. Die Tortillas in heißer, trockener Pfanne, eine nach der anderen, erhitzen, bis sie weich, aber nicht kroß sind. In einer geschlossenen Kasserolle oder zwischen zwei Tellern, mit einem Stückchen Butter wenn gewünscht dazwischen, aufbewahren. Keimlinge oder Kopfsalat und Avocado in zwei kleine Schüsseln geben. Die Tortillas auf den Tisch stellen, zusammen mit den anderen Zutaten und Gewürzen. Jeder kann seine Tortilla Boogie nach eigenem Gutdünken zusammenstellen.

15. Tag – Montag

Frühstück: Wie jeden Tag

Mittagessen: Frisches Obst oder Karotten (nach Wunsch),
Energiesalat (Seite 211) mit einer Scheibe gebuttertem Vollkornbrot *oder* Hüttenkäse, wenn gewünscht.

Abendessen: Cocktail aus frischen Gemüsesäften, wenn gewünscht (Seite 214)
Karotten-Lauchsuppe 1)
Marinierter Nudelsalat 2)
Französischer grüner Salat (Seite 218) *oder* Gurken mit Dill (Seite 260)

1) Karotten-Lauchsuppe
3 Portionen *30 Min.*

5 Tassen Wasser
5 Tassen Karotten in Scheiben
1 Knoblauchzehe, fein gehackt
1 kleine Zwiebel, gehackt
2 Selleriestangen, in Scheiben
2 große Lauchstangen, in Scheiben geschnitten und gewässert, um den Sand zu entfernen
2 Teelöffel getrocknetes Basilikum
¼ Teelöffel getrockneter Salbei
¼ Teelöffel getrockneter Thymian
1 Eßlöffel Miso, rot oder weiß, oder 1 Gemüsebouillon
1 Eßlöffel süße Butter

Garnierung

3 Eßlöffel Sauerrahm (nach Wunsch)
1 Eßlöffel gehackter Schnittlauch (nach Wunsch)

Wasser in einem Suppentopf zum Kochen bringen. Die Zutaten in obiger Reihenfolge mit Ausnahme der Butter und der Garnierung dazugeben. Zudecken und zum Kochen bringen. 20 Minuten köcheln lassen oder solange, bis das Gemüse weich ist. ½ Tasse Karotten mit Sieblöffel entfernen. Restliche Suppe in zwei Portionen in den Mixer geben und pürieren. Wieder erhitzen. Karotten und Butter zufügen. Wieder erhitzen und servieren. Nach Wunsch mit saurer Sahne und gehacktem Schnittlauch garnieren. Diese Suppe schmeckt auch kalt sehr gut.

2) Marinierter Nudelsalat
3–4 Portionen *45 Min.*

2 Tassen Brokkoliröschen
2 Tassen Spargel, schräg in Scheiben geschnitten
2 Tassen Zucchini, in Scheiben geschnitten

Zubereitung des Gemüses

Brokkoli, Spargel und Zucchini in Dampftopf geben und zugedeckt 5–7 Minuten über kochendem Wasser dämpfen. Mit Messerspitze Garprobe vornehmen. Brokkoli benötigt eine etwas längere Garzeit als der Spargel und die Zucchini, er sollte also zuerst in den Dampftopf kommen. Gedämpftes Gemüse von der Heizquelle entfernen und beiseite stellen.

2 Teelöffel Olivenöl
1 große Schalotte, fein gehackt
2 Tassen Pilze, in Scheiben
Spritzer frischer Zitronensaft

Zubereitung der Pilze

Öl in großer Pfanne erhitzen. Schalotte und Pilze zugeben. Pilze schmoren, bis sie glänzen aber noch fest sind, höchstens 3–4 Minuten. Zitronensaft darüber träufeln und beiseite stellen.

Marinade

¼ Tasse Olivenöl
1 Eßlöffel frischer Zitronensaft (nach Wunsch)
½ Teelöffel getrockneter wilder Majoran oder 2 Teelöffel frischer wilder Majoran
½ Teelöffel getrocknetes Basilikum oder 2 Teelöffel frisches Basilikum
½ Teelöffel Meersalz, Gewürzsalz oder salzfreies Gewürz
frisch gemahlener schwarzer Pfeffer
1 Knoblauchzehe, halbiert oder fein gehackt

Zubereitung der Marinade

Öl, Zitronensaft, wilder Majoran, Basilikum, Meersalz, Pfeffer und Knoblauch in Meßbecher geben. Gut mischen. Gemüse und Pilze in große Schüssel geben. Marinade darüberschütten und leicht unterheben. Die Mischung kann mehrere Stunden oder über Nacht im Kühlschrank aufbewahrt werden.

½ Pfund Vollkornnudeln oder frische Gemüsenudeln
¼ Tasse dünne Streifen von rotem Paprika oder dünne, sonnengetrocknete Tomatenstreifen
½ Tasse Kresse, frische Petersilie, gehackt
¼ Tasse griechische Oliven, gespült (nach Wunsch)

Zubereitung der Nudeln

¾ Liter Wasser zum Kochen bringen. Nudeln hineingeben und unbedeckt köcheln, bis sie bißfest sind. 2–3 Minuten für frische Gemüsenudeln, 10–12 Minuten bei getrockneten Teigwaren. Man kann vor dem Kochen einen Eßlöffel Olivenöl in das Wasser geben. Wenn die Nudeln gar sind, eine Tasse kaltes Wasser in den Topf geben, um den Kochvorgang zu unterbrechen. Abseihen und mit dem marinierten Gemüse mischen. Paprika oder Tomaten zufügen. Ebenso die Oliven, alles mischen. Mit Kresse, Petersilie bestreuen. Leicht unterheben.

Vor dem Zubettgehen 2 geschälte Bananen für den morgigen Tag in die Kühltruhe geben.

16. Tag – Dienstag

Obsttag!
Gibt größtmöglichen Gewichtsverlust!

Sie haben sich nun so weit entgiftet, daß ein Obsttag eine angenehme und energiegewinnende Erfahrung werden dürfte. Sie können die Obstmahlzeiten nach eigenem Gutdünken zusammenstellen. Eine oder zwei große Obstmahlzeiten während des Tages, nach dem Sie am Morgen Obstsaft getrunken hatten. (Wenn Sie am Morgen nur frischen Saft zu sich nehmen, ist es leichter, tagsüber nur Obst zu essen.) Sie können aber auch Ihr Obst auf mehrere kleine Mahlzeiten verteilen, die Sie in regelmäßigen Abständen zu sich nehmen. Essen Sie nur, wenn Sie hungrig sind. Da Obst den Körper mit den nötigen Brennstoffen ohne großen Energieverlust versorgt, werden Sie wahrscheinlich nicht besonders hungrig sein. Ohne Frage werden Sie sich leicht und energiegeladen fühlen.

Frühstück: Frisches Obst *oder* Obstsaft

Mittagessen: Frisches Obst *oder* Obstsaft

Abendessen: Dattel- oder Erdbeertrunk 1) und zusätzlich Obst nach 1½ Stunden, wenn Sie wollen
Sie können aber auch statt des Fruchttrunkes eine Gemüseplatte (Seite 220) zu sich nehmen.

1) Dattel- oder Erdbeertrunk

1 Tasse frische Mandelmilch (siehe unten)
2 gekühlte Bananen
6 entkernte Datteln *oder* 6 frische oder gefrorene Erdbeeren

Mandelmilch und Früchte in den Mixer geben. Pürieren, bis eine cremige dicke Masse entsteht. Wenn Sie den Trunk dünnflüssiger bevorzugen, verwenden Sie 1½ Bananen. Ergibt eine große Portion.

Anmerkung: Wenn Ihnen diese Fruchtgetränke zusagen, sollten Sie von jetzt an gefrorene Bananen vorrätig haben. Diese Fruchtgetränke sind nahrhaft und ein ausgezeichneter Ersatz für Eiscreme-Getränke oder eiweißhaltige Getränke. Bei Kindern besonders beliebt.

Frische Mandelmilch

10 Min.

¼ Tasse rohe Mandeln
1 Tasse kaltes Wasser
2 Teelöffel reiner Ahornsirup (nach Wunsch)

Nuß- und Samenmilchgetränke wurden in Europa und Asien und von den amerikanischen Indianern jahrhundertelang verwendet und werden heute noch auf der ganzen Welt als leichtverdaulicher Ersatz für Kuhmilch benützt. Die aus Mandeln oder Sesam hergestellten sind ausgezeichnete Quellen für leicht aufnehmbares Kalzium und von köstlichem Geschmack.

Um die Mandeln von der Haut zu befreien, gibt man sie für ca. 30 Sekunden in eine große Pfanne, die ca. 1 cm mit kochendem Wasser gefüllt ist. Abtropfen lassen und Häute entfernen. Die geschälten Mandeln mit einer Tasse kaltem Wasser in den Mixer geben. 2–3 Minuten bei höchster Geschwindigkeit pürieren, bis sich eine dicke weiße Milch gebildet hat. Wenn Sie die Milch so trinken wollen, sollte sie durchgeseiht werden. Enthält sie zu viel Masse, wurde sie nicht lange genug püriert. Wenn Sie die Milch in einem Getränk (Mischgetränk) genießen wollen, muß sie nicht abgeseiht werden.

Fruchtmischgetränke sind der ideale Ausklang nach einem Obsttag. Wir empfehlen sie allerdings nicht an Tagen, an denen Sie gekochte Nahrung zu sich genommen haben.

17. Tag – Mittwoch

Frühstück: Wie jeden Tag

Mittagessen: Frisches Obst *oder*
Karotten (nach Wunsch)
Energiesalat (Seite 211) *oder*
Nüsse und Gürkchen (Seite 229)

Abendessen: Cocktail aus frischen Gemüsesäften, wenn gewünscht (Seite 214)
Tortillasuppe 1)
New-York-Sandwich (Seite 225) oder
Maiskolben (Seite 252)
Großmutters Kohlgericht 2)

1) Tortillasuppe

55 Min.

8 Tassen Wasser
1 Stange Sellerie, gehackt
1 große weiße Zwiebel, gehackt
2 große Karotten, in 1 cm Scheiben geschnitten
1 große Karotte, fein gerieben
1 mittelgroße Kartoffel, geschält und gewürfelt
2 Tassen Blumenkohl, gehackt, oder 2 Tassen frischer oder gefrorener Mais
4 Brokkolistiele, geschält und in 1 cm Würfel geschnitten (nach Wunsch)
2 Tassen Bananenkürbis, geschält und in 2½ cm Würfel geschnitten
3 Tassen Kohl, geschnitten
1 große Zucchini, geschnitten

1 Gemüsebouillon
½ Teelöffel Meersalz, Gewürzsalz oder salzfreies Gewürz
Frisch gemahlener schwarzer Pfeffer
1 Prise Cayennepfeffer
1 Teelöffel getrockneter wilder Majoran
4 Maistortillas (Seite 226)
¼ Tasse frische Petersilie, gehackt
Gegrillte Zwiebel (siehe unten)

Zubereitung der Suppe

Wasser in einem Suppentopf zum Kochen bringen. Sellerie, Zwiebel, Karotten und Kartoffeln zugeben. Topf zudecken, wieder zum Kochen bringen und 5 Min. ziehen lassen. Dann Blumenkohl, Brokkoli und Kürbis dazu tun, wieder zum Kochen bringen und 10 Min. ziehen lassen.

Gegrillte Zwiebel für die Tortillasuppe

2 Eßlöffel Distelöl
1 große weiße Zwiebel, in Scheiben
2 Eßlöffel Grillsauce

Zubereitung der gegrillten Zwiebel

Öl in großer Pfanne erhitzen. Zwiebeln hineingeben und schmoren, bis sie anfangen, weich zu werden. Die Grillsauce zugeben und weiter schmoren, dabei häufig umrühren, bis die Zwiebel gründlich zusammengeschrumpft ist. Wenn Sie morgen das New-York-Sandwich essen, können Sie dafür eine Viertel Tasse von den Zwiebeln aufheben.

Fertigstellung der Suppe

Kohl und Zucchini in die Suppe geben. Wieder zum Kochen bringen, dann Bouillonwürfel, Meersalz, Pfeffer und Kümmel zufügen. Die gegrillten Zwiebeln hineinrühren. 5 Minuten köcheln lassen.

Tortillas in heißer trockener Pfanne erhitzen. In dicke Streifen schneiden. In die Suppe geben. Petersilie dazugeben. Abschmecken. Übriggebliebene Suppe kann für das Mittagessen am Wochenende aufbewahrt werden. Ergibt 5 oder 6 Portionen.

2) Großmutters Kohlgericht

20 Min.

1 kleiner Kohlkopf, geraffelt oder fein geschnitten
¼ Tasse kochendes Wasser
Meersalz, Gewürzsalz oder salzfreies Gewürz
1 große Karotte, geschält und fein gerieben
1 kleine grüne Pfefferschote, sehr dünn geschnitten
Saft einer kleinen Zitrone
¼ Tasse frischer Dill oder 2 Eßlöffel getrockneter Dill
1–2 Tassen Mayonnaise

Kochendes Wasser über den Kohl schütten. Salzen und gut kneten, um den Kohl weich zu machen, Karotten und grünen Pfeffer zugeben. Dann Zitronensaft, Dill und Mayonnaise zufügen. Gut mischen. Kühlen. Dieses Kohlgericht kann tagelang im Kühlschrank bleiben. Reste können in einem New-York-Sandwich verwendet werden.

18. Tag – Donnerstag

Frühstück: Wie jeden Tag

Mittagessen: Frisches Obst *oder*
Karotten (nach Wunsch)
New-York-Sandwich-(Seite 225) *oder*
Energiesalat (Seite 211)

Abendessen: Cocktail aus frischen Gemüsesäften
(Seite 214) (nach Wunsch)
Gebackenes Hähnchen mit Knoblauch 1)
oder gebackene Kartoffeln mit roher Butter
Fein geschmorte Pilze 2)
Zucchini mit Basilikum Vinaigrette 3)

1) Gebackenes Hähnchen mit Knoblauch
1–2 Portionen   *25 Min.*

Bratensoße
½ Teelöffel Knoblauch, fein gehackt
1 Eßlöffel frischer Zitronensaft
1 Teelöffel Dijonsenf
½ Teelöffel Meersalz, Gewürzsalz oder salzfreies Gewürz
Frisch gemahlener schwarzer Pfeffer
1 ganze Hühnerbrust, halbiert, enthäutet

Alle Zutaten für die Bratensoße in eine kleine Schüssel geben. Hähnchen damit bestreichen. Jede Seite 10 Minuten braten, 5 cm von der Heizquelle entfernt, dabei häufig mit der Soße bestreichen.

2) Fein geschmorte Pilze

3 Portionen *10 Min.*

½ Pfund frische Pilze (wählen Sie Pilze aus, deren Kappen fest am Stiel anschließen, um sicher zu gehen, daß sie frisch sind)
1 Eßlöffel Butter
Meersalz, Gewürzsalz oder salzfreies Gewürz (nach Wunsch)
1 knapper Eßlöffel frischer Zitronensaft

Stielenden der Pilze entfernen. Dann der Länge nach in ½–1 cm dicke Scheiben schneiden. Butter in großer Pfanne zerlassen. Pilze zugeben, in der Butter wälzen, bis sie anfangen, weich zu werden. Gewürze und Zitronensaft zugeben.

3) Zucchini mit Basilikum-Vinaigrette

6 kleine Zucchini *15 Min.*

1 Eßlöffel rote Zwiebeln, fein geschnitten
1 grüne Pfefferschote oder Paprika in feine Streifen geschnitten (nach Wunsch)
1 rote Pfefferschote oder Paprika in feine Streifen geschnitten (nach Wunsch)

Basilikum-Vinaigrette

3 Portionen

¼ Tasse frisches Basilikum, gehackt oder ein Eßlöffel getrocknetes Basilikum
1 Eßlöffel frischer Zitronensaft
3 Eßlöffel Olivenöl
1 Teelöffel Dijonsenf
¼ Teelöffel Meersalz, Gewürzsalz oder salzfreies Gewürz
Frisch gemahlener schwarzer Pfeffer (nach Wunsch)

Zucchini in 1 cm dicke, schräge Scheiben schneiden und in Dampftopf geben, zugedeckt 3 Minuten oder bis sie weich sind, über kochendem Wasser dämpfen. Auf eine Platte geben. Zwiebeln und Paprika dazugeben, wenn gewünscht. Die Zutaten der Vinaigrette in kleine Schüssel geben. Schlagen und mit dem Gemüse vermischen. Zucchini nicht zerdrücken.

19. Tag – Freitag

„Salat als Hauptgericht"

Frühstück: Wie jeden Tag

Mittagessen: Obst und Obstsäfte
Sie können auch rohes Gemüse *oder* die Gemüseplatte (Seite 220) essen, wenn Sie wollen.

Abendessen: ½ Honigmelone *oder* eine ganze Grapefruit
Farmer's Chop Suey 1)

1) Farmer's Chop Suey
2 Portionen *20 Min.*

1 kleiner Eissalat oder ein römischer Salat, gewaschen, getrocknet und grob gehackt
2 Tassen Spinat, grob gehackt
6 Radieschen, in Scheiben geschnitten
1 mittelgroße Gurke, geschält und in Scheiben geschnitten
1 große Tomate, gewürfelt
1 grüne Paprika, in Scheiben geschnitten
1 kleine süße rote Paprika, in Scheiben geschnitten (nach Wunsch)
1–4 Eßlöffel Schalotten, in Scheiben, nach Geschmack
½ Tasse Sauerrahm
1 Tasse cremig gerührten Hüttenkäse oder Quark
1 Teelöffel getrockneter Dill oder ein Eßlöffel frischer Dill
⅛ Teelöffel getrockneter Estragon
Meersalz
Frisch gemahlener schwarzer Pfeffer

Das ganze Gemüse in eine große Schüssel geben. In einer kleinen Schüssel den Sauerrahm und den Hüttenkäse vermischen. Dill, Estragon, Meersalz und Pfeffer nach Geschmack zufügen, über den Salat geben und gut durchmischen. Ein perfekter Salat als Hauptgericht für den Freund von Milchprodukten!

20. Tag – Samstag

Frühstück: Wie jeden Tag oder eine Beerencreme 1)

Mittagessen: Frischer Obst- *oder* Karottensaft (nach Wunsch)
Avocado-Sandwich 2) *oder*
Energiesalat (Seite 211)

Abendessen: Kuskus 3) und
französische Erbsen und
Kopfsalat 4) *oder*
gebackenes Gartengemüse 5)
Pariser Salat mit Spargel (Seite 244)

1) Beerencreme
3 Min.

1 Tasse frischer Orangen-, Apfel- oder Tangerinensaft
1 Tasse frische oder gefrorene Beeren (Erdbeeren, Himbeeren oder Blaubeeren)
1 oder 2 große Bananen, frisch oder gefroren

Alle Zutaten in den Mixer geben und pürieren. Sehr beliebt bei Kindern.

Anmerkung: Sie können die Beeren beliebig durch andere Früchte ersetzen.

2) Avocado-Sandwich
1 Portion *5 Min.*

3 Maistortillas (Seite 226) oder Vollkorntoast
½ Avocado, in 6 Scheiben geschnitten
Mayonnaise oder Senf
Gemüsegewürz (nach Wunsch)
Alfalkakeimlinge

Tortillas in heißer trockener Pfanne erhitzen. Mit Mayonnaise oder Senf bestreichen. In die Mitte jeder Tortilla 2 Scheiben Avocado geben. Mit Gemüsegewürz bestreuen. Eine Lage Keimlinge darüber geben. Fest zusammenrollen.

3) Kuskus (Hirsegericht)
2–3 Portionen *15 Min.*

Die Kuskus-Rezepte variieren ein wenig. Das folgende ist ein Grundrezept.

2 Tassen Wasser
1 Tasse Kuskus (in türkischen Läden erhältlich)
2 Eßlöffel süße Butter
¼–½ Teelöffel Meersalz

Wasser zum Kochen bringen. Kuskus, Butter und Meersalz zufügen und kochen lassen, dabei 2 Min. oder bis Wasser aufgesogen ist, ständig umrühren. Von der Heizquelle entfernen, zudecken und 10–15 Minuten stehen lassen.

4) Französische Erbsen mit Kopfsalat

2–3 Portionen

2 Eßlöffel süße Butter
1 Knoblauchzehe, halbiert oder fein gehackt
3 Tassen frische oder gefrorene Erbsen (wenn Sie gefrorene verwenden, nehmen Sie ,,Erbsen sehr fein'')
1 kleiner Kopf römischer Salat oder Butterkopfsalat, grob geschnitten
½ Teelöffel getrockneter Thymian
¼ Tasse Wasser
Meersalz, Gewürzsalz oder salzfreies Gewürz
zusätzlich ein Eßlöffel Butter, wenn gewünscht
Frisch gemahlener schwarzer Pfeffer

In einer Pfanne 2 Eßlöffel Butter zerlassen. Knoblauch zufügen und 2–3 Minuten schmoren, bis die Butter das Knoblaucharoma angenommen hat. Knoblauch (wenn er halbiert wurde) entfernen und die Erbsen zugeben. Schmoren, bis die Erbsen mit Butter überzogen sind. Salatblätter, Thymian, Wasser und Meersalz zufügen. Zugedeckt, bei niedriger Hitze 5 Min. (gefrorene Erbsen), 10–15 Min. (frische Erbsen) köcheln lassen. Dabei öfter umrühren, damit die Erbsen nicht anbrennen. Wenn das Wasser verkocht ist, bevor die Erbsen gar sind, noch etwas Wasser zugeben. Wenn gewünscht, noch einen Eßlöffel Butter dazugeben. Entweder als Soße für den Kuskus verwenden oder untermischen.

5) Gebackenes Gartengemüse
4 Portionen

Mit Ausnahme von Rosenkohl, der leicht bitter wird, können Sie für dieses einfache Rezept jedes beliebige Gemüsesortiment verwenden. Gemüse, in Butter und dem eigenen Saft gegart, besitzt ein unvergleichliches Aroma, das mit keinem anderen Kochvorgang erreicht werden kann.

1 Tasse Karotten, in feine Stifte geschnitten
2 Tassen Kartoffeln, geschält, geviertelt und in 1 cm Scheiben geschnitten oder 1 kleiner Blumenkohl, in kleine Röschen geteilt
1 Paket gefrorene Limabohnen
2 große Zucchini, geviertelt und in 2½ cm große Würfel geteilt
2 Tassen Kohl oder Pak Choy grün, grob gehackt
¼ Tasse Butter
3 Eßlöffel frische Petersilie, fein gehackt (nach Wunsch)
¼ Teelöffel salzfreies Gewürz
½ Teelöffel Meersalz (nach Wunsch)
Frisch gemahlener schwarzer Pfeffer

Backofen auf ca. 160 °C vorheizen. Das ganze Gemüse in eine feuerfeste Kasserolle mit Deckel geben. Mit Butterflöckchen belegen, mit Petersilie, Gewürz, Meersalz und Pfeffer bestreuen. Zugedeckt 35–40 Minuten oder bis Gemüse weich ist ins Rohr stellen. Wenn gewünscht, zusätzlich in Butter schwenken und mit Salat servieren. Kann auch zu Salat gegeben werden, um das „Frühlingsgarten-"Salatgericht herzustellen.

2 Tassen Honigmelonen-Schnitten (½ Melone) vor dem Zubettgehen in einen luftdicht abgeschlossenen Behälter geben und für das morgige Melonen-Eis einfrieren.

21. Tag – Sonntag

Frühstück: Frischer Obstsaft und
einen Fruchtsalat Ihrer Wahl *oder*
Blaubeeren-Melonen-Supreme 1) und
Melonen-Eis 2)

Mittagessen: Frisches Obst *oder*
Karotten (nach Wunsch)
Gurken-Sandwich (Seite 240) *oder*
Weizenschrot *und/oder*
Energiesalat (Seite 211)

Abendessen: Cocktail aus frischen Gemüsesäften (nach Wunsch)
Wirsingstrudel 3) *oder*
gebratene Fischsteaks (Seite 260)
Gedämpftes Gemüse in
Zitronen-Buttersoße 4)
Gurken mit Dill (Seite 260) *oder*
Großmutters Kohlgericht (Seite 279)

1) Blaubeeren-Melonen-Supreme
10 Min.

Ein köstlicher Sommerfruchtsalat. Statt der Honigmelone kann auch Mango verwendet werden. Eine reife Mangofrucht gibt leichtem Druck nach, ist aber nicht breiig. Sie sollte sehr rot, gelb-orange oder gelb-grün sein. Ist die Mango-Frucht richtig grün, bedeutet es, daß sie noch nicht reif und sauer ist. Schälen und vom Kern abschneiden. Sommerfrüchte können für den Winter eingefroren werden. Zum Einfrieren die Früchte in Stücke schneiden. Pfirsiche, Nektarinen und Aprikosen vierteln, Beeren ganz lassen. Melonen in 5-cm-Stücke teilen. Bananen können ganz bleiben, sollten aber geschält werden. Papayas und Mangos schälen und in Stücke schneiden. Die Früchte in luftdichten Behältern einfrieren. Aus den gefrorenen Früchten können mit einem Champion-Entsafter herrliche Fruchtsorbets zubereitet werden.

½ Honigmelone in mundgerechte Würfel oder Kugeln schneiden oder 1 Mango in Würfel schneiden.
2 Pfirsiche, geschält und in Scheiben geschnitten
1 Tasse Blaubeeren
1 kleine Banane, in Scheiben (auf Wunsch)

Alle Früchte mischen. An einem heißen Sommertag können Sie diesen Salat mit Melonen-Eis krönen und zum Brunch oder Mittagessen servieren. Auch zum Abendessen als köstlicher 1. Gang.

2) Melonen-Eis

3 Min.

½ Honigmelone, gewürfelt und gefroren

Ein neuer Anlaß für den Kauf eines Entsafters, der es Ihnen nicht nur ermöglicht, Ihre eigenen frischen Säfte herzustellen, sondern auch Tür und Tor öffnet für köstliche alternative Eiscremekreationen, nämlich: Frische Fruchtsorbets!

Sie können auf einfache Weise in einem Entsafter hergestellt werden. Gefrorenes Obst oben rein, und heraus kommt ein herrliches gefrorenes Dessert, ohne Chemikalien, Zusätze, Milchprodukte oder Zucker! Jede beliebige gefrorene Frucht kann verwendet werden: Melonen, Bananen, Erdbeeren, was auch immer Sie wollen. Sie können kombiniert oder für sich alleine verwendet werden. Wenn Sie keinen Entsafter besitzen, können Sie auch Ihre Küchenmaschine oder den Mixer verwenden.

Weizenschrot-Gericht

4 Portionen *45 Min.*

1 Tasse geschroteter Weizen
1½–2 Tassen Wasser
½ Tasse frische Petersilie, gehackt
½ Eßlöffel Schalotten, fein gehackt
2 Eßlöffel frische Pfefferminze, gehackt (kann durch 2 Teelöffel getrocknete Minze ersetzt werden)
2 Eßlöffel Olivenöl
2 Teelöffel frischer Zitronensaft
½ Teelöffel Meersalz, Gewürzsalz oder salzfreies Gewürz
Frisch gemahlener schwarzer Pfeffer (nach Wunsch)
1 kleine Tomate, gehackt (nach Wunsch)

Den geschroteten Weizen in Wasser einweichen, bis das Wasser aufgesogen ist (30–60 Minuten). Petersilie, Schalotten und Minze sowie Olivenöl, Zitronensaft, Salz und, wenn gewünscht, Pfeffer zugeben. Gut mischen. Dann die Tomate zufügen und leicht unterheben. Bei Zimmertemperatur servieren oder bis zum Verzehr kühl halten.

3) Wirsingstrudel

1 Stunde 15 Min.

1 Eßlöffel Butter
4 Tassen Wirsingkohl, fein geraffelt
2 Tassen Pak-Choy grün, geraffelt
1 Eßlöffel Rosinen (nach Wunsch)
1 kleine Zwiebel, in dünnen Scheiben
2 Schalotten, gehackt
2 Eßlöffel frischen Dill, gehackt oder 1 Teelöffel getrockneter Dill
2 Eßlöffel frischen Koriander oder Petersilie, gehackt
½ Teelöffel Meersalz, Gewürzsalz oder salzfreies Gewürz

Zubereitung der Füllung

Butter in großer Pfanne zerlassen. Kohl und Spinat, Pak Choy, Rosinen, Zwiebel und Schalotten zugeben. Bei mittlerer Hitze 3–4 Minuten oder bis zum Zusammenfallen des grünen Gemüses unter häufigem Rühren kochen. Dann Dill, Koriander und Meersalz zufügen und 1 Min. bei starker Hitze kochen. Dabei gut umrühren, um die Kräuter gründlich im Gemüse zu verteilen. Beiseite stellen.

1 Eßlöffel Butter
½ Pfund frische Pilze, in Scheiben
1 Teelöffel frischer Zitronensaft

Zubereitung der Pilze

In einer anderen großen Pfanne die Butter zerlassen. Pilze zugeben und bei großer Hitze kurz schmoren, dabei häufig umrühren, bis sie weich zu werden beginnen. Beiseite nehmen, mit Zitronensaft beträufeln und zum Gemüse geben. Gut mischen.

4 Lagen Strudelteig (erhältlich in Tiefkühlabteilungen der Supermärkte oder in Spezialgeschäften)
2 Eßlöffel zerlassene Butter
4 Eßlöffel trockene Vollkornbrotbrösel

Herstellung des Strudels
3–4 Portionen

Backofen auf 210 °C vorheizen. Die Pilz-Gemüsemischung durchseihen, dabei die Flüssigkeit in kleiner Schüssel auffangen und für Suppen oder Soßen aufheben. Backfolie leicht mit Butter einfetten. 1 Lage Strudelteig auf feuchtes Tuch legen.

Leicht mit zerlassener Butter bestreichen. 2. Lage Teich auf die 1. Lage legen. Auf der linken Seite des Teiges 2 Eßlöffel Brotbrösel verteilen. Die rechte Seite überschlagen, um die Brösel zu bedecken, dabei ein Dreieck bilden. Die Oberseite leicht mit flüssiger Butter bestreichen. Die Hälfte der Gemüsemischung auf der Längsseite verteilen, dabei 2½ cm an den kurzen Seiten frei lassen. Die Ränder einschlagen, um das Gemüse zu bedecken. Einrollen. Die Saumseite auf die gebutterte Backfolie legen. Die Rolle mit zerlassener Butter bestreichen. 2. Rolle genauso formen. Backen, bis der Teig eine goldene Farbe angenommen hat, ca. 30 Minuten, in 3 oder 4 Stücke teilen.

4) Gedämpftes Gemüse in Zitronen-Buttersoße

4 Portionen *20 Min.*

4–6 zarte, junge Karotten, in 1-cm-Würfel geschnitten
2 mittelgroße Zucchini
2 mittelgroße gelbe Kürbisse
2 Eßlöffel zerlassene Butter
2 Eßlöffel frischer Zitronensaft

Die Karotten ungefähr 10 Minuten lang im Gemüsedämpfer zugedeckt über kochendem Wasser dämpfen. Dann die ganzen Zucchinis und den Kürbis zufügen und 5–7 Minuten oder bis sie gar sind dämpfen. Gemüse auf einer Platte anrichten. Kürbis der Länge nach in Viertel und dann in 1-cm-Würfel teilen. Butter und Zitronensaft miteinander in einem Meßbecher verrühren und über das Gemüse gießen. Leicht mischen.

22. Tag – Montag

Obsttag

Frühstück: Frisches Obst *oder*
frischer Obstsaft

Mittagessen: Frischer Obstsaft, Salat aus Früchten Ihrer Wahl *oder*
eine Zusammenstellung verschiedener Früchte, Melonen-Eis (Seite 290), wenn gewünscht

Abendessen: Frisches Obst
Dattel- *oder*
Erdbeertrunk (Seite 275), wenn gewünscht

Ein Obsttag ist Ihr bester Freund bei der Pflege und Verschönerung Ihres Körpers. Wenn Sie dieses wichtige Hilfsmittel erst einmal zu beherrschen gelernt haben, sind Sie auf dem besten Wege zu einem neuen Fitneß-Lebensstil.

23. Tag – Dienstag

Frühstück: Wie jeden Tag

Mittagessen: Frisches Obst *oder*
Karotten (nach Wunsch)
Nüsse und Gürkchen (Seite 229) *oder*
römische Salatrollen 1)
Cocktail aus frischen Gemüsesäften
(nach Wunsch) (Seite 214)

Abendessen: Platte mit gedämpftem Gemüse 2) *oder*
gedämpfte Artischocken 3) und
Cäsar-Salat (Seite 230)
Maissalat mit Curry 4), wenn gewünscht

1) Römische Salatrollen
2 Portionen *15 Min.*

Ein sättigender Salat, der mit den Fingern gegessen werden kann. Die knackigen, schlankmachenden Blätter des römischen Salates werden als Hülle verwendet. Sie werden mit einer Mischung aus Avocado und anderem Gemüse gefüllt.

1 große Avocado
1 große Tomate, grob gehackt
1 kleine Gurke, geschält und gehackt
1 Eßlöffel rote Zwiebel, gehackt (nach Wunsch)
1–2 Tassen Mungobohnen oder Alfalfasprossen oder beides
1 Teelöffel brauner Senf (nach Wunsch)
1 Eßlöffel frischer Zitronensaft
1 Kopf römischer Salat, gewaschen und getrocknet

Avocado der Länge nach aufschneiden, Kern entfernen und beiseite legen. Das Fruchtfleisch aus der Schale nehmen und in eine mittelgroße Schüssel geben. Gründlich mit einer Gabel zerdrücken. Tomate und Gurke zugeben. Wenn gewünscht, die Zwiebel und den Senf zufügen, mit Zitronensaft beträufeln. Sprossen unterheben. Die Salatblätter in Form einer Blume in die Seiten der Schüssel legen. Avocadomischung in die Mitte geben. Zum Essen einen großen Löffel voll Avocado in die Mitte eines Salatblattes geben und zusammenrollen.

Anmerkung: Wenn Sie die Avocadomischung nicht gleich verwenden, mit dem Kern in einen Behälter geben. Dadurch wird das Braunwerden verhindert.

2) Platte mit gedämpftem Gemüse
3–4 Portionen *40 Min.*

3–4 rote Beten
4 neue Kartoffeln, ungeschält, oder 4 weiße Rüben, geschält
4 mittelgroße Karotten oder Pastinaken
3 große Brokkolistiele mit Röschen
½ mittelgroßer Kohlkopf
4 kleine Zucchini

oder

irgendein beliebiges Gemüsesortiment
¼ Tasse Butter zerlassen, oder Kräuterbuttersoße (Seite 298)
1 Spritzer frischer Zitronensaft (nach Wunsch)

Die rote Bete, die Kartoffeln oder Rüben bürsten und die Karotten schälen. Ungefähr 20 Min. oder bis sie weich sind im Gemüsedämpfer, zugedeckt, über kochendem Wasser dämpfen. Mit einem spitzen Messer Garprobe machen. Vom Herd nehmen, rote Bete und Kartoffeln schälen, wenn gewünscht. Beiseite stellen. Vom Brokkoli die dicken Stengel abschneiden, dabei ungefähr 7 cm lange Stiele mit den Röschen belassen. Den Kohl vierteln. Brokkoli, Kohl und die ganzen Zucchini in den Gemüsedämpfer geben und zugedeckt ungefähr 10 Min.

oder bis das Gemüse weich ist über kochendem Wasser dämpfen. Vom Herd nehmen. Brokkoli und Zucchini der Länge nach aufschneiden. Rote Bete und Kartoffeln sowie die Karotten in mundgerechte Würfel teilen.

Das grüne Gemüse in die Mitte der Platte geben, rote Bete, Kartoffeln und Karotten kreuzförmig außen herum anrichten. Mit zerlassener Butter, der ein Spritzer Zitronensaft beigegeben wurde, oder mit Kräuterbuttersoße servieren.

Anmerkung: Eine Mahlzeit aus gedämpftem Gemüse mit hohem Wassergehalt fördert den Abbau von Übergewicht. Sie sollten sie in Ihr Repertoire aufnehmen.

3) Gedämpfte Artischocken
2–4 Portionen *50 Min.*

Artischocken sind köstlich und einfach in der Zubereitung. Obwohl sie nicht zu den schweren Gerichten zählen, sind sie doch sättigend und füllend, wenn Ihnen der Sinn nach einer herzhaften Mahlzeit steht. Von jetzt ab sollten Sie sie nicht als Vorspeise, sondern als Hauptgericht servieren. Achten Sie beim Kauf darauf, daß die Blätter sich noch nicht weit geöffnet haben. Je fester und kompakter die Artischocke, um so frischer ist sie.

4 Artischocken
1 Lorbeerblatt (nach Wunsch)
1 Knoblauchzehe (nach Wunsch)
mehrere Selleriestangen (nach Wunsch)

Das feste Ende des Artischockenstieles abschneiden. Wenn Sie wollen, können Sie auch die dornigen Spitzen der Blätter abzwicken. Die Artischocken waschen und gut ausschütteln, damit sie beim Dämpfen durch das überschüssige Wasser nicht zu sehr aufweichen. In den Gemüsedämpfer geben und je nach Größe 35–45 Minuten über kochendem Wasser, dem das Lorbeerblatt, der Knoblauch und die Selleriestangen zugefügt worden waren, bei geschlossenem Deckel dämpfen. Die Artischokken sind gar, wenn die äußeren Blätter leicht herausgezogen werden können. Lorbeerblatt, Knoblauch und Sellerie entfernen. Mit zerlassener Butter oder Kräuterbuttersoße (siehe unten) servieren.

Kräuterbuttersoße

7 Min.

¼ Tasse Butter
1 Schalotte, fein gehackt
1 Teelöffel Dijonsenf
1 Eßlöffel frischer Kerbel oder 1 Teelöffel getrockneter Kerbel
1 Eßlöffel frischer Thymian oder 1 Teelöffel getrockneter Thymian
1 Eßlöffel frische Petersilie, gehackt
¼ Teelöffel Meersalz (nach Wunsch)

Butter zerlassen. Schalotte zugeben und kurz schmoren, bis sie weich ist. Butter-Schalotten-Mischung in den Mixer geben. Senf, Kräuter und, wenn gewünscht, auch das Salz zufügen und pürieren, bis eine sämige Soße entsteht. Heiß zum Gemüse servieren.

4) Maissalat mit Curry

3 Portionen *20 Min.*

1 Eßlöffel Distelöl
½ Tasse rote Zwiebel, fein gewürfelt
½ Tasse roter Paprika, fein gewürfelt
½ Tasse grüner Paprika, fein gewürfelt
½ Teelöffel Currypulver
½ Teelöffel getrockneter, wilder Majoran
¼ Teelöffel Turmoric
4 Tassen gekochter Mais (wenn Sie frischen Mais verwenden, was im Sommer, wenn er reichlich angeboten wird, vorzuziehen ist, sollten Sie ihn 5 Minuten dämpfen und dann vom Kolben entfernen)

½ Tasse mit Paprika gefüllte Oliven, in Scheiben geschnitten
½ Tasse Mayonnaise
⅔ Teelöffel Meersalz, Gewürzsalz oder salzfreies Gewürz
2 Eßlöffel frischer Koriander, gehackt (nach Wunsch)

Öl in großer Pfanne erhitzen, Zwiebel dazugeben und weichschmoren. Roten und grünen Paprika zugeben und kurz schmoren, bis er zusammenfällt. Dann Currypulver, wilden Majoran und Turmoric zugeben und kurz schmoren. Zum Mais in eine große Schüssel füllen. Oliven unterheben. Mayonnaise und Meersalz dazugeben und gut mischen. Mit Koriander servieren.

24. Tag – Mittwoch

Frühstück: Wie jeden Tag

Mittagessen: Nach Wunsch frisches Obst *oder*
Karotten
Energiesalat (Seite 211) *oder*
New-York-Sandwich (Seite 225)

Abendessen: Cocktail aus frischen Gemüsesäften, wenn gewünscht (Seite 214)
Gebackenes Hähnchen mit Knoblauch (Seite 280) *oder*
Süßkartoffeleintopf 1)
Selleriesalat 2) *oder*
französischer grüner Salat (Seite 218)
Spargel auf italienische Art 3) *oder*
Brokkoli in Zitronen-Buttersoße 4)

1) Süßkartoffeleintopf

2 Portionen *40 Min.*

1 große oder zwei kleine Süßkartoffeln, geschält und geviertelt
2 Flaschenkürbisse
2 große Zucchini
1 große Karotte, geschält und in 1-cm-Scheiben geschnitten
2 Tassen frische oder gefrorene Limabohnen oder Erbsen
2 Eßlöffel Butter
½ Teelöffel Meersalz, Gewürzsalz oder salzfreies Gewürz

Süßkartoffeln, Kürbisse und Zucchini in Gemüsedämpfer geben und zugedeckt über kochendem Wasser 5–7 Minuten oder bis sie weich sind dämpfen. Die Kürbisse herausnehmen, wenn sie weich sind, die Süßkartoffeln ungefähr noch 20 Minuten weiterkochen oder solange, bis sie weich sind. Karotten und Limabohnen in einem anderen Dämpfer 15 Minuten oder bis sie weich sind dämpfen. Bei gefrorenen Limabohnen oder Erbsen werden die Karotten 10 Minuten gedämpft und dann die Erbsen für weitere 5 Minuten zugegeben. Frische Limabohnen oder Erbsen sollten 20 Minuten gedämpft werden. Karotten 15 Minuten für sich alleine dämpfen. Karotten, Limabohnen oder Erbsen in Schüssel zum Servieren geben. Butter und Gewürze zufügen. Gut vermischen und servieren. Die Vielfalt der Aromen sowie die Vielgestaltigkeit der Strukturen lassen dieses Gericht zu einem besonderen Genuß werden.

2) Selleriesalat

25 Min.

1 mittelgroße Sellerieknolle
2 Eßlöffel frischer Zitronensaft
½ Tasse Mayonnaise
2 Teelöffel Dijonsenf

Sellerie in dünne Scheiben schneiden. Die Scheiben schälen und in Streifen schneiden. Den Zitronensaft in 4 Tassen kochendes Wasser geben. Sellerie in das kochende Wasser geben und 3–5 Minuten oder bis er knackig-weich ist kochen. Gut abtropfen. Mayonnaise mit Senf mischen. Sellerie unterheben. Entweder bei Zimmertemperatur oder gekühlt servieren.

3) Spargel auf italienische Art

2–4 Portionen *7 Min.*

1 Pfund Spargel
1 Eßlöffel Olivenöl
1 Teelöffel frischer Zitronensaft

Spargel schälen und den holzigen Teil der Spargelstangen abschneiden. In einem großen Topf zwei Liter Wasser zum Kochen bringen. Den Spargel hineingeben und 3–4 Minuten unbedeckt kochen, bis er knackig-weich ist. Aus dem Wasser nehmen. Sofort in einer Servierschale in Öl und Zitronensaft schwenken.

4) Brokkoli in Zitronen-Buttersoße
2–4 Portionen *10. Min.*

3–4 Stangen Brokkoli mit Röschen
2 Eßlöffel Butter
2 Teelöffel frischen Zitronensaft

Die dicken Stiele des Brokkoli abschneiden, dabei ca. 5–7 cm an den Röschen lassen. Stangen für japanischen Brokkoli (Seite 238), Suppen oder Gemüsegerichte aufheben.

Brokkoli in einzelne Röschen teilen. Im Gemüsedämpfer zugedeckt 5–7 Minuten über kochendem Wasser dämpfen. Die Stiele sollten ihre hellgrüne Farbe behalten und zart-weich sein. Garprobe mit Messerspitze machen.

Butter in kleiner Pfanne bei niedriger Hitze zerlassen. Zitronensaft unterrühren. Die Soße über heißen Brokkoli gießen.

25. Tag – Donnerstag

Frühstück: Wie jeden Tag

Mittagessen: Frisches Obst *oder*
Karotten (nach Wunsch)
Gefüllter Pita-Sandwich (Seite 256) *oder*
Energiesalat (Seite 211)

Abendessen: Cocktail aus frischen Gemüsesäften
(nach Wunsch) (Seite 214)
Goldgelbe Kartoffelsuppe[1]) *oder*
Karotten-Lauchsuppe (Seite 270)
Gebackene Pilze mit Zucchini und
Chinagemüse[2])
Gurken mit Dill (Seite 260)

1) Goldgelbe Kartoffelsuppe
4 Portionen *30 Min.*

2 Eßlöffel Butter
1 Teelöffel Distelöl
1 Knoblauchzehe, fein gehackt
2 Zwiebeln, grob gehackt
2 Tassen Stangensellerie, gehackt
5 mittelgroße Back-Kartoffeln, geschält und in 2½-cm-Würfel geschnitten
6–8 Flaschenkürbisse, in 1-cm-Scheiben geschnitten
1 Eßlöffel weißes Miso oder 1 Gemüsebouillonwürfel
1 Teelöffel getrockneter Thymian
¼ Teelöffel getrockneter Estragon
½ Teelöffel getrockneter Salbei
Meersalz, Gewürzsalz oder salzfreies Gewürz
1 Prise Cayennepfeffer
6–7 Tassen Wasser

In einem Suppentopf Butter zerlassen und Öl erhitzen. Knoblauch, Zwiebeln und Sellerie zufügen. Schmoren, bis sie zusammenfallen. Kartoffeln, Kürbisse, Miso oder Bouillon und Gewürze zugeben. Gemüse mit Wasser bedecken. Zum Kochen bringen. Zugedeckt 20 Minuten ziehen lassen oder bis Gemüse weich ist. Leicht abkühlen und in Portionen pürieren, bis eine weiche, goldfarbene Creme entsteht. Vorsichtig erwärmen, dabei umrühren, damit die Suppe nicht anbrennt.

2) Gebackene Pilze mit Zucchini und China-Gemüse

3–4 Portionen *45 Min.*

Anmerkung: Ein Grundrezept zum Backen von beliebigem Gemüse. Wenn Sie keine getrockneten Pilze haben, können Sie frischen Brokkoli oder gedämpfte Karotten verwenden. Brokkoli oder Erbsen können anstelle von Zucchini genommen werden, sie sollten allerdings blanchiert oder vorgedämpft sein, ehe sie in den Schmortopf kommen. Erbsen 1 Minute blanchieren, Brokkoli 5 Minuten dämpfen. Anstelle von China-Gemüse kann auch Kohl verwendet werden.

2 Tassen getrocknete Pilze
2 Tassen Gemüsebrühe oder Suppenbrühe
6–7 Schalotten
1 kleiner Kopf Chinakohl oder Pak-Choy (ungefähr 4 Tassen)
1 Eßlöffel Distelöl

Zubereitung des Gemüses

Die Pilze in Gemüse- oder Suppenbrühe einweichen, bis sie sich vollkommen vollgesogen haben, ungefähr 30 Minuten. Währenddessen Zucchini und Schalotten in schräge Streifen schneiden und den Chinakohl grob raffeln. In Schüssel geben (getrennt) und beiseite stellen. Pilze abtropfen lassen, dabei die Brühe für die Soße und weitere Zubereitung aufheben. Die dicken Stiele von den Pilzen schneiden und große Pilze halbieren. Zu den Zucchinis geben.

Gewürze

1 Knoblauchzehe, fein gehackt
1 Teelöffel frischer Ingwer, fein gehackt oder ½ Teelöffel Ingwerpulver
Distelöl

Zubereitung der Gewürzmischung

Knoblauch und Ingwer fein hacken. In kleine Schüssel geben und mit einer kleinen Menge Distelöl bedecken. Schmortopf auf starke Heizquelle stellen und dort belassen, bis alle Kochvorbereitungen getroffen sind.

Soße

1 Tasse Brühe von den Pilzen
2 Eßlöffel Tamari
1 Teelöffel Honig
1 Eßlöffel chinesische Bohnenpaste oder Tofusoße oder Grillsoße
2 Teelöffel frischer Zitronensaft oder trockener Sherry
½ Teelöffel Currypulver

Zubereitung der Soße

Alle Zutaten gut mischen.

Andicken

1 Eßlöffel Pfeilwurzelmehl oder Maismehl
2 Eßlöffel kaltes Wasser
1 Teelöffel Distelöl
Alle Zutaten vermischen, bis eine glatte Soße entsteht.

Letzte Vorbereitungen

Alle Zutaten in der folgenden Reihenfolge aufstellen:
1. Öl,
2. Gewürze,
3. Schalotten, Zucchini und Pilze, Gemüse, 4. Soße und
5. Andickmittel.

Öl in den vorgeheizten Schmortopf geben. Sofort Gewürzmischung dazugeben. Gleich darauf Schalotten untermischen. Dann sofort Pilze und Zucchini unter ständigem Rühren ins Öl geben. Falls Zucchini anbrennen sollten, einige Teelöffel Gemüsebrühe zufügen. Solange rühren, bis Zucchini und Schalotten eine kräftige Farbe annehmen. Gemüse zufügen. Weiterrühren. Soße zugeben und weiterrühren, bis das Gemüse zusammenfällt. Andickungmittel langsam zugeben. Alles gut mischen, bis alles mit Soße bedeckt ist. Auf eine Platte geben und sofort servieren.

26. Tag – Freitag

„Salat als Hauptgericht"

Frühstück: Wie jeden Tag

Mittagessen: Obst *oder* Obstsäfte

Abendessen: 1 Papaya *oder*
einige frische Ananas-Scheiben *oder*
1 ganze Grapefruit
Kantoneser Meeresfrüchte-Salat 1)

1) Kantoneser Meeresfrüchte-Salat
2 Portionen *45 Min.*

2 Tassen Pak-Choy
2 Tassen Mungobohnensprossen
2 Tassen Zucker-Erbsen (Schoten)
½ Tasse Karotten, geraffelt (nach Wunsch)
1 Tasse getrocknete chinesische Pilze*, 30 Min. vorgeweicht

* Getrocknet in Asienläden, frisch in guten Supermärkten erhältlich.

2 Eßlöffel Distelöl (nach Wunsch)
3 Tassen Krabben, Krabbenfleisch oder andere Meeresfrüchte
4 Tassen römischer Salat, grob gehackt
2 Tassen Spinat, grob gehackt, oder Chinakohl, fein gehackt

Zubereitung des Salates

Die Pilze in warmem Wasser einweichen, bis sie sich vollgesogen haben (ca. 30 Minuten). Pak-Choy in dünne Streifen schneiden. Die Sprossen 1–2× durchschneiden. Erbsenschoten abziehen und – ganz – 1 Min. in kochendem Wasser blanchieren. Abtropfen und sofort unter kaltes Wasser halten oder in Eiswasser geben. Abtrocknen und in 1 cm dicke schräge Stücke schneiden, Karotten 1 Minute in kochendem Wasser blanchieren. Abtropfen lassen und sofort unter kaltes Wasser halten oder in eine Schüssel mit Eiswasser geben.

Pilze abtropfen lassen, Brühe für eine andere Mahlzeit aufbewahren. Abtrocknen und in dünne Streifen schneiden. Roh verwenden oder in Öl schmoren, bis sie weich sind.

Wenn Sie frische Tiefsee-Krabben verwenden, mit der Schale in kochendes Wasser werfen und 3–4 Minuten kochen, bis sie sich zartrosa färben. Abtropfen lassen und unter kaltes Wasser halten. Schälen und der Länge nach halbieren, jeglichen Abfall mit feuchtem Papierhandtuch entfernen. Wenn Sie gefrorene Krabben verwenden, 3–5 Minuten unaufgetaut in den Gemüsedämpfer geben. Gut abtropfen lassen und evtl. vorhandene Schalen entfernen. Abtropfen lassen. In einer großen Schüssel Krabben und Gemüse zum Gemüse geben. *(Nordseekrabben sind schon gekocht.)*

Kantoneser Salatsoße

2 Eßlöffel Petersilie oder Kresse, fein gehackt (nach Wunsch)
1 Eßlöffel Schalotten, fein gehackt
¼ Teelöfel getrockneter Ingwer oder ½ Teelöffel frischer Ingwer, fein gehackt
1 Teelöffel Sesamöl
½ Teelöffel Honig
2 Eßlöffel frischer Zitronensaft
2 Eßlöffel Distelöl
1 Teelöffel Grillsoße oder Tofusoße
1 Eßlöffel Tamari
¼ Teelöffel Meersalz (nach Wunsch)

Zubereitung der Soße

Alle Zutaten gut mischen und über den Salat geben. Noch einmal mischen.

27. Tag – Samstag

Frühstück: Frisches Obst *oder* frischer Saft und Apfelmus 1)

Mittagessen: Frisches Obst *oder*
Karotten (nach Wunsch)
Gurken-Sandwich (Seite 240) *oder*
Avocado-Sandwich (Seite 286) *oder*
römische Salatrollen (Seite 295)

Abendessen: Cocktail aus frischen Gemüsesäften, wenn gewünscht (Seite 214)
Erntesuppe (Seite 236) *oder*
Linsensuppe 2) Honigmaisbrot 3) *oder*
Pita-Toast 4)
Großmutters Kohlgericht (Seite 279)

1) Frisches Apfelmus
1–2 Portionen

Eine herrliche Abwechslung zum Frühstück, ideal für Kinder.

½ Tasse frischer Apfelsaft oder ½ Tasse Wasser
2 große Äpfel, geschält und geviertelt
½ Teelöffel Zimt oder Muskat oder je ¼ von beiden
1 frische oder gefrorene Banane oder ½ Papaya oder
2 reife Dattelpflaumen (sehr weich) (nach Wunsch)

Alle Zutaten in den Mixer geben. Pürieren, bis eine glatte Soße entsteht.

Rohes oder ungekochtes Apfelmus ist sehr gut für den Organismus. Gekochtes Apfelmus ist säurebildend und schadet mehr, als es nützt. Rohes Apfelmus sollte immer auf nüchternen Magen gegessen werden.

2) Linsensuppe
3 Portionen *1 Std. 15 Min.*

7½ Tassen Wasser
1 Knoblauchzehe, fein gehackt
1 große weiße Zwiebel, gehackt
1 große Karotte, fein gehackt
2 Selleriestangen, grob gehackt
1½ Tassen Linsen
1 Gemüsebouillonwürfel oder 1 Eßlöffel rotes Miso
½ Teelöffel getrockneter Thymian
1 Teelöffel getrockneter wilder Majoran
1–2 Eßlöffel frische Petersilie, gehackt
1 Teelöffel süßer ungarischer Paprika
½ Teelöffel Gemüsegewürz (nach Wunsch)
½ Teelöffel Meersalz (nach Wunsch)
1 Tasse frischer oder gefrorener Mais (nach Wunsch)

Wasser im Suppentopf zum Kochen bringen. Knoblauch, Zwiebeln, Karotten, Sellerie, Linsen und Bouillon oder Miso hineingeben. Wieder zum Kochen bringen. Würzen. Gut mischen. 60 Minuten zugedeckt bei milder Hitze köcheln lassen. Wenn Sie die Suppe gerne cremiger haben, können Sie die Hälfte der Suppe im Mixer oder in der Küchenmaschine pürieren. Wieder erhitzen und – wenn gewünscht – Mais zufügen. Noch einmal 5 Minuten köcheln lassen. Petersilie einrühren.

3) Honigmaisbrot

35 Minuten bis eine Stunde

1 Tasse gelbes Maismehl oder ¾ Tasse gelbes Maismehl und ¼ Tasse Kleie
1 Tasse Vollkornmehl
½ Teelöffel Meersalz
1 Teelöffel Backpulver
¼ Tasse Honig
1 geschlagenes Ei
1⅞ Tassen Buttermilch
1 Teelöffel Butter
2 Tassen frischer oder gefrorener Mais (nach Wunsch)

Backofen auf ca. 185 °C erhitzen. Trockene Zutaten mischen. Flüssige Zutaten einrühren. Mais einrühren. Nicht zu stark mischen! Maisbroteig muß ein bißchen klumpig sein. Den Teig in eine gut mit Butter eingefettete 20 × 20 cm große Form geben. Ohne Mais eine halbe Stunde und 55 Minuten mit Mais backen. Garprobe mit Zahnstocher machen. Leicht abkühlen und in 5 cm große Würfel schneiden.

Anmerkung: Der Teig für dieses Maisbrot kann einige Stunden im voraus hergestellt und zugedeckt bis zu einer halben Stunde vor dem Backen im Kühlschrank aufbewahrt werden.

4) Pita-Toasts

4 Portionen   *10 Min.*

2 Vollkorn-Pitabrote, halbiert (Seite 227)
2 Eßlöffel weiche Butter
1 kleine Knoblauchzehe
½ Teelöffel getrockneter Thymian
½ Teelöffel getrocknetes Bohnenkraut

Knoblauch durch die Knoblauchpresse geben und mit der Butter vermischen. Kräuter zugeben und gut mit einer Gabel verrühren. Butter auf die Pitahälften streichen. 5 Minuten toasten.

2–2½ Bananen für den morgigen Fruchttrunk einfrieren.

28. Tag – Sonntag

Frühstück: Frischer Obstsaft, Fruchtcreme (Seite 266) *und/oder*
Frühstücks-Obstplatte 1), wenn gewünscht

Mittagessen: Von gestern übriggebliebene Linsensuppe und
Großmutters Kohlgericht (Seite 279) *oder*
das richtig belegte Sandwich (Seite 227) *oder*
Bananentrunk 2)

Abendessen: Cocktail aus frischen Gemüsesäften, nach Wunsch (Seite 214)
New-York-Sandwich (Seite 225)
Kroß geröstete Kartoffeln 3)
Übriggebliebenes Kohlgericht *oder*
Sommergrün mit cremiger Avocado-Soße 4)

1) Frühstücks-Obstplatte

6 Portionen *15 Min.*

1 Honigmelone, in mundgerechte Würfel geteilt
3 Wassermelonen-Kugeln
4 Kiwifrüchte, geschält und in Scheiben geschnitten
1 große oder 2 kleine Papayas, geschält und in Scheiben geschnitten
2 Tassen kernlose grüne Weintrauben
6 kleine Weintraubenbündel
1 große Birne, geschält und in Stifte geteilt

Melonen, Kiwi, Papayas und Trauben auf einer großen runden Platte anrichten. Trauben und Birnenstifte abwechselnd um den Rand legen. Mit Fruchtdip Ihrer Wahl servieren (Seite 240).

2) Bananentrunk
1 Portion   *35 Min.*

1 Tasse frische Mandelmilch (Seite 275)
2–2½ gefrorene Bananen (je nach Größe und gewünschter Konsistenz des Getränks)
Muskat

Frische Mandelmilch, Bananen und Muskat nach Geschmack in den Mixer geben. Pürieren, bis die Masse cremig wird.

3) Kroß geröstete Kartoffeln
2–3 Portionen   *35 Min.*

Eine köstliche Alternative zu Pommes frites. Wenn Sie gerne Kartoffeln essen, werden Sie begeistert sein. Ein wahrhaft delikater Schmaus, bei dem die Kartoffeln nicht mit Öl getränkt werden. Allerdings dürfen Sie nicht zu viel davon essen, sonst wird der Erfolg des Programms in Frage gestellt. Stopfen Sie sich nicht voll. Es soll ein Genuß, aber keine Schlemmerei sein. Ein Gericht, das Sie ins Repertoire Ihrer neuen Lebensweise aufnehmen sollten.

5 neue Kartoffeln
1–2 Eßlöffel zerlassene Butter
Prise Gewürz nach Ihrer Wahl

Kartoffeln im Dampftopf 20 Minuten über kochendem Wasser zugedeckt garen. Mit spitzem Messer Garprobe machen. Sie sollten nicht zu weich sein. Abkühlen lassen und in 1 cm dicke Scheiben schneiden. Auf ein Backblech legen und gleichmäßig mit Butter bestreichen. Mit Gewürz bestreuen und auf die oberste Schiene des Backofens schieben. Ungefähr 10 Minuten oder bis sie kroß und goldfarben sind backen. Es ist nicht notwendig, sie umzudrehen.

4) Sommergrün mit cremiger Avocado-Soße
2 Portionen   15 Min.

Eine Kopfsalat-Auswahl, mehrere Blätter von Butterkopfsalat, römischer Salat, rotblättriger Salat usw.
2 Tassen Spinat
1 Tasse Kresse (nach Wunsch)
1 kleine Gurke, geschält und in Scheiben geschnitten oder
2 kleine Einmachgurken, geschält und geschnitten
2 Tassen Sprossen – Alfalfa, Buchweizen oder Sonnenblumen
½ Tasse Oliven (nach Wunsch) oder 1 Tasse Pilze

Zubereitung des Salates

Die Salatblätter waschen und gründlich trocken tupfen, in mundgerechte Stücke teilen, Mittelrippen entfernen. Auch Spinat in mundgerechte Stücke teilen. Salatblätter und Spinat in große Schüssel geben. Wenn gewünscht, Kresse zufügen sowie Gurken und Sprossen.

Cremige Avocado-Soße
2 Portionen

1 Avocado
1 kleine Knoblauchzehe, fein gehackt
¼ Tasse Wasser
2 Teelöffel Olivenöl
2 Eßlöffel Sauerrahm
1 Eßlöffel frischer Dill oder 1 Teelöffel getrockneter Dill
½ Teelöffel Honig
½ Teelöffel Meersalz, Gewürzsalz oder salzfreies Gewürz
2 Eßlöffel frischer Zitronensaft

Zubereitung der Soße

Avocado halbieren. Schälen, Kern entfernen und in große Würfel schneiden. Alle Zutaten in Küchenmaschine oder Mixer geben. Pürieren, bis eine cremige Masse entsteht. Als Soße für das Sommergrün oder als Dip für rohes oder gedämpftes Gemüse verwenden. Auch als Sandwichbelag geeignet.

Zusammenstellung des Salates

½ Tasse der Soße über das Salatgrün gießen. Gut mischen. Gegebenenfalls noch einige Eßlöffel Soße über den Salat geben. Oliven oder Pilze zugeben, wenn gewünscht. Leicht unterheben.

Schlußwort

Wir haben uns in den vergangenen 15 Jahren sehr viel Mühe gegeben, dieses Programm zu vervollkommnen. Es wurde nicht für einen Augenblickserfolg geschaffen, sondern soll vielmehr dazu dienen, Ihnen auf Dauer dabei zu helfen, Harmonie zwischen Ihren physiologischen Bedürfnissen und Ihren natürlichen Körperzyklen herzustellen. Es soll Ihnen zeigen, wie Sie essen sollen, um aus beiden das Beste zu machen. Mit diesen Informationen können Sie Ihr Gewicht und Ihre Lebensenergie immer unter Kontrolle halten.

Wenn Sie Ihr Wunschgewicht noch nicht erreicht haben sollten, so können Sie sicher sein, daß Sie es erreichen werden, wenn Sie richtig kombinierte Mahlzeiten mit hohem Wassergehalt zu sich nehmen und am Morgen und im Verlauf des Vormittags nur Obst essen. Machen Sie einfach weiter! Sie sind nach wie vor auf dem Weg zu der von Ihnen angestrebten, **energiereichen Lebensweise auf Lebenszeit**. Wenn Sie weiter den Anweisungen folgen, werden Sie auch weiter Gewicht verlieren. Eines Tages wird das Übergewicht für immer verschwunden sein und Energie und Gesundheit Ihre Belohnung sein.

Wenn Sie schnellere Fortschritte machen wollen, so sollten Sie sich die Tage im Programm aussuchen, in deren Verlauf Sie nur Obst essen und deren Abendmahlzeit aus einem Salat mit hohem Wassergehalt als Hauptgericht besteht.

An diesen Tagen werden Sie den höchsten Gewichtsverlust erzielen. Zwei äußerst wichtige Richtlinien sollten Sie sich immer vergegenwärtigen. Erstens, daß konzentrierte Nahrung, wie z. B. Eiweiß und Kohlenhydrate, mit anderen Nahrungsmitteln richtig zusammengestellt sein müssen und nicht mehr als 30 % Ihrer täglichen Nahrung ausmachen dürfen, und zweitens, daß Früchte unbedingt als die besten Freunde Ihres Körpers anzusehen sind. Auf die richtige Weise und in ausreichenden Mengen verzehrt, ist Obst die Garantie dafür, daß Sie nie wieder ein Gewichtsproblem haben werden.

Der wichtigste Aspekt dieser Ernährungsweise ist die Erkenntnis, daß es sich dabei um eine **neue Lebensweise** handelt und nicht um dogmatisch vorgeschriebene Regeln, denen man sich auf das genaueste zu unterwerfen hat. Auf diese Weise wird Ihnen die Möglichkeit geboten, das Programm Ihren persönlichen Bedürfnissen anzupassen. Sie können das aussuchen und auswählen, was Ihnen am besten zusagt. Bereiche, die Ihrem gesunden Menschenverstand entgegenkommen, denen Sie sich ohne Zwang unterwerfen können, sollten Sie zum Ausgangspunkt machen. Wenn Sie sich Ihre Absichten immer vor Augen halten und täglich **etwas** tun, egal, wie wenig es auch sei, so ist Gewähr gegeben, am Ball zu bleiben. Einmal werden Sie Ihr Ziel erreichen, als glücklicherer und gesünderer Mensch. Das Schlüsselwort heißt: **Richtung**, nicht Geschwindigkeit.

Es ist für uns eine Freude, Ihnen helfen zu können, Gewicht zu verlieren, eine doppelte Freude aber, Ihnen dabei zu helfen, Ihr Leben zu verlängern und Ihre Lebensqualität zu verbessern.

Dieses Buch enthält ein System für Ihr ganzes Leben, das immer zu Ihrer Verfügung steht. Auch wenn Sie vom vorgeschlagenen Weg abweichen sollten, zunehmen oder unter Energiemangel leiden, von jetzt an haben Sie für immer die Richtlinien zur Hand, die Ihnen jederzeit eine Umkehr ermöglichen und Ihnen helfen, Ihre Vitalität zurückzugewinnen. Auf Naturgesetze kann man sich immer verlassen. Auf Naturgesetzen ist dieses System aufgebaut.

Sie haben die Verantwortung für Ihren Körper übernommen. Schlanker, sich besser fühlend und besser aussehend mit jedem Tag, können Sie sich jeder Minute Ihrer neugewonnenen Lebensenergie erfreuen. Sie haben sich die Mühe gemacht, sie zu gewinnen, und Sie verdienen auch, daß sie Ihnen erhalten bleibt.

Gesundheit und Vitalität, mit all den damit verbundenen Wohltaten, sind Ihr gutes Recht von Geburt an!
Möge Gesundheit für immer Ihr Ziel und Ihre Belohnung sein!

Von den gleichen Autoren sind folgende weitere Bücher vom Waldthausen-Verlag herausgebracht worden:

Fit für's Leben – Teil II
(Bewegung, Luft, Wasser, Ruhe, Schlaf, Sonnenschein, Liebe, Hygiene und Heilen, glückliche gesunde Kinder)

Neue Eßkultur mit Sonnenkost
(Farbig illustrierte Gerichte mit Früchten, Salaten, Gemüse und Nüssen)

Bibliographie

Abramowski, O. L. M., M. D. „Heilung durch Früchte" (Fruitarian Healing System). Natal, Südafrika: Essence of Health, 1976

—. „Früchtediät und physische Verjüngung" (Fruitarian Diet and Physical Rejuvenation). Wethersfield, Connecticut: Omangod Press, 1973

Accraido, Marcia M. „Leicht essen, um zu überleben" (Light Eating for Survival), Wetherfield, Connecticut: Omangod Press, 1978

Agres, Ted. „Ihre Nahrung, Ihre Gesundheit" (Your Food, Your Health). Chicago: Inter-Direction Press, 1972

Airola, Paavo. „Fleisch wegen Vitamin B_{12}?" (Meat for B_{12}?). Nutrition Health Review Summer 1983: 13

Allen, Hannah. „Die glückliche Wahrheit über Eiweiß" (The Happy Truth About Protein). Austin, Texas: Life Science, 1976

—. „Lektion Nr. 33, Warum wir keine Tierprodukte essen sollen" (Why We Should Not Eat Animal Products in Any Form). In The Life Science Health System, von T. C. Fry. Austin, Texas: Life Science, 1984

Altman, Nathaniel. „Essen für das Leben" (Eating for Life). Wheaton, Illinois: Theosophical Publishers, 1974

Ames, Bruce N. „Diätabhängige krebserzeugende Substanzen und krebsverhindernde Substanzen" (Dietary Carcinogens and Anti-Carcinogens). Science, 23. September 1983: 1256

Armstrong, J. W. „Wasser des Lebens" (The Water of Life). Devon, England: Health Science Press, 1978

Bach, Edward. „Heile dich selbst" (Heal Thyself). London: Daniel, 1946

Ballentine, Martha. „Die Küche des Himalayas" (Himalayan Mountain Cookery). Honesdale, Pennsylvania: Himalayan International Institute, 1978

Barr, Stringfellow, und Stella Standard. „Das Gemüsekochbuch" (The Kitchen Garden Book). New York: Viking Press, 1956

Baumann, Edward u. a. „Handbuch der holistischen (ganzheitlichen) Gesundheit" (The Holistic Health Handbook). California: And/Or Press, 1978

Bealle, Morris A. „Die Geschichte der Medikamente" (The Drug Story). Spanish Fork, Utah: The Hornet's Nest, 1949

—. „Die neue Geschichte der Medikamente" (The New Drug Story). Washington D.C.: Columbia Publishing Co., 1958

Bieler, Henry G. „Lebensmittel sind deine beste Medizin" (Food is Your Best Medicine). New York: Random House, 1965

Benerjee, D. K., und J. B. Chatterjea. „Vitamin B-Gehalt der indischen Küche, seine Veränderung durch Kochen" (Vitamin B Content of some Articles of Indian Diet and Effect of Cooking on It). British Journal of Nutrition 94 (1968): 289

Benson, Herbert. „Unterhalb der Entspannungsreaktion" (Beyond the Relaxation Response). New York: Times Books, 1984

Benton, Mike. „Lektion Nr. 30, Zucker und andere Süßungsmittel können schlimmer als schlecht sein" (Sugars and Other Sweeteners May Be Worse Than Bad). In The Life Science Health System, von T. C. Fry. Texas: Life Science, 1984

—. „Lektion Nr. 34, Die Schädlichkeit von Getränken in der Ernährung" (Lession Nr. 34 The Harmfulness of Beverages in the Diet). In The Life Science Health System, von T. C. Fry. Austin, Texas: Life Science, 1984

Bernard, Raymond W. „Essen Sie sich zu einer besseren Gesundheit" (Eat your Way to better Health). Vol – i & LL. Clarksburg, West Virginia: Saucerian. 1974

—. „Verjüngung durch diätetische Sexkontrolle" (Rejuvenation Through Dietetic Sex Control). Natal, Südafrika: Essence of Health, 1967

Bernard, Theos. „Wir haben den Himmel in uns" (Heaven Lies Within Us). Natal, Südafrika: Essence of Health, 1947

Bianchi, Paul, und Russel Hilf. „Eiweißstoffwechsel und biologische Funktion" (Protein Metabolism and Biological Function). New Brunswick, New Jersey: Rutgers University Press, 1970

Bigwood, E. J. „Protein- und Aminosäurefunktionen" (Protein and Amino Acid Functions). New York: Pergamon Press, 1972

Bircher-Benner, M. „Essen Sie sich gesund" (Eating your Way to Health). Baltimore, Maryland: Penguin, 1973

Biser, Samuel. „Die Wahrheit über Milch" (The Truth About Milk). The Healthview Newsletter 14 (Spring 1978): 1–5

Bodwell, C. E. „Proteine für Menschen" (Evaluation of Protein for Humans). Westport, Connecticut: The Air Publishing Company, 1977

Bond, Harry, C., M. D. „Kochbuch der natürlichen Ernährung" (Natural Food Cookbook). North Hollywood, California: Wilshire Book Co., 1974

Bricklin, Mark. „Die praktische Enzyklopädie natürlichen Heilens" (The Practical Encyclopedia of Natural Healing). Emmaus, Pennsylvania: Rodale Press, 1976

Brooks, Karen. „Das vollständige vegetarische Kochbuch" (The Complete Vegetarian Cookbook), New York: Pocket Books, 1976

Brown, Henry. „Eiweißernährung" (Protein Nutrition). Springfield, Illinois: Charles C. Thomas Publishers, 1974

Burton, Alec, Ph. D. „Milch" (Milk). Hygienic Review, Juli 1974

Callela, John. „Natürliches Kochen" (Cooking Naturally). Berkeley, California: And/Or Press, 1978

Carmichael, Dan. „Der Milchüberschuß wächst, die Preise klettern höher" (Milk Surplus Continues to Grow as Price Climbs Ever Higher). St. Petersburg Times, 3. Juni 1982

Carque, Otto. „Lebenswichtige Tatsachen über die Ernährung" (Vital Facts About Food). New Canaan, Connecticut: Keats, 1975

Carrington, Hereward, Ph. D. „Die Geschichte der natürlichen Gesundheit" (The History of Natural Hygiene). Mokelhumne Hill, California: Health Research, 1964

Carter, Mary Ellen, und William McGarey. „Edgar Cayce über das Heilen" (Edgar Cayce on Healing). New York Warner, 1972

Cheraskin, Emanuel, M. D., W. Ringsdorf, M. D., und J. W. Clark. „Ernährung und Krankheit" (Diet and Disease). Emmaus, Pennsylvania: Rodale Press, 1968

Cinque, Ralph. „Abnehmen auf gesunde Weise" (Loosing Weight Hygienically). Health Reporter 8 (1983): 5

Claire, Rosine. „Französisches vegetarisches Feinschmeckerkochbuch" (French Gourmet Vegetarian Cookbook). Millbrae, California: Calestial Arts, 1975

Colgate, Doris. „Der barfüßige Feinschmecker" (The Barefoot Gourmet). New York: Offshore Sailing School, 1982

Cornelius, Martin P., III. „Bis daß der Tod uns scheidet" (Till Death Do Us Part). Los Angeles, California: Healer, 1981

Cousins, Norman. „Anatomie einer Krankheit" (Anatomy of a Illness). New York: Bantam Books, 1979

D'Adamo, Janus, M. D. „Eines Mannes Nahrung" (One Man's Food). New York: Richard Marek, 1980. „Dahin walzen" (Rolling Along). Los Angeles Times, 18. Dezember 1980

Dash, Bhagwan. „Ayervedische Behandlung von Allgemeinerkrankungen" (Ayervedic Treatment for Common Diseases). New Delhi: Delhi Dairy, 1979.

„Das Öffnen von Turnhallen für die Allgemeinheit trimmt die Taillen und die Gesundheitskosten" (Opening Excecutive Gyms to All Trims Waists, Health Costs). Los Angeles Times, 19. April 1981

„Daten und Fakten über Krebs" (Cancer Facts and Figures). American Cancer Society, 1983

Dauphin, Lise, N. D. „Rezepte aus der Naturheilkunde" (Recettes Naturistes). Montreal, Canada: Editions Du Jour, 1969

De Vries, Herbert A. „Wiedergewonnene Lebenskraft" (Vigor Regained). Englewood Cliffs, New Jersey: Prentice-Hall, 1974

Diamond, Marilyn. „Neue Eßkultur mit Sonnenkost"

Dossey, Larry, M. D. „Raum, Zeit und Medizin" (Space, Time and Medicine). Boulder, Colorado: Shambala, 1982

Dosti, Rose. „Ernährung ist wichtiger für schwangere Teenager und über 30jährige" (Nutrition Needs Greater for Pregnant Teenagers, Over 30s). Los Angeles Times, 31. Mai 1984

Ehret, Arnold. „Heilverfahren durch schleimlose Ernährung" (Mucusless Diet Healing System). New York: Benedict Lust, 1976

„Ernährung und Streß bei Gefäßkrankheiten" (Diet and Stress in Vascular Disease). Journal of the American Medical Association 176 (1961): 134

Esser, William L. „Wörterbuch der menschlichen Ernährung" (Dictionary of Man's Food). Chicago: Natural Hygiene Press, 1972

„Fakten über das Herz" (Hearth Facts). American Heart Association, 1984

Farb, Peter, und Georg Armelagos. „Anthropologie des Essens" (The Anthropology of Eating). Boston: Houghton Mifflin Co., 1980

Farnsworth, Steve. „Plan zur Verminderung des Milchüberschusses funktioniert nicht" (Plan to Cut Milk Surplus Isn't working). Los Angeles Times, 5. März 1984

Fathman, George, und Doris Fathman. „Lebendige Nahrung" (Live Foods). Beaumont, California: Ehret Literature Publishing, 1973

Finkel, Maurice. „Neue Hoffnung bei Krebs" (Fresh Hope in Cancer). Devon, England: Health Science Press, 1978

Ford, Marjorie Winn, Susan Hillyard, und Mary F. Koock. „Ländliches Kochbuch des tauben Schmiedes" (Deaf Smith Country Cookbook). New York: Collier Books, 1974

Friedlander, Barbara. „Erde, Wasser, Feuer, Luft" (Earth, Water, Fire, Air). New York: Collier Books, 1972

Fry, T. C. „Der Herpes-Schwindel" (The Cruel Hoax Called Herpes). Austin, Texas: Life Science, 1983

—. „Die Tragödie des Kochens" (The Curse of Cooking). Austin, Texas: Life Science, 1975

—. „Die große Wasser-Kontroverse" (The Great Water Controversy). Austin, Texas: Life Science, 1974

—. „Methoden zur Energiegewinnung" Lektionen 1–7 (High Energy Methods, Lessons 1–7). Austin, Texas: Life Science, 1983

—. „Das Gesundheitssystem der Lebenswissenschaft" Lektionen 1–111 (The Life Science Health System, Lessons 1–111). Austin, Texas: Life Science, 1983

—. „Mythos der Medizin" (The Myth of Medicine). Austin, Texas: Life Science, 1974
—. „Die Offenbarung der Gesundheit" (The Revelation of Health). Austin, Texas: Life Science, 1981
—. „Supernahrung für eine Supergesundheit" (Super Food for Super Health). Austin, Texas: Life Science, 1976
—. „Bessere Nahrung, Ernährungsprinzipien und praktische Beispiele für eine perfekte Gesundheit" (Superior Foods, Diet Principles and Practices for Perfect Health). Austin, Texas: Life Science, 1974
Garrison, Omar V. „Die Dictokraten" (The Dictocrats). Chicago: Books for Today, 1970
Gewanter, Vera. „Eine Leidenschaft für Gemüse" (A Passion for Vegetables). New York: Viking Press, 1980
Glaser, Ronald. „Der Körper ist der Held" (The Body Is the Hero). New York: Random House, 1976
Gore, Rick. „Die eindrucksvollen Welten in der Zelle" (The Awesome Worlds Within a Cell). National Geographic 3 (1976): 355
Gould, George M., und Walter L. Pyle. „Anomalitäten und Kuriositäten der Medizin" (Anomalies and Curiosities of Medicine). New York: The Julian Press, 1956. Ursprüngliches Copyright 1896
Gray, Henry, M. D. „Gray's Anatomie" (Gray's Anatomy). New York: Bounty Books, 1977
Griffin, LaDean. „Ist einer von Ihnen krank" (Is Any Sick Among You). Provo, Utah: Bi World, 1974
Gross, Joy. „Das vegetarische Kind" (The Vegetarian Child). New York: Lyle Stuart, 1983
—. „Menschen der positiven Kraft" (Positive Power People). Glendora, California: Royal CBS Publications, 1981
Guyton, Arthur C. „Lehrbuch der medizinischen Physiologie" (Guidance Textbook of Medical Physiology). Philadelphia: Saunders Publishing Co., 1981
—. „Physiologie des Körpers" (Physiology of the Body). Philadelphia: W. B. Saunders, 1981
Heritage, Ford. „Fakten über Nahrungsmittel und ihre Zusammensetzung" (Composition and Facts about Foods). Mokelhumne Hill, California: Health Research, 1971
Hewitt, Jean. „Das New York Times Kochbuch der natürlichen Nahrung" (The New York Times Natural Foods Cookbook). New York: Avon, 1972
—. „Das NEUE New York Times Kochbuch der natürlichen Nahrung" (The New York Times NEW Natural Foods Cookbook). New York: Times Books, 1982

Hightower, Jim. „Iß dein Herz zugrunde" (Eat your Heart Out). New York: Random House, 1976

Holmberg, Osterholm et al. „Medikamentenresistente Salmonellen von Tieren, die mit Antimikrobiotika gefüttert wurden" (Drug Resistant Salmonella from Animals fed Antimicrobials). New England Journal of Medicine 311(1984): 617

Hopkins, S. F., F. P. S. „Grundlegende Medikamente" (Principal Drugs). London: Faber & Faber, 1969

Hotema, Hilton. „Perfekte Gesundheit" (Perfect Health). Natal, Südafrika: Essence of Health, kein Datum im Buch angegeben

Hovanessian, A. T. „Rohkost" (Raw Eating). Teheran: Arshavir, 1967

Howell, W. H., M. D. „Die menschliche Maschine" (The Human Machine). Ontario, Canada: Provoker Press, 1969

Hunter, Beatrice T. „Achtung Verbraucher: Ihre Nahrung und was damit gemacht wird" (Consumer Beware: Your Food and What's Been Done to It). New York: Simon & Schuster, 1972

Hur, Robin A. „Nahrungsmittel-Reform – eine wichtige Notwendigkeit" (Food Reform – Our Desperate Need). Herr-Heidelberg, 1975

Hurd, Frank J., D. C., und Rosalie Hurd, B. S. „Zehn Talente" (Ten Talents). Chisholm, Minnesota: Dr. & Mrs. Frank J. Hurd, 1968

Illich, Ivan. „Medizinische Nemesis" (Medical Nemesis). New York: Bantam, 1976

Jensen, Bernard, D. C. „Die Wissenschaft der Irisdiagnostik" (The Science of Iridology). Escondido, California: Jensen's Nutritional & Health Products, 1952

„Kann Obst Ihnen helfen, abzunehmen" (Can Fruit Help you Loose Weight?). Bergen Record, 20. Oktober 1983

Khalsa, Siri V. K. „Bewußtes Kochen" (Conscious Cookery). Los Angeles: Siri Ved Kaur Khalsa, 1978

Klinger, Rafe. „Ein erstaunlicher 142jähriger wird tatsächlich jünger, sagen verdutzte Ärzte" (Amazing Growing Younger, Say Stunned Doctors). Weekly World News, 7. Oktober 1980

Krok, Morris. „Erstaunliches neues Gesundheitssystem" (Amazing New Health System). Natal, Südafrika: Essence of Health, 1976

—. „Rezept für ein langes Leben" (Formula for Long Life). Natal, Südafrika: Essence of Health, 1977

—. „Früchte, des Menschen Nahrung und Medizin" (Fruit, the Food and Medicine for Man). Natal, Südafrika: Essence of Health, 1967

—. „Goldener Weg zur Verjüngung" (Golden Path to Rejuvenation). Natal, Südafrika: Essence of Health, 1974

—. „Gesundheit, Ernährung und frische Luft" (Health, Diet and Living on Air). Natal, Südafrika: Essence of Health, 1964

—. „Ewige Wahrheiten der Gesundheit" (Health Truths Eternal). Natal, Südafrika: Essence of Health, 1964

Kulvinskas, Victoras. „Leben und Überleben, Kursbuch ins 21. Jahrhundert" (Survival into the 21st Century). Wethersfield, Connecticut: Omangod Press, 1975 und F. Hirthammer Verlag, München

Kushi, Michio. „Makrobiotik" (Macrobiotics). Tokyo, Japan: Japan Publications, 1977

—. „Orientalische Diagnose" (Oriental Diagnosis). London, England: Red Moon, 1978

Laurel, Alicia B. „Das Leben auf der Erde" (Living on the Earth). New York: Vintage, 1971

Leaf, Alexander, M. D. „Jeder Tag ein Geschenk, wenn Sie über 100 sind" (Every Day is a Gift When You Are Over 100). National Geographic 1 (1973): 93–119

Leonardo, Blanche. „Krebs und andere Erkrankungen verursacht durch Fleisch" (Cancer and Other Diseases from Meat). Santa Monica, California: Leaves of Healing, 1979

Levy, Stuart. „Das Spiel mit dem antibiotischen Pool" (Playing Antibiotic Pool). New England Journal of Medicine 311 (1984): 663

Lewis, David L. „Henry Ford und die ‚Wayside Inn'" (Henry Ford and the Wayside Inn). Early American Life 5 (1978): 5

Long, James W., M. D. „Wichtiger Führer für die Verschreibung von Medikamenten" (The Essential Guide to Prescription Drugs). New York: Harper & Row, 1980

Longwood, William. „Gift in ihrer Nahrung" (Poisons in Your Food). New York: Pyramid, 1969

Luce, Gay Gear. Ph. D. „Körperzeiten: Physiologische Rhythmen" (Body Time: Physiological Rhythms). New York: Pantheon, 1971

Mallos, Tess. „Das komplette Kochbuch des mittleren Ostens" (Complete Middle East Cookbook). New York: McGraw-Hill, 1982

Mayer, Jean, und Jeanne Goldberg. „Studium weiterer Krebsursachen" (More Cancer Causes Studied). Los Angeles Times, 9. September 1982

McBean, Eleanor. „Die vergiftete Nadel" (The Poisoned Needle). Mokelhumme Hill, California: Health Research, 1974

McCarter, Robert, Ph. D., und Elisabeth McCarter, Ph. D. „Eine Betrachtung über Vitamine" (A Statement On Vitamins). „Vitamine und Kuren" (Vitamins and Cures). „Andere unnötige Zusatzstoffe" (Other Unnecessary Supplements). Health Reporter 11 (1984): 10, 24

Mendelsohn, Robert S., M. D. „Bekenntnisse eines medizinischen Ketzers" (Confessions of a Medical Heretic). New York: Warner Books, 1980

—. „Wie ziehe ich trotz meines Hausarztes ein gesundes Kind auf?" (How to Raise a Healthy Child in Spite of Your Doctor). Chicago: Contemporary Books, 1984

Montagna, Joseph F. „Referenzen auf dem Schreibtisch" (People's Desk References). Vol. I & II Lake Oswego, Oregon: Quest for Truth Publications, 1980

Moore-Ede, Martin C. „Die Uhren, die unser Leben bestimmen" (The Clocks That Time Us). Boston, Massachusetts: Harvard University Press, 1982

Morash, Marian. „Das Viktorianische Gartenkochbuch" (The Victory Garden Cookbook). New York: Knopf, 1982

Muktananda, Swami. „Spiel mit dem Bewußtsein" (Play of Consciousness). New York: S.Y.D.A., Foundation-Om Namah Shivaya, 1978

Munro, H. N., et al. „Eiweißstoffwechsel der Säugetiere" (Mammalian Protein Metabolism). New York: Academic Press, 1970

Nance, John. „Der sanfte Tasaday" (The Gentle Tasaday). New York: Harcourt Brace Jovanivich, 1975

Nasset, E. S. „Homöostase der Aminosäuren im Darminnern und ihre Bedeutung in der Ernährung" (Amino Acid Homeostasis in the Gut Lumen and Its Nutritional Significance). World Review of Nutrition and Dietetics 14 (1972): 134–153

Nelson, Harry. „Patienten wünschen sich Ärzte, die mehr sagen" (Patient want Doctor to Talk More). Los Angeles Times, 30. Oktober 1978

Newman, Laura, M. D. „Machen Sie aus Ihrem Entsafter eine Apotheke" (Make Your Juicer Your Drugstore). Simi Valley, California: Benedict Lust, 1972

Nolfi, Cristine, M. D. „Meine Erfahrungen mit Rohkost" (My Experiences with Living Food). Ontario: Canada: Provoker Press, 1969

Norman, N. Philip, M. D. „Nahrungsmittelzusammenstellungen. Ein originelles Ernährungs-Schema, das auf den neueren Erkenntnissen der Ernährung und Verdauung basiert" (Food Combinations: An Original Scheme of Eating Based upon the Newer Knowledge of Nutrition and Digestion). Journal of the Medical Society of New Jersey 12 (1924): 375

Null, Gary. „Handbuch der Nahrungsmittelzusammenstellung" (Food Combining Handbook). New York: Jove, 1981

Okitani, A. et al. „Hitze-induzierte Veränderungen von freien Aminosäuren in fabrikmäßig erhitzten Tomatenpulpen und -säften" (Heat Induced Changes in Free Amino Acids on Manufactured Heat Pulp and Pastes from Tomatoes). The Journal of Food Science 48 (1983): 1366–1367

Ouseley, S. G. J. „Die Kraft der Strahlen" (The Power of the Rays). London: L. N. Fowler & Co., 1972

Overend, William. „Ausschau nach Hinweisen für Krebsanhaltspunkte bei Vorsorgeuntersuchungen" (Looking for Cancer Clues in Survey). Los Angeles Times, 24. September 1983

Page, Melvin, und H. L. Abrams. „Dein Körper ist Dein bester Arzt" (Your Body is Your Best Doctor). New Canaan, Connecticut: Keats, 1972

Parham, Barbara. „Warum soll man kein Fleisch essen?" (What's Wrong with Eating Meat). Denver, Colorado: Ananda Marga Publications, 1979

Parish, Peter, M. D. „Handbuch der Medikamente für Ärzte und Patienten" (The Doctor's and Patient's Handbook of Medicines and Drugs). New York: Knopf, 1978

Pasley, Salley. „Das Tao des Kochens" (The Tao of Cooking). Berkeley, California: Ten Speed Press, 1982

Pavlov, Ivan, P. „Die Arbeit der Verdauungsdrüsen" (The Work of the Digestive Glands). London: Griffin, 1902

Pottenger, F. M., Jr. „Die Wirkung erhitzter, behandelter Nahrung und Vitamin D Milch auf die Kieferstrukturen von Versuchstieren" (The Effect of Heated, Processed Foods and Vitamin D Milk on the Dental Facial Structure of Experimental Animals). American Journal of Orthodontics and Oral Surgery: August 1946

Randolph, Theron G., M. D., und Ralph W. Moss, Ph. D. „Alternative Behandlung von Allergien" (An Alternative Approach to Allergies). New York: Lippincott & Crowell, 1979

Rensberger, Boyce. „Überraschende Forschungsergebnisse über frühe menschliche Ernährungsweisen" (Research Yields Surprises About Barly Human Diets). The New York Times, 15. Mai 1979

Reuben, David, M. D. „Alles, was Sie jemals über Ernährung wissen wollten" (Everything You Always Wanted To Now About Nutrition). New York: Avon, 1979

Richter, Vera. „Wie man weniger kocht" (The Cook-Less Book). Ontario, Canada: Provoker Press, 1971

Rivers, Francis. „The Passing Parade". Nutrition Health Review, Winter 1981: 19

Rombauer, Irma S., und Marion R. Becker. „Freude am Kochen" (Joy of Cooking). New York: Signet, 1973

Ruehl, Franklin R. „Früchteverzehr kann das Herzinfarktrisiko verringern" (Eating Fruit Can Cut Your Heart Attack Risk). The National Enquirer, 11. Januar 1983

Sahni, Julie. „Die klassische indische Küche" (Classic Indian Cooking). New York: William Morrow & Co., 1980

Sandler, Sandra, und Bruce. „Häusliches Backbuch für natürliches Brot und Plätzchen" (Home Bakebook of Natural Breads and Cookies). Harrisburg, Pennsylvania: Stackpole, 1972

San Francisco Muktananda Center. „Was bedeutet kochen?" (So What's Cooking?). Oakland, California: S.Y.D.A. Foundation, 1979

Saunders, David S. „Einführung in biologische Rhythmen" (An Introduction of Biological Rhythms). New York: Wiley, 1977

Scharffenberg, John A., M. D. „Probleme mit Fleisch" (Problems with Meat). Santa Barbara, California: Woodridge Press, 1979

Schell, Orville. „Modernes Fleisch" (Modern Meat). New York: Random House, 1984

Select Committee on Nutrition and Human Needs, U.S. Senate. „Ernährungsziele für die Vereinigten Staaten" (Dietary Goals for the United States). Washington, D.C.: U.S. Government Printing Office, 1977

Shelton, Herbert M., Ph. D. „Bewegung" (Exercise). Chicago: Natural Hygiene Press, 1971

—. „Fasten kann Ihr Leben retten" (Fasting Can Save Your Life). Chicago: Natural Hygiene Press, 1964

—. „Nahrungsmittelzusammenstellung leicht gemacht" (Food Combining Made Easy). San Antonio, Texas: Dr. Shelton's Health School, 1951

—. „Gesund werden" (Getting Well). Mokelhumne Hill, California: Health Research

—. „Gesundheit für alle" (Health For All). Mokelhumne Hill, California: Health Research

—. „Menschliche Schönheit, ihre Kultur und Pflege" (Human Beauty, Its Culture and Hygiene). San Antonio, Texas: Dr. Shelton's Health School, 1968

—. „Das menschliche Leben, seine Philosophie und seine Gesetze" (Human Life, Its Philosophy and Laws). Mokelhumne Hill, California: Health Research, 1979

—. „Die Milchverdauung" (The Digestion's of Milk). Hygienic Review: August 1969

—. „Gesundheitsvorsorge für Kinder" (The Hygienic Care of Children). Bridgeport, Connecticut: Natural Hygiene Press, 1981

—. „Das Gesundheitssystem" (The Hygienic System). Vol. I, II & III, San Antonio, Texas: Dr. Shelton's Health School, 1934

—. „Natürliche Gesundheit, des Menschen vorgezeichneter Weg des Lebens" (Natural Hygiene Man's Pristine Way of Live). San Antonio, Texas: Dr. Shelton's Health School, 1968

Shelton, Herbert M., Ph. D. „„Die Prinzipien natürlicher Gesundheit" (Principles of Natural Hygiene). San Antonio, Texas: Dr. Shelton's Health School, 1964

—. „Rubine im Sand" (Rubies in the Sand). San Antonio, Texas: Dr. Shelton's Health School, 1961

—. „Bessere Ernährung" (Superior Nutrition). San Antonio, Texas: Dr. Shelton's Health School, 1951

Silverman, Harold M., (Pharm. D.), und Gilbert I. Siman, D. Sc. „Das Pillenbuch" (The Pill Book). New York: Bantam, 1979

Singer, Peter, und Jim Mason. „Tierfabriken" (Animal Factories). Bridgeport, Connecticut: Natural Hygiene Press, 1980

Snodgrass, Beth. „Überwindung des Asthmas" (Overcoming Asthma). Austin, Texas: Life Science, 1968

—. „Überwindung des Asthmas" (Overcoming Asthma). Yorktown, Texas: Life Science, 1980

Spencer, R. P. „Der Verdauungstrakt" (The Intestinal Tract). Springfield, Illinois: Charles Thomas Publishers, 1960

Stern, Edward L. „Medikamente und ihre Nebenwirkungen" (Prescription Drugs and Their Side Effects). New York: Grossel & Dunlap, 1978

Su-Huei, Huang. „Chinesische Appetithäppchen und Garnierungen" (Chinese Appetizers and Garnishes). Taipei, Taiwan: Huang Su-Huei, 1983

Sunset International. „Vegetarisches Kochbuch" (Vegetarian Cookbook). Menlo Park, California: Lane Publishing, 1983

Tannahill, Reay. „Die Nahrung in der Geschichte" (Food in History). New York: Stein & Day, 1981

Thomas, Anna. „Der vegetarische Feinschmecker" (The Vegetarian Epicure). Books I & II, New York: Knopf, 1972

Tilden, John H., M. D. „Erklärung der Toxämie" (Toxemia Explained). Denver: Health Research, 1926

Time-Life. „Gemüse" (Vegetables). Alexandria, Virginia: Time-Life Books, 1979

Tobe, John H. „Die Hunzas: Abenteuer in einem paradiesischen Land" (Hunza: Adventures in a Land of Paradise). Ontario, Canada: Provoker Press, 1971

Trall, Russell T., M. D. „Das Gesundheitssystem" (The Hygienic System). Battle Creek, Michigan: The Office of the Health Reformer, 1872

Verrett, Jacqueline, und Jean Carper. „Essen kann für Ihre Gesundheit ein Wagnis sein" (Eating May Be Hazardous to Your Health). New York: Simon & Schuster, 1974

„Vitamine des B-Komplexes" (Vitamins of the B Complex). United States Department of Agriculture Yearbook, Washington D.C.: 1959

„Vitaminüberdosen können schädlich sein" (Vitamin Megadoses Can Be Harmful). Los Angeles Times, 20. Dezember 1983

„Vollmilch – ein Krebsrisiko" (Whole Milk Linked With Cancer). Nutrition Health Review, Spring 1983

Waerland, Are. „Gesundheit ist Ihr Geburtsrecht" (Health Is Your Birthright). Bern, Schweiz: Humata Publishers, ca. 1945

Waerland, Ebba. „Krebs, eine Zivilisationskrankheit" (Cancer, a Disease of Civilization). Ontario, Canada: Provoker Press, 1980

Waldholz, Michael, und Richard Koening. „Neues Medikament gegen Magengeschwüre vor der Genehmigung – großer Kampf gegen SmithKline's Bucherfolg" (New Ulcer Drug Near Approval, Setting up a Big Fight with SmithKline's Top Seller). The Wall Street Journal., 12. November 1982

Walker, N. W. D. Sc. „Werde jünger" (Become Younger). Phoenix, Arizona: Norwalk Press, 1949

—. „Ernährungs- und Salatempfehlungen" (Diet and Salad Suggestions). Phoenix, Arizona: Norwalk Press, 1971

—. „Frisches Gemüse und Fruchtsäfte" (Fresh Vegetables and Fruit Juices). Phoenix, Arizona: Norwalk Press, 1978

—. „Natürliche Gewichtskontrolle" (Natural Weight Control). Phoenix, Arizona: O'Sullivan Woodside & Co., 1981

—. „Strahlende Gesundheit" (Vibrant Health). Phoenix, Arizona: O'Sullivan Woodside & Co., 1972

—. „Wasser kann Ihre Gesundheit untergraben" (Water Can Undermine Your Health). Phoenix, Arizona: O'Sullivan Woodside & Co., 1974

„Was Amerikaner nicht essen – einige Überraschungen" (What Americans Don't Eat – Some Suprises). Grocers Journal of California, September 1982: 87

Wigmore, Ann. „Sei Dein eigener Arzt" (Be Your own Doctor). Boston: Hippocrates Health Institute, 1973

Winter, Ruth „Vorsicht bei dem, was Sie essen" (Beware of the Food You Eat). New York: Signet, 1971

Stichwortverzeichnis

A

Abendessen 21, 46, 200–313
Abfallprodukte 22, 36, 46–50, 68, 98, 183
Abkhazianen 61
Abmagerungskur 23–29
Absorption 85
Ängstlichkeit 158
Äpfel 89, 122, 175, 185, 189, 262, 266, 310
Aerobic 140, 141
Ahornsyrup 198, 243, 261, 275
Ahornzucker 198
Airola, Paavo 125
Akademie für Gesundheitswissenschaft 35
Alcott, Dr. William 34
Alfalfa 190, 211–245, 257–295, 315
Alkalisch 69
Alkohol 56, 71, 90, 153–165, 181
Allen, Hannah 129, 136
Allergien 129, 133, 134, 138
Allesesser 82
Ames, Dr. Bruce 152
Aminosäuren 38, 54–88, 111–126, 136, 160
Aminosäuren-Pool 115–117
Anabolismus 47
Ananas, 29, 87, 175, 185, 189, 219, 240, 307
Anorganisch 63
Anregungsmittel 148
Antibiotika 123, 132
Apfelmus 89, 310, 311
Apfelsäure 151
Apfelsaft 240, 262, 266, 285, 310
Apfelsinen 62, 87, 175, 185, 188, 212, 239, 240, 262
Apfelsinensaft 90, 96, 240, 262, 266, 285
Apotheke 54
Appetitverlust 124
Appetitzügler 107
Aprikosen 185, 189, 289
Arsen 126
Arterien 56, 63
Arthritis 109, 129, 134
Artischocken 190, 211, 223, 295, 297
Asafetida 258–260
Asiaten 118
Aspinal, John 112
Aspirin 164
Assimilation (s. Nahrungsausnutzung)
Asthma 129, 138
Auberginen 118, 190
Aufnahmephase (s. Nahrungsaufnahme)
Aufstoßen, saures 72, 87
Augen, Ringe unter den 87
Ausnutzungsphase (s. Nahrungsausnutzung)
Ausscheidungsphase (s. Nahrungsausscheidung)
Austernpilze 191
Avocado-Creme 247, 263, 264
Avocado-Sandwich, 285, 286, 310
Avocadoöl 196
Avocados 74, 188, 211–257, 268–316
Avocado-Soße 313, 315

B

Babynahrung 138, 139, 157
Backpulver 312
Bakterien 133, 135
Ballaststoffe (s. Faserstoffe)
Bananen 85, 91, 118, 175–189, 210, 212, 239–290, 310–314
Bananenkürbis 236, 277
Bananentrunk 313, 314
Bárány, Robert 115
Basen 149

Basilikum 197, 215–249, 267–282
Basilikum-Vinaigrette 282
Bauchspeicheldrüsen 148
Beeren 185, 285, 290
Beeren-Creme 285
Behinderung, geistige 164, 165
Benerjee, D. K. 125
Benson, Dr. Herbert 14, 145
Benton, Mike 108
Bergen-Record 84
Beruhigungsmittel 164
Bewegung 140–144
Biancki, C. Paul 117
Big Mac 26
Bigwood 120
Bio-Rhythmus 44
Bircher-Benner, Dr. M. 161
Birnen 185, 189, 313
Biser, Samuel 134
Blähungen 70, 71, 101, 103, 158
Blase 48
Blasenkrebs 83
Blattsalate 190, 211–222, 244
Blaubeeren (s. Heidelbeeren)
Bloomsfield, Dr. Harold 14
Blumenkohl 79, 118, 161, 190, 211–248, 258–278
Blumenkohl-Erbsencremesuppe 266, 267
Blumenkohlcremesuppe 210, 215
Blumenkohltoast 235
Blut 37, 50, 59, 116, 140–149, 159
Bluthochdruck 109
Blutvergiftung 48, 50
Blutzuckerspiegel 148
Bockwurst 57
Bodwell, C. E. 120
Bohnen 118, 161, 195, 201–217, 263, 267
Bohnen, grüne 72, 190, 210, 217, 254
Bohnenkraut 236, 249, 312

Bohnenpaste, chines. 305
Brathähnchen 210, 217, 233, 300
Braunkappen 191
Bräunungsmittel 144
Brenner, Dr. Paul 14
Brennwert 88, 119, 159
Broca 23
Brötchen 93, 134
Brokkoli 72, 75, 190, 211–246, 252–304
Brokkoli in Zitronen-Buttersoße 300
Brokkoli, japanisch 235, 238
Brombeeren 185
Brot 54, 68, 72, 93, 134, 182–214, 236
Brot, richtig belegt 212
Brown, Henry 117
Brustkrebs 83
Buchweizen 190, 211, 251, 315
Buchweizenmehl 226
Burton, Alec 129
Butter 72, 137, 195, 205–249, 250–298, 300–314
Butterkopfsalat 233
Butterbrösel-Haube 248
Buttermilch 312
Bypass-Operation 56

C

Cashew-Butter 223
Cashewnüsse 192
Cason, Dr. Arthur 71
Castelli, Dr. William 84
Cayenne-Pfeffer 198, 260, 278, 303
Cäsar-Salat 229, 230, 251, 295
Cäsium 123
Champignon 191
Chapati 225–227, 249–259
Chapatimehl 226
Chatterjea, J. B. 125
Cherymoya 186
Chicorée 190

333

Chili 258, 264
Chinagemüse 303, 304
Chinakohl 190, 304, 307
Chips 194, 212, 213, 264, 266
Cholesterin 63, 213
Chop Suey, Farmer's 200, 283
Chromosome 38
Cinque, Dr. Ralph 23, 162
Circadianischer Rhythmus 44
Coffein 148, 149, 151, 152, 164, 198
Colagetränke 90, 152
Colitis 103
Cornell Universität 75, 151
Cousins, Dr. Norman 14, 145
Crackers 134, 194
Crème fraîche 224, 242
Croutons 73, 74, 201, 202, 231
Curry 198, 215–234, 252–260, 298–305
Cybrowski, Cathy Kapica 124

D

Därme 57, 70, 72, 85–94, 120–125, 149
Dampfdestilliertes Wasser 63
Darmträgheit 132
Darmzotten 207
Datteln 85, 91, 137, 176–189, 240, 274
Dattelpflaume 187, 240, 310
Datteltrunk 274, 294
Dattelzucker 198
Denaturierte Nahrung 58, 89, 96
Denken, positives 145–147
Depressionen 168, 171
Diätgetränke 151, 181
Diätkarriere 25
Diätkur 19, 28, 29, 31
Diätplan 29
Diätspezialisten 82
Dialysemaschinen 58
Diamond-Methode 33

Dickmacher 212
Dillkraut 197, 224–267, 279–292, 315
Dillsamen 197
Distelöl 196, 220–238, 249, 251–269, 278, 298–308
DNS (Desoxyribosenukleinsäure) 38
Dorsch 260
Dosenfrüchte 89
Dosti, Rose 162
Dressing (s. Salatsoße)
Dressing, French 244
Ducellier, Armand 170
Durchfall 102, 124
Durst 63

E

Eier 68, 74, 93, 126–128, 158, 312
Einkaufsliste 184
Einstein, Albert 118, 147
Eintopf für zwei 229, 230
Eisbergsalat 190, 211, 263, 264, 283
Eiscreme 135
Eiweiß (Protein) 54, 70–75, 82, 97, 105–129, 137, 159, 161, 192–213
Eiweißkombination 114
Eiweißkonsum 83
Eiweißmangel 82, 108–114, 138
Eiweißmythos 116, 125
Eiweißnahrung 69, 109, 158
Eiweißüberschuß 110, 124
Eiweißverdauung 71, 213
Eiweißvergiftung 83
Ellis, Dr. William 134
Endivien 190
Energie 22, 26, 48–50, 61–98, 101–119, 122–133, 156, 158, 168, 170, 171, 183
Energieaufschwung 23

Energieaufwand 87, 93
Energiegewinn 97, 120, 127, 129
Energiekrise 23, 68
Energieleiter 99, 124, 182, 183
Energiemangel 25, 66, 109, 169
Energiereserve 22, 78, 93
Energiesalat 210, 211, 223, 229, 235, 247, 256, 266, 270, 277, 280, 285, 289, 300, 303
Energieüberschuß 76
Energieverbrauch 85, 93, 99, 123, 140
Energieverlust 76, 142
Energievorrat 67, 94, 98
Ente 196
Entgiftung 67, 68, 78, 100–105, 143, 171, 172
Entgiftungsprogramm 101
Entgiftungsprozeß 100
Entgiftungstheorie 100
Entsafter 180, 290
Entschlackung 205
Entschlußlosigkeit 158
Entwässerung 102, 124
Enzyme 38, 54, 55, 60, 61, 92, 121, 132
Erbsen 118, 190, 195, 228, 230, 249–259, 263, 267, 285, 287, 300–307
Erbsen, franz. mit Kopfsalat 287
Erbsenmehl 227
Erbsenschoten 251, 308
Erbsensuppe 247, 249
Erdbeer-Kiwi-Salat 239
Erdbeeren 96, 185, 239, 240, 266, 274, 285, 290
Erdbeertrunk 274, 294
Erdnüsse 118, 195
Erdnußbutter 223
Erdnußöl 196
Erkältungen 102, 129, 177
Ernährungsfachleute 82, 92, 114
Ernährungsregeln 41
Erntesuppe 235, 236, 239, 310

Erschöpfung 158
Escariol 190
Essig 164, 196, 197, 202, 205
Essigsäure 153
Estragon 197, 221, 249, 283, 284, 303
Eßgewohnheiten 28, 33, 40, 46, 51, 52, 58, 62, 74, 76, 90, 104, 105, 128, 137, 143, 184, 185, 199, 203
Eßprogramm 52

F

Fabriknahrungsmittel 207
Fäulnis 70, 71, 74, 86, 97, 126
Fahrrad 141
Farbstoffe 135
Faserstoffe 119, 153
Fasten 93
Feigen 137, 161, 185, 189
Feldsalat 190
Fenchel 190, 197, 223
Ferment 205
Fertiggerichte 207
Fertigmüsli 194
Fette 75, 119, 123, 137, 153, 159, 196, 212
Fettgewebe 50
Fettpolster 50
Fettsäuren 54, 84, 88, 111, 120, 160
Fettsucht 41, 48, 50, 61, 84, 134
Fettverbrauch 105
Fieber 102
Fingernägel 137, 138
Fisch 68, 72, 74, 120, 126, 182, 196, 261
Fischsteak 256, 260, 289
Fladenbrot 225
Fleisch 54, 68–74, 91, 93, 111–128, 158, 170, 182, 183, 196
Fleischesser 82

335

Fleischfresser 121
Fleischmahlzeiten 91, 124
Fleischverzehr 83, 109, 111, 112, 118
Folsäure 162
Ford, Henry 77
Forellen 79
Fragen und Antworten 148–165
Fruchtcreme 265, 266, 313
Fruchtdip 239, 240, 313
Fruchtsäfte (s. Obstsäfte)
Fruchtsalat (s. Obstsalat)
Fruchtsorbet 290
Fruchttrunk 274, 312
Fruchtzucker 84
Früchte (s. Obst)
Früchte, getrocknete 91
Früchte, exotische 186
Früchteesser 82, 88
Frühgeburt 164
Frühstück 45, 92–97, 105, 176, 210, 219, 223–247, 251–295, 300–313
Frühstücksbrei 194
Fruktose 84, 159
Fry, T. C. 35, 44, 109, 110, 115, 117, 120, 125
Futterzusätze 133

G

Gänsebraten 76
Gaer-Luce, Gay 44
Gärung 70–74, 97, 151, 153
Galilei 76
Gans 196
Ganzheitliche Medizin 11, 13
Garnelensalat 201
Gasbildung 103, 158
Geburt 164
Geburtsschäden 165
Geflügel 68, 182, 196
Geflügelsalat 201

Geflügelsalat mit Curry 233
Gefühle 62
Gefühlsausbrüche 158, 168
Gehen 140
Gehirn 38, 159
Gelbwurzel 232
Gelenkschäden 170
Gemüse 53–58, 60–67, 72–79, 87, 91, 102–106, 113, 135, 137, 160, 182–188, 194–199, 202–213, 223, 252
Gemüse mit Curry 257
Gemüse mit gerösteten Bröseln 247, 248
Gemüse, gebacken 288
Gemüse, gedämpft, in Zitronen-Buttersoße 289, 293
Gemüsebouillon 197, 215, 230, 236, 241, 267, 278, 303, 304, 311
Gemüsebrühe 197, 217, 230, 304, 306
Gemüsebrühwürfel 217, 224, 242, 249, 250
Gemüsefrüchte 188
Gemüsegarten 54
Gemüsegewürz 227, 240, 247–249, 255, 268, 286, 311
Gemüsenudeln 272, 273
Gemüseplatte 219, 220, 233, 245, 254, 274, 283, 295, 296
Gemüsesaft-Cocktail 210
Gemüsesäfte 90, 182, 214–247, 251–295, 300–313
Gemüsesalat 202, 210, 229, 262
Gemüsetoasties 249, 267
Gene 38, 39
Genußmittel 150
Gereiztheit 158
Gerontologe 62
Gerste 194
Gerstenkaffee 198
Gesäß 50
Geschmacksorgane 205

Geschmackssinn 57
Geschmacksverstärker 204, 211
Gesichtsfalten 87
Gesundheitsladen 34
Gesundheitslehre, natürliche 31–36, 42, 89, 96, 162, 166, 172
Gesundheitsschule 34, 65
Getränke 62, 63, 90, 150–152
Getreide 54, 68, 93, 182, 183, 194
Gewicht, normales 67, 88
Gewichtsabnahme 22, 23, 42, 54, 65, 78, 92, 100, 140–146
Gewichtskontrolle 65, 107
Gewichtsprobleme 40, 50, 62, 95, 109, 114, 118
Gewichtszunahme 101, 102, 120, 132, 150, 163, 164
Gewürze 198, 204, 214, 215, 224, 250, 314
Gewürzkräuter 197
Gewürzmischung 198
Gewürzsalz 157, 197, 211–224, 230–249, 252–291, 300, 303, 315
Ghee 258
Gicht 109
Giftstoffe 49, 64, 103, 143, 144
Glukose 84, 85, 88, 158, 160
Glyzerin 84
Gorilla 111, 112
Götterspeise 75
Gould, Georg M., MD 127
Gove, Dr. Mary 34
Graham, Dr. Sylvester 34
Graham-Mehl 226
Granatäpfel 187
Grapefruit 233, 254, 283, 307
Grillsoße 225, 252, 265, 278, 305, 309
Gross, Joy 24, 114
Grünkohl 118, 190, 238
Grünkohlsalat, 235, 238

Guaven 186
Gurken 118, 188, 210–220, 225–229, 240, 251–261, 283, 295, 296, 315
Gurken mit Dill 260, 270, 289, 303
Gurken, kleine 211, 220
Gurken-Joghurt 256, 259, 260
Gurken-Sandwich 239, 240, 289, 310
Guyton, Arthur C. 110, 115, 117
Gymnastik 29, 140, 165

H
Haar 110, 138
Haar, graues 87
Haarausfall 137
Hähnchen 72, 196, 217, 233, 234, 280
Hähnchen, gebacken mit Knoblauch 280
Hämorrhoiden 119
Hafer 194
Haferbrei 97
Hafermehl 227
Harnsäure 121
Harris, David 14
Harvard Universität 84, 105
Haselnüsse 192
Haustiere 130
Haut 48, 110, 121, 138, 144
Hautausschläge 168
Heidelbeeren 185, 290
Heidelbeeren-Melonen-Suprême 289
Heilbutt 260
Hering 201
Herzerkrankungen 41, 55, 58, 62, 84, 104, 109, 120, 125, 129, 134
Heuschnupfen 129
Hilf, Russel 117
Himbeeren 185, 285
Hindus 118
Hing 258, 259

Hippokrates 34
Hirse 194
Hirsegericht 286
Hirtenpastete 239, 241
Hodenschwund 152
Holistische Medizin 13
Holmberg 133
Homöostase 12, 15
Honig 198, 234, 252, 305, 308, 312, 315
Honigmaisbrot 310, 312
Honigmelonen 185, 233, 245, 283, 288–290, 313
Hopkins, John Universität 75, 82
Hormone 38
Hühnerbrust 280
Hühnersalat mit Curry 200
Hülsenfrüchte 54, 73, 74, 182, 195
Hüttenkäse 229, 270, 283, 284
Hufnagel, Dr. Vicki G. 163
Huhnfleisch 196
Hunzas 118
Hunzukuten 61
Hur, Robin 161
Husten 178
Hypoglykämie 157, 158

I

Imbißnahrung (s. „junk food")
Inglefinger, Dr. Franz 14
Ingrasci, Dr. Rick 14
Ingwer 198, 251, 252, 259, 305, 308
Insulin 148
Intrinsic Factor 125, 126

J

Jennings, Dr. Isaac 34
Jogging 140, 141
Joghurt 134, 135, 195, 259, 260
Johannisbeeren 185

Joy, Dr. Brugh 14
Junk food (Imbißnahrung) 16, 203, 207

K

Käse 68, 72, 73, 93, 97, 128, 134, 201, 265
Käseindustrie 129
Kaffee 56, 66, 76, 79, 90, 98, 148–153, 157, 164, 181
Kaffee-Ersatz 198
Kaffeepause 92
Kahlköpfigkeit 87
Kakao 78
Kalorien 20, 84, 95–97, 153
Kalorienzählen 29, 95, 97, 107
Kalzium 136–138, 160–163, 205
Kalziummangel 136, 163
Kalziumtabletten 163
Kannibalismus 127
Kardamon 198, 261
Kariblätter 197
Karotten 118, 190, 210–219, 223–229, 230–249, 256–297, 300–311
Karotten, süße, mit Basilikum 243
Karotten-Lauchsuppe 270, 303
Karottenmus 235
Karottensaft 210, 223, 254, 266, 285
Kartoffeln 61, 69, 72–77, 93, 118, 182–188, 190, 201, 212–246, 266–297, 304–314
Kartoffelbrei 75
Kartoffeln, gebacken 210, 241, 280, 303
Kartoffelsalat 200, 201, 245
Kartoffelsuppe, goldene 303
Kasein 132, 136, 160
Katabolismus 47
Keeler, Richard O. 129

Keimlinge 113, 190, 212, 214, 222–228, 234–240
Kerbel 197, 221, 267, 298
Ketchup 269
Khaki 187
Kichererbsen 195
Kindernahrung 170
Kinn 50
Kirschen 185
Kiwi 186, 239, 313
Klärschlamm 123
Kleber 212
Klee, roter 211, 228
Kleeman, Dr. Charles
Kleesamen 190, 214
Kleie 312
Kling, Joyce M. 161
Knoblauch 190, 197, 205–248, 250–297, 303–315
Knoblauch-Croutons 231
Knoblauch-Kräutersoße 221
Knoblauchsalz 242
Knoblauchtoast 201
Knochen 132, 136
Knochengerüst 37, 141
Knochenleiden 134
Kochen 37, 89, 120
Kochsalz 78, 157, 164, 196, 198, 232, 246, 291
Körner (s. Getreide)
Körperbautypen 23
Körpergewicht 36, 40, 48
Körperkreislauf (-zyklen) 43, 45, 97, 140
Kohl 118, 161, 190, 225, 232, 238, 249–251, 277, 279, 288, 292, 296, 304
Kohl mit Curry 229, 232
Kohle-Medikamente 102
Kohlenhydrate 29, 54, 70, 71, 83, 86, 97, 105, 111, 119, 124, 137, 153, 159, 201, 202, 212, 213
Kohlensäure 151, 153

Kohlgericht, Großmutter's 277, 279, 289, 310, 313
Kohlrabi 190
Kohlsalat, grüner, pikanter 247
Kokain 148
Kokosnüsse 192, 258, 259
Konservierung 53
Konservierungsmittel 164, 189, 197, 204
Kopernikus 76
Kopfsalat 161, 190, 211–220, 227–240, 244–257, 268–287, 315
Kopfschmerzen 101
Koriander 198, 249, 258, 259, 291, 292, 299
Korinthen 189
Krabben 307, 308
Krabbensalat 201
Kräuterbuttersoße 298
Kräutersalz 197
Kräutertee 150, 198
Krauskohl 190
Krebs 41, 55, 58, 62, 104, 109, 129
Krebsverhütung 105
Kresse 218, 220, 228, 233, 234, 272, 273, 308, 315
Kuchen 76, 78, 134
Kümmel 193, 198, 216, 247, 279
Kürbis 118, 190, 193, 216, 225, 236, 248, 261, 268, 278, 293, 300–304
Kürbiskerne 190
Kuhmilchersatz 275
Kulvinskas, Viktoras 83, 109, 115, 125, 129
Kurkumawurzel 232
Kuskus 194, 285–287
Kwashiokor 83

L
Lach 77, 260
Laktase 132, 160

Langlebigkeit 62
Lappe, Frances Moore 114
Lauch 190, 270
Laufen 67
Launenhaftigkeit 158, 168
Leaf, Dr. Alexander 61, 62
Lebensenergie 22
Lebenskunde 35, 42
Lebensmittelindustrie 49
Lebensmittelkombination, richtige 65–69, 71–79, 80–86, 91–99, 103
Leber 116, 121, 126, 154, 156
Leberkrebs 83
Leberschaden 71, 155
Lee, Dr. Royal 152
Leinöl 196
Leinsamen 190, 193
Leonard, George 14
Leonardo, Blanche, Ph. D. 83, 109
Lethargie 50
Leukämie 83
Levy, Dr. Stuart 133
Lewis, Dr. David L. 77
Limabohnen 191, 230, 288, 300, 301
Limonade 151, 152, 157, 181
Limonensaft 221, 232, 246, 258, 259
Linsen 190, 195, 211, 228, 311
Linsensuppe 310, 311, 313
Löwenzahn 191
Loquat 186
Lorbeerblätter 197, 241, 242, 297
Luft 52, 87, 141, 143, 144, 165
Lumholtz, Dr. Carl 127
Lunge 37, 48
Lychies 186
Lymphsystem 116

M
Macadamia Nüsse 192
Magen 57, 67–71, 79, 85–99, 103, 121, 132, 149, 159
Magenbeschwerden 78, 80
Magenbitter 56
Magengeschwüre 87, 109, 148
Magenkrebs 83
Magenschmerzen 168
Magentabletten 70
Mais 61, 118, 224, 253, 263, 298, 299, 311, 312
Mais-Pfannkuchen 226
Maischips 247, 266
Maiseintopf 223, 224
Maisgrieß 226
Maiskolben 251, 252, 277
Maismehl 227, 305, 312
Maisöl 196
Maissalat mit Curry 295, 298
Maistortilla, gebuttert 235, 237, 240, 268, 278, 286
Majoran 197, 215, 220–224, 230, 241–249, 272, 278, 298, 299, 311
Makkaronisalat 201
Makrobiotik 89
Mandarinen 185
Mandelbutter 193, 223
Mandelmilch 161, 274, 275, 314
Mandeln 161, 192, 229, 275
Mandelöl 196
Mango 187–189, 212, 289, 290
Mangold 191, 222
Marinade 272
Maulbeeren 185
Mayo, William J. 83
Mayo-Klinik 83
Mayonnaise 197, 214, 225, 227, 234–236, 240, 246, 257, 267, 268, 279, 286, 299, 301
Mayonnaisesoße mit Curry 234
McBean, Eleanor 151
McCarter, Elizabeth 156
McCarter, Robert M. 156
McCay, Dr. Clive 151

Medikamente 40, 70, 80, 86, 101, 133, 163, 164, 169
Meeresfrüchte 196, 307
Meeresfrüchtesalat, Kantoneser 200, 307
Meersalz 157, 197, 211–249, 253–299, 300–315
Mehl 194, 242, 243
Melonen 82, 86, 87, 96, 175, 176, 185, 290, 313
Melonen-Eis 290, 294
Mendelsohn, Dr. Robert S. 169
Migräne 129, 134
Milchindustrie 129
Milchprodukte 54, 74, 114, 125–139, 160–195, 205
Mineralstoffe 54, 63, 83, 88, 111, 153–163, 203
Mineralwasser 152
Minze 221, 291
Miso 197, 215, 224, 236, 268, 270, 303, 304, 311
Mitochondrien 38
Mittagessen 46, 57, 204–247, 251–295, 300–313
Mitternachtsimbiß 93
Mißbildung 164, 165
Möhren 190
Mohn 193
Mononatriumglutamat 204, 211
Morcheln 191
Morgenatem 45
Morgenmuffel 45
Müdigkeit 102, 134, 158
Müsli 194
Mundverdauung 205
Mungobohnen 190, 211, 228, 295, 307
Munro, H. N. 117
Muskatblüte 198
Muskatnuß 198, 215, 236, 240, 310, 314
Muskelsystem 37
Muskelzittern 148

Muttermilch 136, 169

N

Nachtruhe 99
Nackthafer 194
Nährstoffe 54, 70, 73, 85, 89, 94–99, 121, 132, 134, 143, 153, 207, 208
Nährwert 61
Nahrungsaufnahme 44, 63, 66, 85, 98
Nahrungsausnutzung 44, 72, 85, 99, 143
Nahrungsausscheidung 44–46, 50, 63, 72, 97–99, 101, 143, 178
Nahrungsgruppen 52, 53, 75
Nahrungsmittelkombination 69, 72, 78, 97, 134
Nasset, E. S. 117
Natürliche Gesundheitslehre 31, 34, 36, 42, 47, 48, 51, 53
Natural Hygiene 32
Naturgesetze 36
Nektarinen 185, 188, 289
Nelken 198
Nervensystem 148
Nesselfieber 170
Neutralisierung 89, 137
New York Times 82
Nieren 58, 126, 149, 154, 156
Nierenerkrankung 157
Nori 231
Norman, Dr. Philipp 65
Nudeln 68, 72, 194, 251
Nudeln mit geraffeltem Gemüse 251
Nudelsoße 252
Nüsse 74, 113, 118, 136–138, 160, 161, 182, 192, 205, 229, 251, 295
Nußbutter 193, 223
Nußbutter-Dip 223, 251
Nußöl 196

O

Oberschenkel 50
Obst 53–67, 81–137, 153–189, 202–247, 255–295, 300–310
Obstgarten 54, 90
Obstkuchen 89
Obstmahlzeit 274
Obstpasteten 89
Obstplatte 313
Obstsäfte 90–98, 182, 210, 233, 245, 254, 262, 266, 274, 283, 285, 289, 294, 307, 313
Obstsalat 205, 210, 239, 240, 254, 262, 289
Obsttag 274, 294
Obstverdauung 85
Obstverzehr, richtiger 81, 89, 90, 92, 95, 97, 103, 105
Öle 196, 202, 215, 234, 237, 244, 252, 255, 258, 272, 302
Ohrenschmerzen 178
Ohrgeräusche 148
Ohrinfektionen 129, 138
Okitani, A. 120
Oliven 197, 211, 220, 222, 263, 265, 272, 273, 299, 315, 316
Olivenöl 196, 215–246, 255–291, 315
Orangen (s. Apfelsinen)
Orangensaft (s. Apfelsinensaft)
Orang Utan 125
Oregano 221
Organellen 38
Organisch 63
Osteoporose (Knochenerweichung) 109

P

Pak Choy 191, 248, 288, 291, 292, 304–308
Pampelmusen 87, 185
Papaya 29, 187–189, 212, 219, 240, 262, 290, 307, 310, 313
Paprika 188, 198, 216–245, 258, 272–299, 311
Paranüsse 192, 229
Paranußbutter 193
Parasiten 126
Parham, Barbara 109
Pasteten 78
Pasteurisierung 90, 161
Pastinaken 191, 296
Pavlov, Ivan 65
Pekannüsse 192, 229
Penicillin 123, 132
Pepperoni 188
Persimmon 187
Periode 205
Petersilie 197, 214, 233–241, 249–298, 308, 311
Petersiliensalz 240, 247
Pfeffer 211–249, 255–291
Pfefferminze 197, 291
Pfefferschoten 264, 279, 281
Pfeilwurzmehl 305
Pfifferlinge 191
Pfirsiche 175, 185–189, 266, 289, 290
Pflanzenkost 69, 125
Pflaumen 137, 185, 189
pH-Wert 149, 151
Phosphorsäure 151
Pickles 197
Pilzcremesoße 242
Pilze 191, 211, 242–254, 271–292, 304–308, 316
Pilze, fein geschmort 280, 281
Pilze, gebacken 303, 304
Pinienkerne 192
Pion, Dr. Ron 14
Pistazien 192
Pita 225–227, 256, 257, 312
Pita-Sandwich 256, 257, 303
Pita-Toast 310, 312
Pizza 57, 135
Placques (Ablagerungen) 63
Pommes frites 314

Porree 190
Positive Lebenseinstellung 29
Pottenger, F. M. 129
Pribram, Dr. Karl 14
Protein (s. Eiweiß)
Ptyalin 121
Pudding 78
Pulsschlag 142
Purinstoffe 198
Pyle, Dr. Walter L. 127

Q
Quark 283

R
Radfahren 67, 140
Radicchio 190
Radieschen 191, 211, 228, 283
Radieschensamen 190
Reis 61, 72–79, 120, 188, 194, 222, 259
Reis, indischer (Basmati) 220, 221
Reis, Langkorn natur 220
Reissalat, mediterranisch 200, 219, 220
Renin, 132, 160
Restaurant 79
Reuben, Dr. David 40
Rhabarber 191
Richmond, Dr. Julius 14
Rindfleisch 111, 112, 196
Roastbeaf 75, 76
Rodin, Prof. Judith 84
Roggen 190
Roggenmehl 227
Rohkost 60
Rohzucker 84
Rosenkohl 118, 190, 268, 288
Rosinen 175, 189, 239, 261–263, 291, 292
Rosmarin 197
Rote Bete 191, 211, 214, 296, 297
Rotkohl/-kraut 190, 211, 225, 245, 248
Rudermaschine 141
Rüben, weiße 296
Ruhelosigkeit 148

S
Säugetiere 53, 58, 59, 68, 130
Säuren 89, 90, 149
Säureüberschuß 49
Safran 198
Saftpresse 21, 175
Sahne 224, 241–243, 271
Salat als Hauptgericht 199, 200, 219, 233, 245, 262, 283, 307
Salat für Steakfreunde 200, 254
Salat, grüner, franz. Art 210, 218, 266, 270, 300
Salat, römischer 190, 229, 231, 283, 287, 295, 307
Salatbuffet 201–203
Salate 72–79, 135–160, 182–199, 200–244, 256–294
Salatrollen, römische 295, 310
Salatsoße 136, 196–210, 222, 244, 246, 256
Salatsoße, Kantoneser 308
Salatsoße, leichte 211
Salbei 197, 215, 224, 230, 241, 242, 249, 267, 270, 303
Salz (s. Kochsalz)
Salzersatz 197
Salzsäure 121
Samen 113, 138, 160, 161, 182, 193
Samenbutter 193
Sandwich 86, 87, 212, 214
Sandwich New York 223, 225, 277–280, 300, 313
Sandwich, richtig belegt 210, 212, 251, 266
Sapote 187

Sauerrahm 195, 212, 238, 260, 263, 265, 271, 283, 284, 315
Sauerstoff 147
Saunders, W. B. 115

Sch

Schalotten 191, 215, 224, 234, 241–251, 260–292, 298, 304–308
Scharffenburg, John A. 109
Schell, Orville 109
Schellfisch 260
Schilddrüse 132
Schinken 76, 93
Schlacken 44–98, 100–110, 178, 207
Schlaf 143
Schlafstörungen 148
Schlaganfall 58
Schlagrahm 195
Schleim 102, 132–135
Schleimhäute 89, 102, 133
Schmerzmittel 164
Schnittlauch 271
Schnittsalat 190
Schönheit 88
Schokolade 152, 164
Schokoladenkuchen 75
Schryver, de Adrien 112
Schwangerschaft 160–165
Schwarzwurzeln 191
Schweinefleisch 111, 196
Schweiß 110, 121
Schwertfisch 260
Schwimmen 67, 140
Seetang 137, 191, 231, 238
Seilspringen 140
Selbstheilungskräfte 102
Sellerie 191, 211–247, 250–297, 301–304, 311
Selleriesalat 300, 301
Selleriesamen 197, 230, 241, 242, 249
Semmelwies, Ignaz 13

Senf 197, 214, 228, 231–244, 255–298, 301
Senfblätter 191
Senfsamen 198, 232, 258–260
Sesambutter 193, 223
Sesamöl 196, 238, 252, 308
Sesamsamen 118, 136, 161, 193, 211
Shelton, Dr. Herbert M. 34, 65, 71, 86, 109, 129, 136, 138, 161
Sherry 252, 305
Sidhwa, Dr. K. R. 35
Smith, Dr. Gerard 75
Smörgasbröd 201
Snodgrass, Beth 138
Sodawasser 90
Sodbrennen 69, 72, 86
Soft Drinks 151, 152
Sojabohnen 190
Sojasoße 197, 228, 252, 257
Sonnenblumenbutter 193
Sonnenblumenkernbutter 223
Sonnenblumenkerne 118, 190, 193, 211
Sonnenblumenöl 196, 211
Sonnenlicht 144
Sonnenschein 143, 144, 165
Sonnenschutzmittel 144
Spaghetti m. Buchweizen 251
Spargel 79, 161, 191, 233, 234, 244, 268, 271
Spargel auf ital. Art 300, 301
Spaziergang 141, 143
Speichel 121
Spencer, R. P. 125
Spinat 211, 214, 220–228, 233–245, 254–257, 283, 292, 307, 315
Spinatsalat 223, 228
Spitzkohl 190
Sportler 124

St

Stachelbeeren 185

Stärke 69, 71–75, 120, 121, 176
Standardgewicht 24
Steak 69, 72, 122, 254
Steckrüben 191
Steinpilze 191
Stielmus 191
Stillen 131, 169, 170
Stoffwechsel 37, 40–49, 51, 79
Streß 62, 87
Strudel 292
Stuhlentleerung 101
Stuhlgang 110
Süßer Spaghettikürbis 256, 259, 261
Süßigkeiten 78, 153, 176
Süßkartoffeleintopf 300
Süßmais 74, 191
Süßrahmbutter 243
Süßstoff 151
Süßungsmittel 198
Sushi 120

T

Tabak 153, 164
Tabasco 260
Tagamet 80
Tamari 197, 238, 257, 305, 309
Tangerinen 175, 185
Tangerinensaft 285
Taub, Dr. Edward A. 16
Tee 78, 90, 148–157, 164, 198
Teigwaren 73, 188, 194, 273
Teigwarensalat, mariniert 270, 271
Teein 198
Tennis 140
Tetracyclin 123
Texas-Salat 254
Thalidomid 164
Theobromin 152
Thymian 197, 215–249, 270, 287, 298, 303, 311, 312
Tiefkühlkost 204, 205
Tilden, Dr. J. H. 47, 50

Toast 68, 93, 97, 134, 240
Tofu 252
Tofusoße 197, 305, 309
Tomaten 118, 188, 211–228, 257, 264, 272, 273, 283, 291–296
Tomatensoße 263, 264
Tortilla 225–227, 237, 240, 263, 269, 279, 286
Tortilla-Boogie 266–269
Tortilla-Chips 263, 264
Tortilla-Suppe 277, 278
Tostada 200, 226, 262–265
Toxämie 47, 48
Trall, Dr. Russell 34
Trampolin 141
Traubenzucker 158
Trockenfrüchte 85, 176
Trop, Jack D. 42
Truthahn 196
Turmoric 232, 258, 259, 298, 299
Turngeräte 141
Turnverein 141
Twain, Mark 147

U

Übergangszeit 204
Übergewicht 22–29, 40, 46–49, 59, 66, 69, 95, 104, 146
Übersäuerung 83, 87
Uricase 121
Urin 110, 121

V

Valium 80
Vegetarier 118, 122, 126, 170
Verdauung 66–78, 85–99, 109, 119–122, 151, 154, 163, 205, 211
Verdauungssäfte 63, 69, 70–74, 86
Verdauungsenergie 99, 212
Verdauungsorgane 70
Verdauungssystem 37, 68, 77, 132, 135, 199, 207

Verdauungsstörungen 70, 73, 103, 148, 155, 158, 170
Vergiftung 47, 48, 87, 101, 103
Verhungern 207
Versicherungsstatistik 24
Verstopfung 119, 149
Verwirrung 158
Vilcabambanen 61, 62, 118
Vinci, Leonardo da 147
Vitalität 61
Vitamin B12 125, 126
Vitamine 54, 83, 88, 111, 153–163, 203
Vitaminpräparate 180
Vitamintabletten 163
Völlegefühl 86
Vollkorn-Pita-Brot 256, 257, 312
Vollkornbrot/-toast 21, 177, 179, 205, 212, 214, 226, 230–235, 241–248, 267, 270, 286, 292
Vollkornmehl 311
Vollkornnudeln 251, 272

W
Wachsbohnen 191
Waerland, Are 44
Walker, Dr. Norman W. 60, 61, 82, 129, 132, 136, 161
Walkers, Dr. Alan 82, 88
Walnüsse 192, 229
Wasser 52–58, 62, 63, 69, 87, 97
Wasser, dampfdestilliert 63
Wassergehalt 52–59, 60–72, 77, 83–88, 95, 97, 107, 128, 202, 207, 211, 219
Wasserkastanien 235, 236
Wasserkresse 191
Wassermelonen 185, 262, 313
Wassertrinken 53, 55
Weihnachtsmahlzeit 76
Wein 154
Weintrauben 185, 313
Weizen 190
Weizenmehl 226, 227

Weizenschrot 289, 291
Weizenschrotgericht 291
Weiße Rüben 191
Weißkäse 195
Weißkohl/-kraut 190, 211
Winick, Dr. Myron 155, 163
Wirsingkohl 190, 236, 291
Wirsingstrudel 289, 291
Würmer 120
Würzmittel 197, 204
Wurst 93, 196

Y
Yale Universität 84
Yunquing, Wu 61

Z
Zähne 82, 151
Zellen 38, 39, 48, 54, 60, 61, 116, 146, 147, 180
Zellstruktur 37, 63, 70
Zigaretten 151, 164
Zimt 198, 236, 261, 262, 310
Zitronen 150, 202, 232, 238, 279
Zitronensäure 151
Zitronensaft 175, 205, 211–246, 252–297, 301, 302, 308, 315
Zivilisationskost 89
Zucchini 72, 191, 211, 220–236, 251, 271–297, 300–306
Zucchini mit Basilikum-Vinaigrette 280, 281
Zucker 75, 85, 151, 152, 159, 176, 196, 202, 204
Zuckererbsen 191
Zuckerkrankheit 58, 148
Zunge 121
Zusatzstoffe, chemische 178, 184, 202, 211
Zwiebeln 191, 197, 205–249, 250–299, 303–311
Zwiebeln, geröstete 225, 226
Zwölffingerdarm 121

Natürlich gesund
mit **Waldthausen**-Büchern
aus dem Originalverlag der Fit fürs Leben-Bestseller

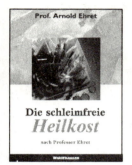

Prof. Arnold Ehret
Die schleimfreie Heilkost
230 Seiten, ISBN 3-89526-038-X.
Altbewährt und hochaktuell: Prof. Ehrets schleimfreie Heilkost ist die von Nebenwirkungen freie Heilmethode, welche die Natur für den Menschen vorgesehen hat, denn sie besteht aus „lebendiger" Nahrung: frisches Obst, Gemüse, Salate, Nüsse und Samen! Der von ihm bezeichnete „Schleim" sind die Ablagerungen, die im Körper durch denaturierte Nahrungsmittel, Zusatzstoffe, künstliche Vitamine und Mineralstoffe entstehen. Mit der schleimfreien Heilkost können diese Ansammlungen und Stoffwechselrückstände gelöst und ausgeschieden werden – zur inneren Reinigung.

Dr. John H. Tilden
Mit Toxämie fangen alle Krankheiten an
176 Seiten, ISBN 3-89526-043-6
Dieses Buch hat die natürliche Gesundheitslehre entscheidend mitgeprägt, es gilt heute noch als Standardliteratur für alle, die den wirklichen Ursachen von Krankheiten auf den Grund gehen wollen. Dr. John H. Tilden geht davon aus, dass Krankheiten nur deshalb entstehen können, weil sogenannte Toxämien oder Toxikosen (im Körper angereicherte Giftstoffe) ihnen einen Nährboden bieten, auf dem sie gedeihen können. Das Buch hilft, zu einem neuen Verständnis und Umgang mit Krankheit und Gesundheit zu gelangen.

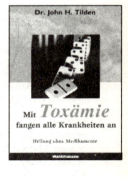

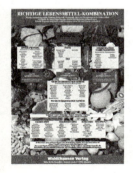

Lebensmittel-Kombinations-Tabelle
nach den Büchern von Harvey und Marilyn Diamond
45 x 30 cm, Best.Nr. 26900
Die richtige Lebensmittel-Kombination nach dem Fit fürs Leben-Prinzip: so kann Nahrung am besten verwertet wedren, ohne den Organismus unnötig zu belasten. Der praktische Küchenhelfer für Ihre Ernährungsumstellung!

Erhältlich in jeder Buchhandlung. Fordern Sie unser Gesamtverzeichnis an:
Waldthausen Verlag
in der NaturaViva Verlags GmbH, Postfach 1203, 71256 Weil der Stadt

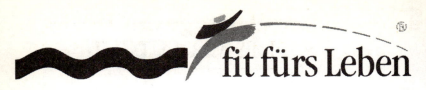

Alles für Ihre Gesundheit:

Der Fit fürs Leben Verlag hat es sich zur Aufgabe gemacht, durch seine Bücher eine natürliche Lebensweise zu fördern: Wir zeigen Ihnen Wege auf, wie Sie Ihre natürlichen Ressourcen reaktivieren und eigenverantwortlich mit Ihrer Gesundheit umgehen können, und stehen Ihnen bei Bedarf mit gutem Rat zur Seite.

In den Editionen „Fit fürs Leben" und „Waldthausen" veröffentlichen wir Bücher zu wichtigen Gesundheitsthemen wie bewusste Ernährung, natürliche Lebensweise, reines Wasser und alternative Medizin. Bücher mit seriösem Inhalt von kompetenten Autoren, die Ihnen helfen mit ihrem Leben und Ihrer Gesundheit sorgsam umzugehen.

Lassen Sie sich verwöhnen in den Fit fürs Leben-Hotels, die für Ihre Gesundheit eine richtige Küche nach dem Fit fürs Leben-Prinzip anbieten und für Ihre Wellness sorgen. Eine aktuelle Liste erhalten Sie über uns.

Gute Gesundheitsversender sind Vertrauenssache. Wir arbeiten mit unserem Partner BIONIKA eng zusammen, der ein vielseitiges Sortiment an praktischen und gesunden Dingen hat, die für eine vitale Lebensweise im Einklang mit der Natur wichtig sind und das Leben lebenswert machen.

Das „Fit fürs Leben" Kolleg bietet allen InteressentInnen eine umfangreiche Auswahl an Ausbildungen, Fernlehrgängen, Seminaren und Vorträgen zum Thema „Ganzheitliche Gesundheit" an.

Bitte fordern Sie kostenlos Infos an zu den jeweiligen Themen:

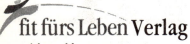

in der *NaturaViva* Verlags GmbH
Postfach 1203
D – 71256 Weil der Stadt
Telefon +49 (0) 70 33 / 52 98 30
Fax +49 (0) 70 33 / 52 98 31
E-Mail: naturaviva@t-online.de

... WEIL ES MIR GUT TUT

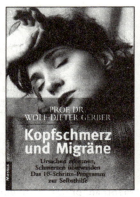

16255

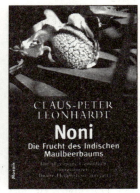

16301

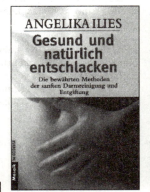

16289

16123

Mosaik bei GOLDMANN

ESSEN SIE SICH GESUND

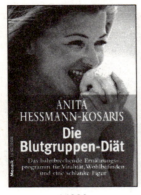

16283

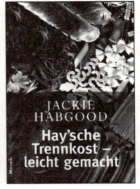

16285

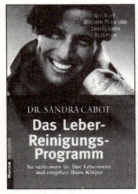

16242

16206

Mosaik bei GOLDMANN

»FIT FÜRS LEBEN«

hat unsere Einstellung zu Ernährung und Gesundheit
von Grund auf verändert.
Der ganzheitliche Ansatz von »Fit fürs Leben« setzt sich
zum Ziel, Gemütsruhe und Seelenfrieden mit körperlicher
Gesundheit und Leistungsvermögen zu verbinden.

Alle lieferbaren Titel:

Fit fürs Leben – Fit for Life (13533):
Das Programm für Gesundheit und Schlankheit

•

Fit fürs Leben – Fit for Life 2 (13621):
Gesund werden und gesund bleiben in allen Lebensbereichen

•

Fit fürs Leben – Das Fit-for-Life-Kochbuch (13735):
Über 350 Rezepte für das Wohlbefinden

•

Fitonics fürs Leben (16112):
Das ganzheitliche Fitneßprogramm für Körper, Geist und Seele

»Gesund zu leben ist keine Kunst,
die wir lernen müssen, sondern eine instinktive
Lebensweise, zu der wir zurückkehren müssen«
Harvey und Marilyn Diamond

GOLDMANN

*Das Gesamtverzeichnis aller lieferbaren Titel erhalten Sie
im Buchhandel oder direkt beim Verlag.
Nähere Informationen über unser Programm erhalten Sie auch im Internet unter:*
www.goldmann-verlag.de

★

Taschenbuch-Bestseller zu Taschenbuchpreisen
– Monat für Monat interessante und fesselnde Titel –

★

Literatur deutschsprachiger und internationaler Autoren

★

Unterhaltung, Kriminalromane, Thriller
und Historische Romane

★

Aktuelle Sachbücher, Ratgeber, Handbücher und
Nachschlagewerke

★

Bücher zu Politik, Gesellschaft, Naturwissenschaft und Umwelt

★

Das Neueste aus den Bereichen
Esoterik, Persönliches Wachstum und Ganzheitliches Heilen

★

Klassiker mit Anmerkungen, Anthologien und Lesebücher

★

Kalender und Popbiographien

★

Die ganze Welt des Taschenbuchs

★

Goldmann Verlag • Neumarkter Str. 18 • 81673 München

Bitte senden Sie mir das neue kostenlose Gesamtverzeichnis

Name: _____

Straße: _____

PLZ / Ort: _____